图解『临床中药学』

（彩图极简版）

主编

吴水生　李德森

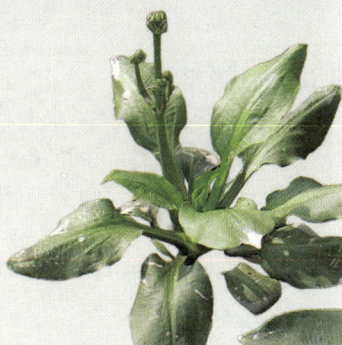

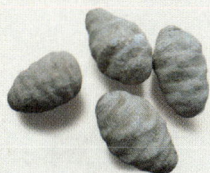

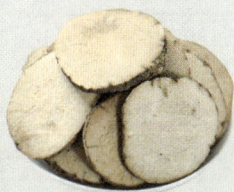

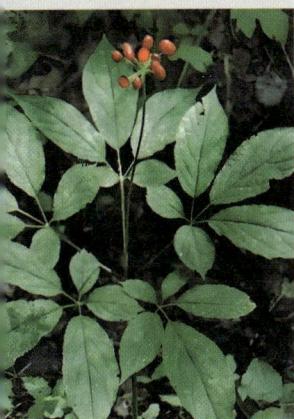

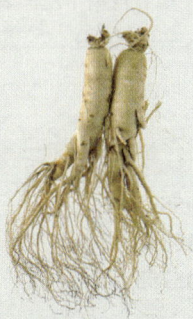

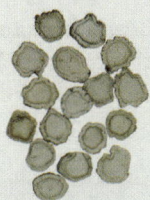

全国百佳图书出版单位

中国中医药出版社

·北京·

U0674349

图书在版编目（CIP）数据

图解"临床中药学"：彩图极简版 / 吴水生，李德森主编 . -- 北京：中国中医药出版社，2025.6
ISBN 978-7-5132-9490-4

Ⅰ . R28-64

中国国家版本馆 CIP 数据核字第 2025D20Z09 号

中国中医药出版社出版

北京经济技术开发区科创十三街 31 号院二区 8 号楼
邮政编码　100176
传真　010-64405721
河北品睿印刷有限公司印刷
各地新华书店经销

开本 880×1230　1/32　印张 13　字数 337 千字
2025 年 6 月第 1 版　2025 年 6 月第 1 次印刷
书号　ISBN 978 – 7 – 5132 – 9490 – 4

定价　78.00 元
网址　www.cptcm.com

服 务 热 线　010-64405510
购 书 热 线　010-89535836
维 权 打 假　010-64405753

微信服务号　zgzyycbs
微商城网址　https：//kdt.im/LIdUGr
官 方 微 博　http：//e.weibo.com/cptcm
天猫旗舰店网址　https：//zgzyycbs.tmall.com

如有印装质量问题请与本社出版部联系（010-64405510）

《图解"临床中药学"(彩图极简版)》
编委会

主　编
吴水生　李德森

副主编
王文义　陈　莹　杨成梓　王英豪

编　委
黄美霞　廖华军　冯文娟　王雅琴
檀兴慧　刘泽银　陈惠娴　张炳强
林欣欣　罗瑞涵　郑火旺　陈晶晶
卞玟晰　程一诺　林心怡

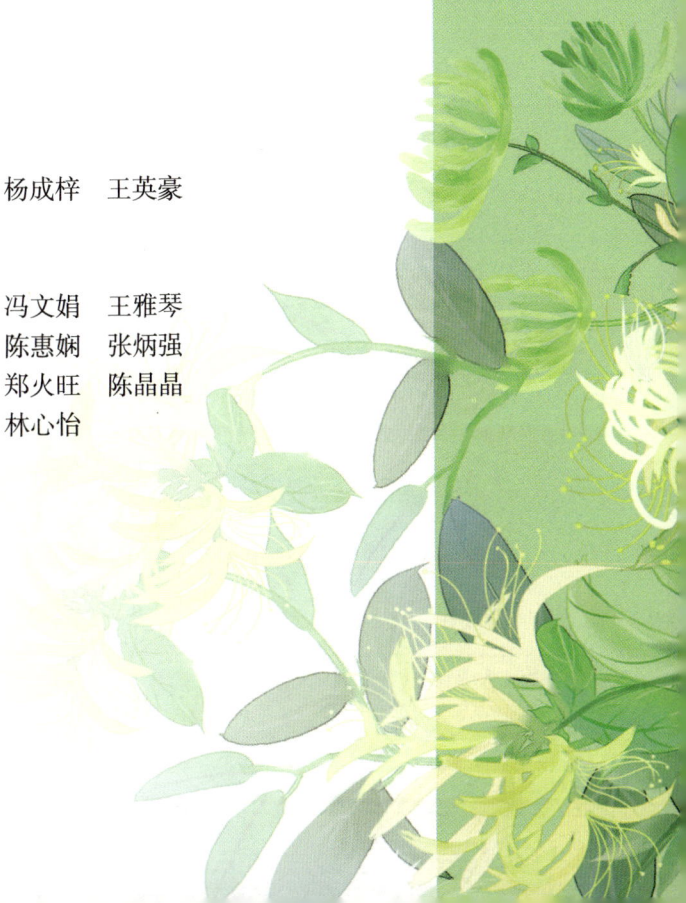

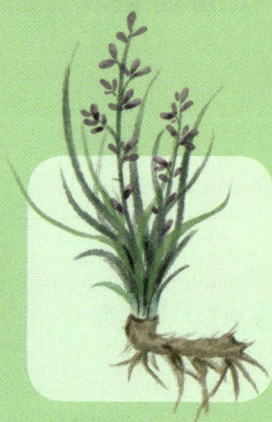

前言

PREFACE

  临床中药学是中医药学的重要组成部分，以临床安全、有效、合理用药为目的，研究中药基础理论，以及各药的功效与临床应用，既属于中医学，也是中药学的二级学科，是整个中医药学的核心与基础，是一门医药交叉的专业基础课程，与方剂学一道，是衔接中医基础学科与临床各学科之间的桥梁，与中医学的理、法、方、药构成一个有机整体。

  然而，在当今的中医药领域，存在着一些令人担忧的现象，比如"知医不知药"或"懂医不懂药"的医药分离情况。许多临床中医医生对中医药理论有着深入的理解和掌握，但在中药的辨识和精准应用方面存在不足，这无疑将影响中医药的临床疗效及可持续发展。

  为了改变这一现状，本书以中国中医药出版社出版的全国中医药行业高等教育"十四五"规划教材《中药学》中涉及的 350 味中药为基础，整合校内药用植物园、中药标本馆和模拟药房教学的中药资源，精心收集了每味中药的植物（或其他类别）- 药材 - 饮片彩色图像（部分中药仅展示其中的一项或两项，部分中药的药材与饮片图像合并展示），三位一体、图文并茂地进行呈现，旨在帮助学生能够更加形象、直观地学习中药知识和辨识中药。同时，我们对教学内容进行了优化，将其浓缩为基源、药性、功效与应用三个关键内容，注重理论与实践、抽象与实物相结合，帮助学生克服学习中药的困难，提高他们的学习兴趣和学习效果，让他们更加系统、高效地掌握中药学知识，从源头上改变"医药分离"的窘况。

作为国家中医药管理局高水平中医药重点学科建设项目临床中药学学科建设的承担单位，福建中医药大学临床中药学学科团队结合多年来的教学、教育改革，以及临床带教与实践心得，坚持问题导向、目标导向、需求导向，编写了这本提纲挈领、由繁至简、便于学生记忆的学习与复习用书，既适合广大中医药院校学生进行系统学习，也能为中医药爱好者提供有益的参考，助力他们在中医药学习和实践中取得更显著的成效。希望本书能够为推动中医药事业发展、培养更多优秀中医药人才贡献一份力量。

限于编写时间比较仓促，诚挚地希望读者提出宝贵的意见和建议，以便进一步完善和提高。

吴水生

2025 年 3 月

目录
CONTENTS

解表药 /001

清热药 /029

泻下药 /085

利水渗湿药 /133

温里药 /153

理气药 /163

消食药 /179

驱虫药 /187

止血药 /193

活血化瘀药 /213

化痰止咳平喘药 /237

补益药 /299

收涩药 /353

涌吐药 /371

附录 /375

解表药

麻黄

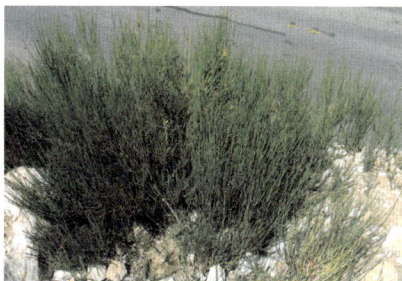

植物

【基源】

麻黄是麻黄科植物草麻黄、中麻黄或木贼麻黄的干燥草质茎，主产于山西、河北、甘肃、内蒙古、新疆。

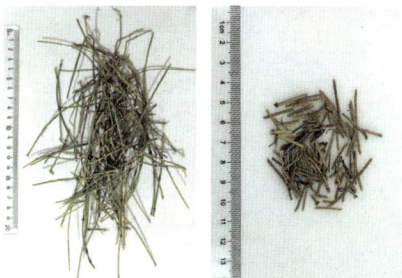

药材   饮片

【药性】

辛、微苦，温。归肺、膀胱经。

【功效与应用】

1. 发汗解表

风寒感冒——麻黄汤。

2. 宣肺平喘

①肺气壅遏所致的喘咳——配伍苦杏仁等。

②风寒外束，肺气壅遏——三拗汤。

③寒痰停饮，咳嗽气喘，痰多清稀——小青龙汤。

④肺热壅盛，高热喘急——麻杏甘石汤。

3. 利水消肿

风邪袭表、肺失宣降导致的水肿、小便不利，兼有表证——甘草麻黄汤、越婢加术汤。

桂枝

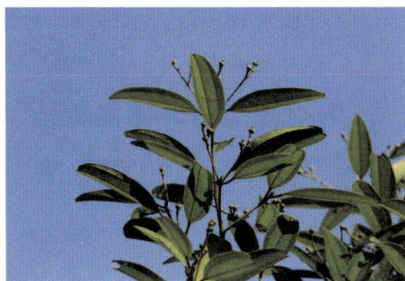

植物

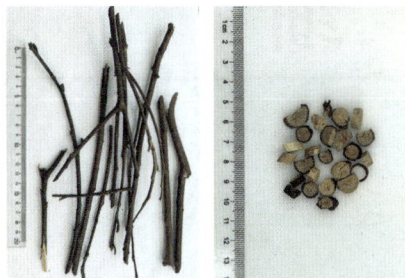

药材　　　　　饮片

【基源】

桂枝是樟科植物肉桂的干燥嫩枝，主产于广东、广西。

【药性】

辛、甘，温。归心、肺、膀胱经。

【功效与应用】

1. 发汗解肌

①外感风寒，表实无汗——麻黄汤。

②外感风寒，表虚有汗——桂枝汤。

③素体阳虚，外感风寒——配伍麻黄、附子、细辛等。

2. 温通经脉

①胸阳不振，心脉瘀阻，胸痹心痛——枳实薤白桂枝汤。

②中焦虚寒，脘腹冷痛——小建中汤。

③妇女寒凝血滞，月经不调，经闭痛经，产后腹痛——温经汤。

④风寒湿痹，关节疼痛——桂枝附子汤。

3. 助阳化气

①脾阳不运、水湿内停所致的痰饮病，眩晕，心悸，咳嗽——苓桂术甘汤。

②膀胱气化不行，水肿，小便不利——五苓散。

4. 平冲降逆

①心阳不振，不能宣通血脉——炙甘草汤。

②阴寒内盛，引动下焦冲气，上凌心胸所致的奔豚——桂枝加桂汤。

细辛

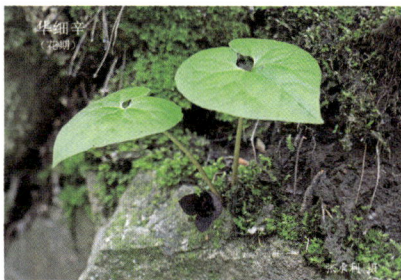

植物

【基源】

细辛是马兜铃科植物北细辛、汉城细辛或华细辛的干燥根和根茎，前两种习称"辽细辛"，主产于辽宁、吉林、黑龙江，华细辛主产于陕西。

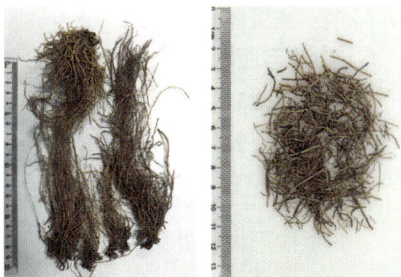

药材   饮片

【药性】

辛，温；有小毒。归心、肺、肾经。

【功效与应用】

1. 解表散寒

①外感风寒，头身疼痛较甚——九味羌活汤。

②风寒感冒，鼻塞流涕——配伍白芷、苍耳子等。

③阳虚外感，恶寒发热，无汗，脉反沉——麻黄附子细辛汤。

2. 祛风止痛

①少阴头痛，足寒气逆，脉象沉细——独活细辛汤。

②外感风邪，偏正头痛——川芎茶调散。

③风冷头痛，痛则如破，脉微弦而紧——配伍川芎、麻黄、附子等。

④风冷牙痛——单用或与白芷、荜茇合用，煎汤含漱。

⑤胃火牙痛——配伍生石膏、黄连、升麻等。

⑥龋齿痛——配伍蜂房，煎汤含漱。

⑦风寒湿痹，腰膝冷痛——独活寄生汤。

3. 通窍

鼻衄鼻渊，鼻塞流涕——配伍白芷、苍耳子、辛夷等。

4. 温肺化饮

①外感风寒，水饮内停——小青龙汤。

②寒痰停饮射肺，咳嗽胸满，气逆喘急——苓甘五味姜辛汤。

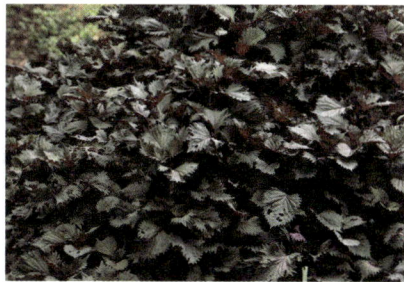

紫苏叶

植物

【基源】

紫苏叶是唇形科植物紫苏的干燥叶（或带嫩枝），主产于江苏、浙江、河北。

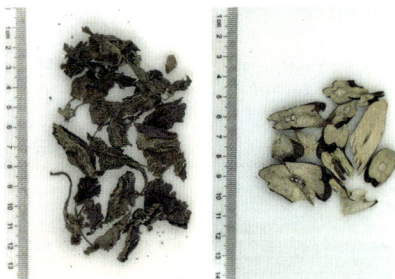

饮片　　　　　附：紫苏梗饮片

【药性】

辛，温。归肺、脾、胃经。

【功效与应用】

1. 解表散寒

①风寒表证兼气滞——香苏散。

②胸脘满闷，恶心呕逆，或咳嗽痰多——杏苏散。

2. 行气和胃

①中焦气机郁滞之胸脘胀满，恶心呕吐，偏寒——配伍砂仁、丁香等。

②中焦气机郁滞之胸脘胀满，恶心呕吐，偏热——配伍黄连、芦根等。

③妊娠胎气上逆，胸闷呕吐，胎动不安——配伍砂仁、陈皮等。

④七情郁结、痰凝气滞之梅核气证——半夏厚朴汤。

3. 和中解毒

进食鱼蟹中毒导致的腹痛吐泻——单用或配伍生姜、陈皮、广藿香等。

荆芥

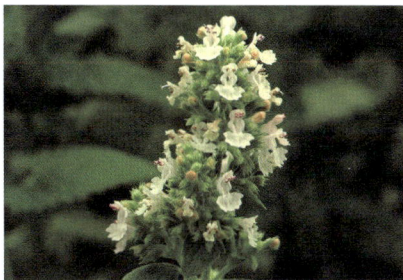

植物

【基源】

荆芥是唇形科植物荆芥的干燥地上部分，主产于江苏、浙江、江西、河北、湖北。

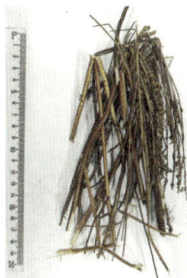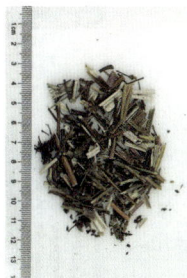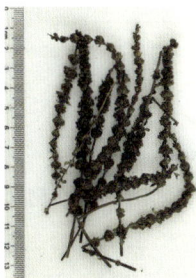

药材　　　　　　饮片　　　　　附：荆芥穗饮片

【药性】

辛，微温。归肺、肝经。

【功效与应用】

1. 解表散风

①风寒感冒，恶寒发热，头痛无汗——荆防败毒散。

②风热感冒，发热头痛——银翘散。

2. 透疹

①表邪外束，麻疹初起，疹出不畅——配伍蝉蜕、薄荷、紫草等。

②风疹瘙痒——配伍苦参、防风、蒺藜等。

3. 消疮

①疮疡初起而有风寒表证——配伍羌活、川芎、独活等。

②疮疡初起而有风热表证——配伍金银花、连翘、柴胡等。

防风

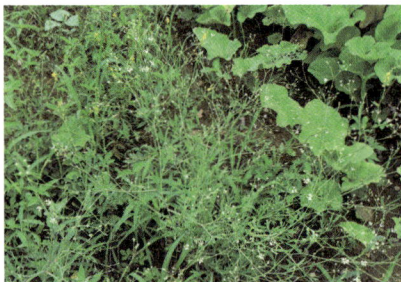

植物

【基源】

防风是伞形科植物防风的干燥根，主产于黑龙江、内蒙古、吉林、辽宁。

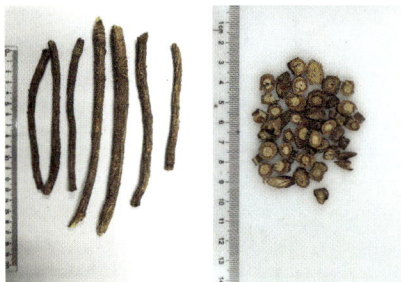

药材　　　　　饮片

【药性】

辛、甘，微温。归膀胱、肝、脾经。

【功效与应用】

1. 祛风解表

①风寒表证，头痛身痛，恶风寒——荆防败毒散。

②外感风湿，头痛如裹，身重肢痛——羌活胜湿汤。

③风热感冒，发热恶风，头痛，咽痛口渴——配伍薄荷、蝉蜕、连翘等。

④卫气不足，肌表不固，外感风邪——玉屏风散。

2. 祛风止痒

①感受风寒邪气所致之瘾疹瘙痒——消风散。

②感受风热邪气所致之瘾疹瘙痒——配伍薄荷、蝉蜕、僵蚕等。

③感受湿热邪气所致之瘾疹瘙痒——配伍土茯苓、白鲜皮、赤小豆等。

④血虚风燥所致之瘾疹瘙痒——消风散。

⑤瘾疹瘙痒，兼里实热结——防风通圣散。

3. 胜湿止痛

①风寒湿痹，肢节疼痛，筋脉挛急——蠲痹汤。

②风寒湿邪郁而化热之热痹，关节红肿热痛——配伍地龙、薏苡仁、乌梢蛇等。

4. 息风止痉

风毒内侵，贯于经络，引动内风导致的破伤风证，肌肉痉挛，四肢抽搐，项背强急，角弓反张——玉真散。

羌活

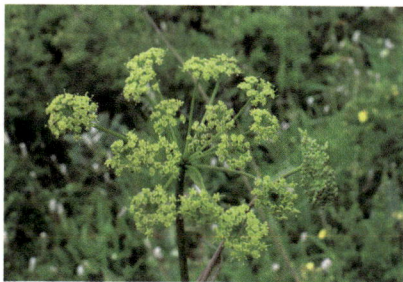

植物

【基源】

羌活是伞形科植物羌活或宽叶羌活的干燥根茎及根，主产于四川、青海、甘肃。

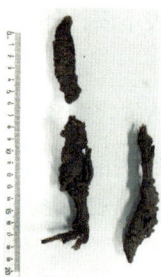
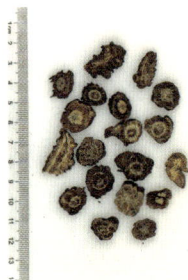

药材　　　　　　饮片

【药性】

辛、苦，温。归膀胱、肾经。

【功效与应用】

1.解表散寒

①外感风寒夹湿，恶寒发热，肌表无汗，头痛项强，肢体酸痛较重——九味羌活汤。

②风湿在表，头项强痛，腰背酸重，一身尽痛——羌活胜湿汤。

2.祛风除湿，止痛

①上半身风寒湿痹，肩背酸痛——蠲痹汤。

②感受风寒、风湿邪气所致的头风痛——羌活芎藁汤。

白芷

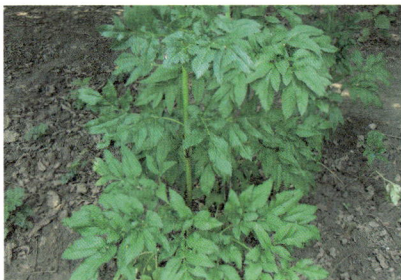

植物

【基源】

白芷是伞形科植物白芷或杭白芷的干燥根，主产于浙江、四川、河南、河北。

【药性】

辛，温。归肺、胃、大肠经。

【功效与应用】

1. 解表散寒

外感风寒，头身疼痛，鼻塞流涕——九味羌活汤。

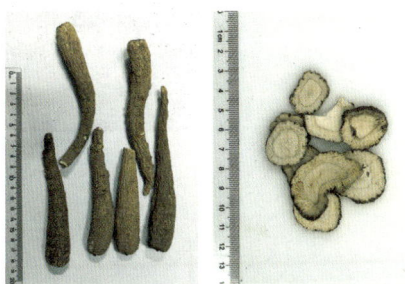

药材　　　　　　　　饮片

2. 祛风止痛

①外感风寒，阳明头痛，眉棱骨痛，头风痛——都梁丸、川芎茶调散。

②外感风热，阳明头痛，眉棱骨痛，头风痛——配伍薄荷、菊花、蔓荆子等。

③风冷牙痛——一捻金散。

④风热牙痛——配伍蔓荆子、荆芥穗等。

⑤风寒湿痹，关节疼痛，屈伸不利——配伍苍术、草乌、川芎等。

3. 宣通鼻窍

鼻塞不通，流涕不止，前额疼痛——配伍苍耳子、辛夷等。

4. 燥湿止带

①寒湿下注，带下过多——配伍鹿角霜、白术、山药等。

②湿热下注，带下黄赤——配伍车前子、黄柏等。

5. 消肿排脓

①疮疡初起，红肿热痛——仙方活命饮。

②脓成难溃——托里消毒散、托里透脓散。

生姜

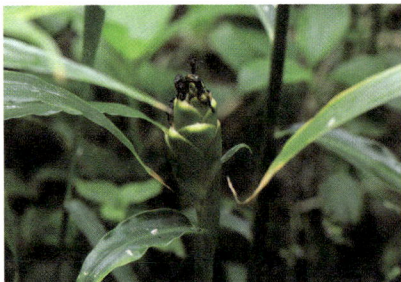

植物

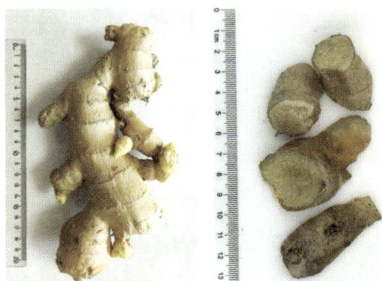

药材　　　　　　饮片

【基源】

生姜是姜科植物姜的新鲜根茎，主产于四川、贵州、湖北、广东、广西。

【药性】

辛，微温。归肺、脾、胃经。

【功效与应用】

1. 解表散寒

风寒感冒轻证——单用或合用红糖、葱白煎汤，或配伍桂枝、羌活等。

2. 温中止呕

①寒犯中焦或脾胃虚寒之胃脘冷痛、食少、呕吐——配伍高良姜、胡椒等。

②脾胃气虚之胃脘冷痛、食少、呕吐——配伍人参、白术等。

③胃寒呕吐——配伍高良姜、豆蔻等。

④痰饮呕吐——小半夏汤。

⑤胃热呕吐——配伍黄连、竹茹、枇杷叶等。

3. 化痰止咳

①风寒客肺，痰多咳嗽，恶寒头痛——三拗汤。

②外无表邪而咳嗽痰多色白——二陈汤。

4. 解鱼蟹毒

生半夏、生天南星等药物中毒，以及鱼蟹等食物中毒——单用。

辛夷

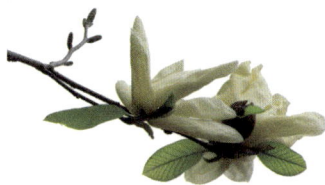
植物

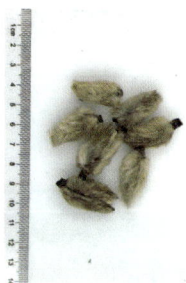
药材（饮片）

【基源】

辛夷是木兰科植物望春花、玉兰或武当玉兰的干燥花蕾，主产于河南、四川、陕西、湖北、安徽。

【药性】

辛，温。归肺、胃经。

【功效与应用】

1. 散风寒

①外感风寒，肺窍郁闭，恶寒发热，头痛鼻塞——配伍防风、白芷、细辛等。

②风热感冒，鼻塞头痛——配伍薄荷、金银花、菊花等。

2. 通鼻窍

①鼻渊鼻鼽，鼻塞流涕，偏风寒——苍耳子散。

②鼻渊鼻鼽，鼻塞流涕，偏风热——配伍薄荷、连翘、黄芩等。

③肺胃郁热，发为鼻疮——配伍黄连、连翘、野菊花等。

香薷

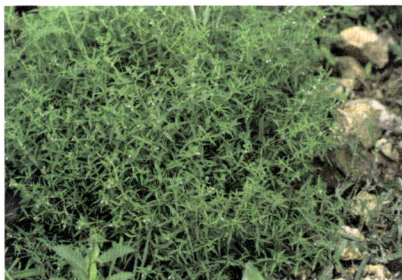

植物

【基源】

香薷是唇形科植物石香薷或江香薷的干燥地上部分，前者习称"青香薷"，后者习称"江香薷"，青香薷主产于广东、广西、福建，江香薷主产于江西。

【药性】

辛，微温。归肺、脾、胃经。

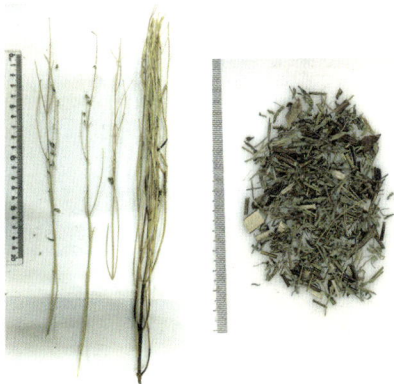

药材   饮片

【功效与应用】

1. 发汗解表，化湿和中

恶寒发热，头痛身重，无汗，脘满纳差，腹痛吐泻，苔腻——香薷散。

2. 利水消肿

水肿，小便不利，脚气浮肿——单用或配伍白术、茯苓等。

藁本

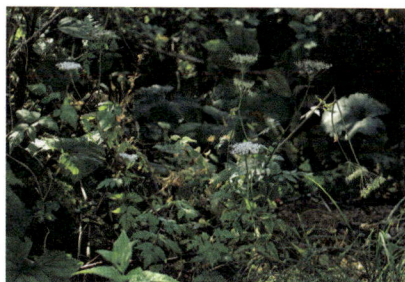

植物

【基源】

藁本是伞形科植物藁本或辽藁本的干燥根茎及根，藁本主产于四川、湖北、陕西，辽藁本主产于辽宁。

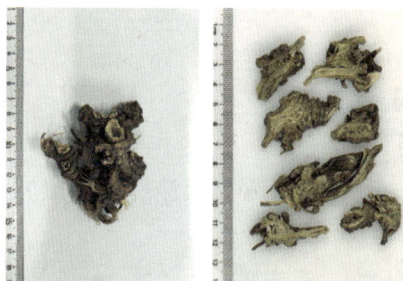

药材　　　　　　饮片

【药性】

辛，温。归膀胱经。

【功效与应用】

1. 祛风散寒

①头痛，鼻塞，颠顶痛甚——配伍羌活、苍术、川芎等。

②外感风寒夹湿，头身疼痛明显——羌活胜湿汤。

2. 除湿止痛

风湿相搏，一身尽痛——配伍羌活、防风、苍术等。

苍耳子

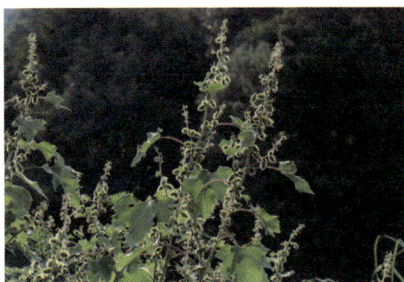

植物

【基源】

苍耳子是菊科植物苍耳的干燥成熟带总苞的果实，主产于山东、江苏、湖北。

【药性】

辛、苦，温；有毒。归肺经。

【功效与应用】

1. 散风寒，通鼻窍

①恶寒发热，头身疼痛，鼻塞流涕——配伍防风、白芷、羌活等。

②鼻渊，外感风寒——苍耳子散。

③鼻渊证属风热外袭或湿热内蕴——配伍薄荷、黄芩等。

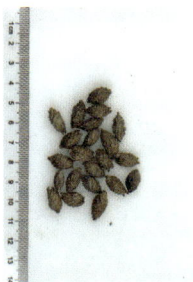

药材（饮片）

2. 祛风除湿

①风疹瘙痒——配伍地肤子、白鲜皮、蒺藜等。

②疥癣麻风——本品研末，用大风子油为丸。

3. 通络止痛

风湿痹证，关节疼痛，四肢拘挛——单用或配伍羌活、威灵仙、木瓜等。

薄荷

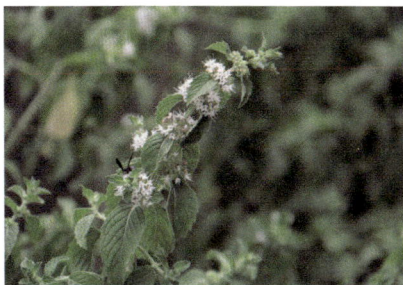

植物

【基源】

薄荷是唇形科植物薄荷的干燥地上部分，主产于江苏、浙江。

【药性】

辛，凉。归肺、肝经。

【功效与应用】

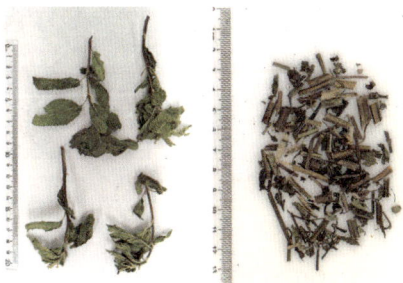

药材　　　　　饮片

1. 疏散风热

风热感冒，或温病初起、邪在卫分，发热，微恶风寒，头痛——银翘散。

2. 清利头目

①风热上攻，头痛眩晕——配伍川芎、石膏、白芷等。

②风热上攻之目赤多泪——配伍桑叶、菊花、蔓荆子等。

③风热壅盛，咽喉肿痛——配伍桔梗、生甘草、僵蚕等。

3. 利咽透疹

①风热束表，麻疹不透——竹叶柳蒡汤。

②风疹瘙痒——配伍荆芥、防风、僵蚕等。

4. 疏肝行气

肝郁气滞，胸胁胀痛，月经不调——逍遥散。

5. 化湿和中

夏令感受暑湿秽浊之气，脘腹胀痛，呕吐泄泻——配伍香薷、厚朴、金银花等。

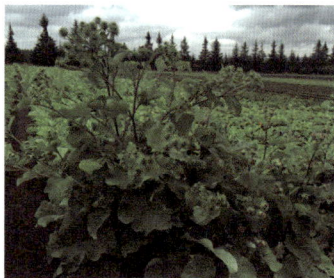 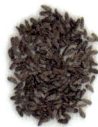

牛蒡子

植物   药材（饮片）

【基源】

牛蒡子是菊科植物牛蒡的干燥成熟果实，主产于河北、吉林、辽宁、浙江。

【药性】

辛、苦，寒。归肺、胃经。

【功效与应用】

1. 疏散风热，宣肺祛痰

①风热感冒，或温病初起，发热，咽喉肿痛——银翘散。

②风热咳嗽，痰多不畅——配伍桑叶、桔梗、前胡等。

2. 利咽透疹

①麻疹不透或透而复隐——竹叶柳蒡汤。

②风湿浸淫血脉导致的疮疥瘙痒——消风散。

3. 解毒消肿

①风热外袭，火毒内结，痈肿疮毒，兼有便秘——配伍大黄、栀

子、连翘等。

②乳痈肿痛，尚未成脓——配伍金银花、栀子、瓜蒌等。

③瘟毒发颐，痄腮喉痹——普济消毒饮。

蝉蜕

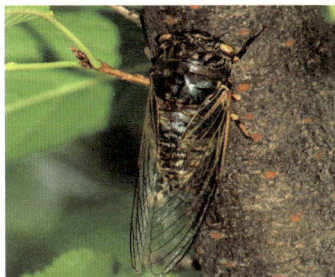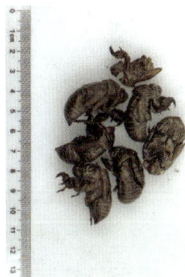

植物　　　　　　　　药材（饮片）

【基源】

蝉蜕是蝉科昆虫黑蚱的若虫羽化时脱落的皮壳，主产于山东、河北、河南、江苏、浙江。

【药性】

甘，寒。归肺、肝经。

【功效与应用】

1. 疏散风热，利咽开音

①风热感冒或温病初起，发热恶风，头痛口渴——配伍薄荷、牛蒡子、前胡等。

②风热火毒上攻，咽喉红肿疼痛，声音嘶哑——配伍薄荷、牛蒡子、金银花等。

2. 透疹

①风热外束，麻疹不透——配伍麻黄、牛蒡子、升麻等。

②风湿浸淫肌肤血脉，皮肤瘙痒——消风散。

3. 明目退翳

风热上攻或肝火上炎，目赤肿痛，翳膜遮睛——蝉花散。

4. 息风止痉

①小儿急惊风——配伍天竺黄、栀子、僵蚕等。

②小儿慢惊风——配伍全蝎、天南星、天麻等。

③破伤风证，牙关紧闭，手足抽搐，角弓反张——配伍僵蚕、全蝎、天南星等。

桑叶

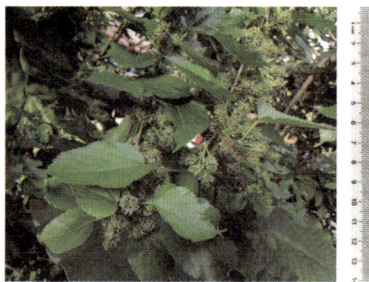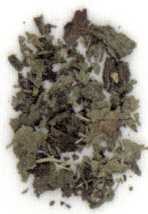

植物　　　　　　　药材（饮片）

【基源】

桑叶是桑科植物桑的干燥叶，全国大部分地区均产。

【药性】

甘、苦，寒。归肺、肝经。

【功效与应用】

1. 疏散风热

风热感冒，或温病初起、温热犯肺，发热，咽痒，咳嗽——桑菊饮。

2. 清肺润燥

肺热或燥热伤肺，咳嗽痰少，色黄而黏稠，或干咳少痰，咽痒——桑杏汤、清燥救肺汤。

3. 平抑肝阳

肝阳上亢，头痛眩晕，头重脚轻，烦躁易怒——配伍菊花、石决明、白芍等。

4. 清肝明目

①风热上攻，肝火上炎，目赤涩痛，多泪——配伍菊花、蝉蜕、夏枯草等。

②肝肾精血不足，目失所养，两目昏花，视物不清——扶桑至宝丹。

③肝热引起的头昏、头痛——配伍菊花、石决明、夏枯草等。

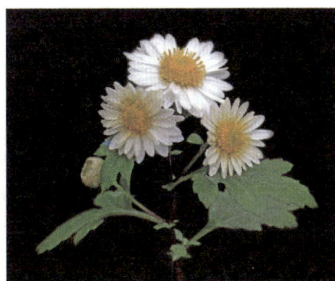 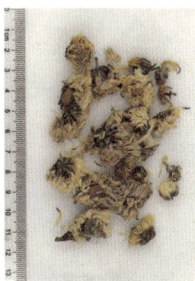

植物　　　　　　　　药材（饮片）

【基源】

菊花是菊科植物菊的干燥头状花序，主产于浙江、安徽、河南、四川。

【药性】

辛、苦，微寒。归肺、肝经。

【功效与应用】

1. 疏散风热

风热感冒，或温病初起、温邪犯肺，发热，头痛，咳嗽——桑菊饮。

2. 平抑肝阳

①肝阳上亢，头痛眩晕——配伍石决明、珍珠母、白芍等。

②肝火上攻导致的眩晕、头痛，以及肝经热盛、热极动风——羚角钩藤汤。

3. 清肝明目

①肝经风热所致的目赤肿痛——配伍蝉蜕、木贼、僵蚕等。

②肝火上攻所致的目赤肿痛——配伍石决明、决明子、夏枯草等。

③肝肾精血不足，目失所养，两目昏花，视物不清——杞菊地黄丸。

4. 清热解毒

疮痈肿毒——甘菊汤。

柴胡

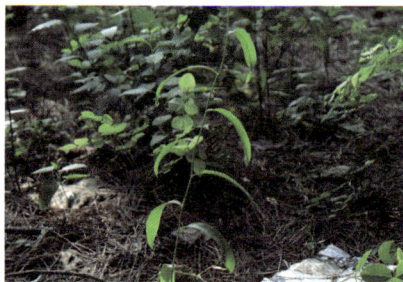

植物

【基源】

柴胡是伞形科植物柴胡或狭叶柴胡的干燥根，按性状不同，分别习称"北柴胡"和"南柴胡"，北柴胡主产于河北、河南、辽宁，南柴胡主产于湖北、江苏、四川。

【药性】

苦、辛，微寒。归肝、胆、肺经。

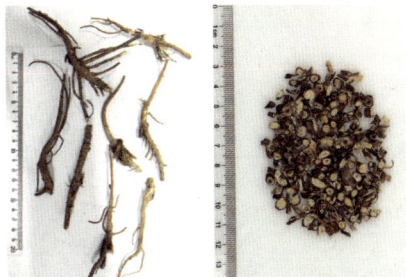

药材　　　　　　　饮片

【功效与应用】

1. 疏散退热

①风寒感冒，恶寒发热，头身疼痛——正柴胡饮。

②外感风寒，寒邪入里化热，恶寒渐轻，身热增盛——柴葛解肌汤。

③风热感冒，发热，头痛——配伍菊花、薄荷、升麻等。

④伤寒邪在少阳，寒热往来，胸胁苦满，口苦咽干，目眩——小柴胡汤。

2. 疏肝解郁

①肝失疏泄，气机郁阻，胸胁或少腹胀痛，情志抑郁，妇女月经失调、痛经——柴胡疏肝散。

②肝郁血虚，脾失健运，妇女月经不调、乳房胀痛，胁肋作痛，神疲食少，脉弦而虚——逍遥散。

3. 升举阳气

中气不足，气虚下陷，脘腹重坠作胀，食少倦怠，久泻脱肛，子宫脱垂，肾下垂——补中益气汤。

4. 退热截疟

疟疾寒热——配伍黄芩、常山、草果等。

升麻

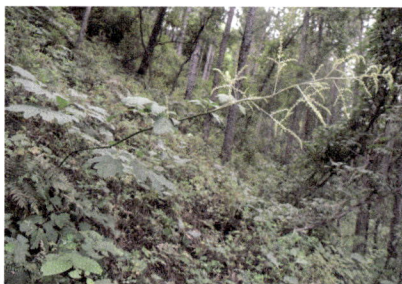

植物

【基源】

升麻是毛茛科植物大三叶升麻、兴安升麻或升麻的干燥根茎，主产于辽宁、黑龙江、河北、山西、四川。

【药性】

辛、微甘，微寒。归肺、脾、胃、大肠经。

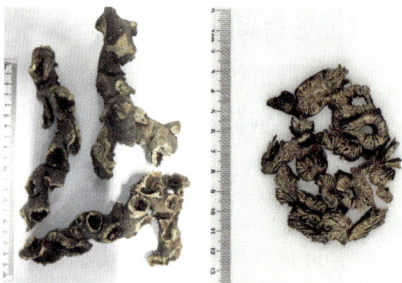

药材　　　　饮片

【功效与应用】

1. 发表退热

①风热感冒，或温病初起，发热，头痛——配伍桑叶、菊花、薄荷、连翘等。

②风寒感冒，恶寒发热，无汗，头痛，咳嗽——配伍麻黄、紫苏叶、白芷等。

③外感风热夹湿之阳明经头痛，额前作痛，呕逆，心烦痞满——清震汤。

2. 透疹

①麻疹初起，透发不畅——升麻葛根汤。

②麻疹欲出不出，身热无汗，咳嗽咽痛，烦渴尿赤——配伍葛根、

薄荷、牛蒡子等。

3. 清热解毒

①牙龈肿痛，口舌生疮——清胃散。

②风热疫毒上攻之大头瘟，头面红肿，咽喉肿痛——普济消毒饮。

③痄腮肿痛——配伍黄连、连翘、牛蒡子等。

④阳毒发斑——配伍生石膏、大青叶、紫草等。

4. 升举阳气

①中气不足，气虚下陷，脘腹重坠作胀，食少倦怠，久泻脱肛，子宫脱垂，肾下垂——补中益气汤。

②胸中大气下陷，气短不足以息——升陷汤。

③气虚下陷，月经量多或崩漏——举元煎。

蔓荆子

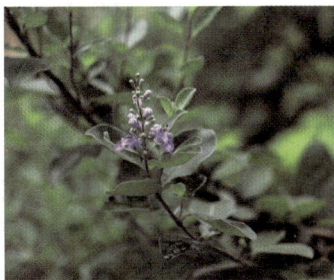

植物

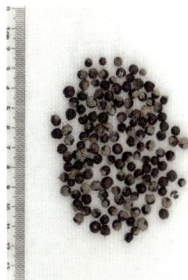

药材（饮片）

【基源】

蔓荆子是马鞭草科植物单叶蔓荆或蔓荆的干燥成熟果实，主产于山东、浙江、福建、江西。

【药性】

辛、苦，微寒。归膀胱、肝、胃经。

【功效与应用】

1. 疏散风热

①风热感冒而头昏头痛——配伍薄荷、菊花等。

②风邪上攻之偏头痛——配伍川芎、白芷、细辛等。

2. 清利头目

①风热上攻,目赤肿痛,目昏多泪,牙龈肿痛——配伍菊花、蝉蜕、蒺藜等。

②肝肾不足,目暗不明——配伍枸杞子、熟地黄等。

③中气不足,清阳不升,耳鸣耳聋,头晕目眩——益气聪明汤。

3. 祛风止痛

风湿痹痛——羌活胜湿汤。

葛根

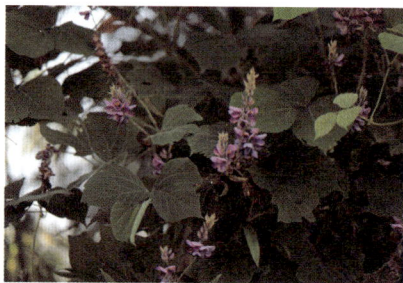

植物

【基源】

葛根是豆科植物野葛或甘葛藤的干燥根,野葛主产于湖南、河南、浙江、四川,甘葛藤主产于广西、广东。

【药性】

甘、辛,凉。归脾、胃、肺经。

【功效与应用】

1. 解肌退热

① 风热感冒，发热，头痛——配伍薄荷、菊花、蔓荆子等。

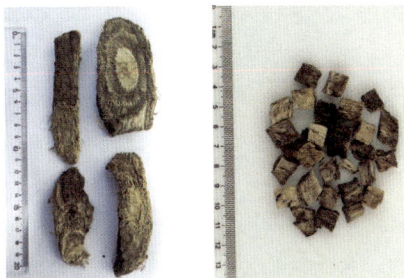

药材　　　　　饮片

② 风寒感冒，邪郁化热，发热重，恶寒轻，头痛无汗，目痛鼻干，口微渴，苔薄黄——柴葛解肌汤。

③ 风寒感冒，表实无汗，恶寒，项背强痛——葛根汤。

④ 表虚汗出，恶风，项背强痛——桂枝加葛根汤。

2. 生津止渴

① 热病津伤口渴——配伍芦根、天花粉、知母等。

② 消渴证属阴津不足——配伍天花粉、鲜地黄、麦冬等。

③ 内热消渴，口渴多饮，体瘦乏力，气阴不足——玉泉丸。

3. 透疹

① 麻疹初起，表邪外束，疹出不畅——升麻葛根汤。

② 麻疹初起，已现麻疹，但疹出不畅，见发热咳嗽，或乍冷乍热——配伍牛蒡子、荆芥、前胡等。

4. 升阳止泻

① 表证未解，邪热入里，身热，下利臭秽，肛门有灼热感，苔黄脉数，或湿热泻痢，热重于湿——葛根芩连汤。

② 脾虚泄泻——七味白术散。

5. 通经活络

中风偏瘫，胸痹心痛，眩晕头痛——配伍三七、丹参、川芎等。

6. 解酒毒

酒毒伤中，恶心呕吐，脘腹痞满——配伍陈皮、豆蔻、枳椇子等。

清热药

图解「临床中药学」（彩图极简版）

石膏

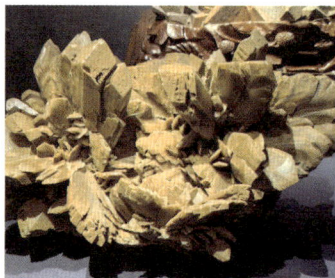

矿物

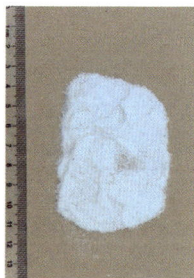

药材（饮片）

【基源】

石膏是硫酸盐类矿物硬石膏族石膏，主含含水硫酸钙（$CaSO_4 \cdot 2H_2O$），主产于湖北、安徽、山东，以湖北应城产者为最佳。

【药性】

甘、辛，大寒。归肺、胃经。

【功效与应用】

1. 清热泻火

①热病邪在气分之壮热、烦渴、汗出、脉洪大——白虎汤。

②气血两燔而见高热不退、身发斑疹——清瘟败毒饮。

③肺热喘咳，发热口渴——麻杏甘石汤。

④胃火上攻之牙龈肿痛——清胃散。

⑤胃火头痛——石膏川芎汤。

2. 除烦止渴

胃热上蒸，耗伤津液——玉女煎。

3. 敛疮生肌

溃疡不敛——九一丹。

4. 收湿

①湿疹瘙痒——配伍黄柏研末外用。

②水火烫伤——配伍青黛。

5. 止血

外伤出血——单用煅石膏研末外敷。

知母

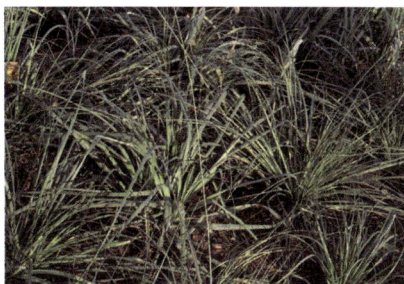
植物

【基源】

知母是百合科植物知母的干燥根茎，主产于河北、山西、陕西、内蒙古。

【药性】

苦、甘，寒。归肺、胃、肾经。

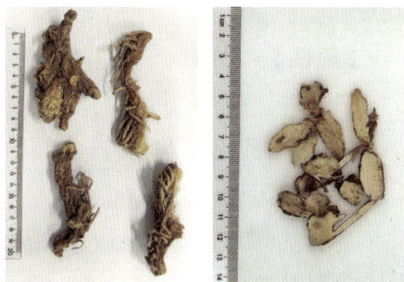

药材　　　　　饮片

【功效与应用】

1. 清热泻火

①温热病邪在气分之壮热、烦渴、汗出、脉洪大者——白虎汤。

②肺热咳嗽，咳痰色黄——清金化痰汤。

2. 滋阴润燥

①阴虚燥咳，干咳少痰——二母散。

②肾阴亏虚，阴虚火旺，骨蒸潮热，遗精盗汗——知柏地黄丸。

③消渴证，内热津伤，口渴引饮——知母石膏汤、玉液汤。

④阴虚肠燥便秘——配伍生地黄、玄参、麦冬等。

芦根

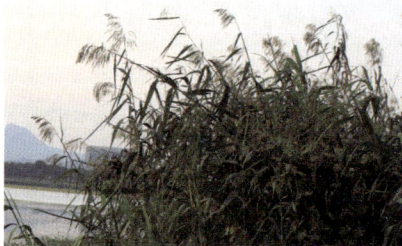

植物

【基源】

芦根是禾本科植物芦苇的新鲜或干燥根茎，全国大部分地区均产。

【药性】

甘，寒。归肺、胃经。

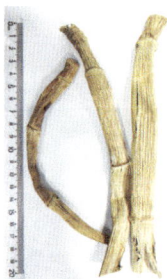

药材

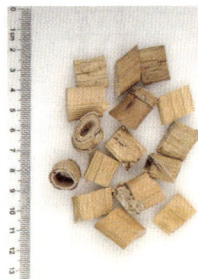

饮片

【功效与应用】

1. 清热泻火

①肺热咳嗽，咳脓痰——配伍黄芩、浙贝母、瓜蒌等。

②肺热咳嗽——桑菊饮。

③肺痈，咳吐腥臭脓痰——苇茎汤。

2. 生津止渴

热病伤津，烦热口渴——配伍麦冬、天花粉等或使用五汁饮。

3. 除烦止呕

胃热呕吐——配伍竹茹、生姜等。

4. 利尿

热淋涩痛，小便短赤——配伍白茅根、车前子、木通等。

天花粉

植物

【基源】

天花粉是葫芦科植物栝楼或双边栝楼的干燥根，主产于河南、山东、安徽。

【药性】

甘、微苦，微寒。归肺、胃经。

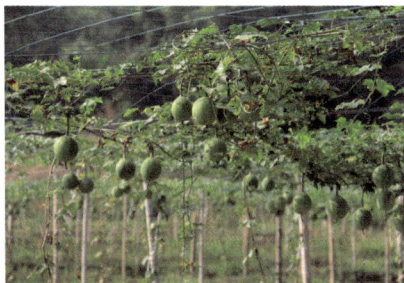

药材

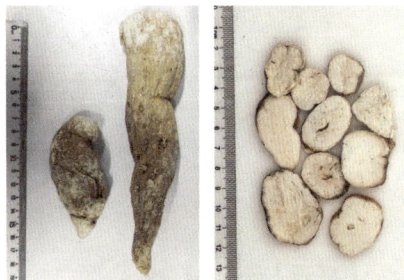

饮片

【功效与应用】

1. 清热泻火

①燥热伤肺，干咳少痰，痰中带血——配伍天冬、麦冬、生地黄等。

②燥热伤肺、气阴两伤之咳嗽咯血——配伍西洋参、北沙参、阿胶等。

2. 生津止渴

①热病烦渴——配伍芦根、竹叶等。

②燥伤肺胃，津液亏损，咽干口渴，干咳少痰——沙参麦冬汤。

③积热内蕴、化燥伤津之消渴证——配伍麦冬、芦根、白茅根等。

④内热消渴，气阴两伤——玉壶丸。

3. 消肿排脓

疮疡初起之红肿热痛、未成脓者（可使之消散），或脓已成者（可溃疮排脓）——仙方活命饮。

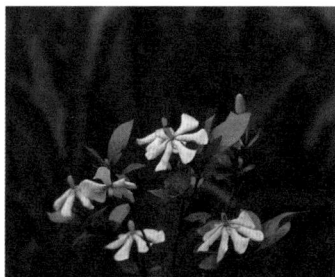 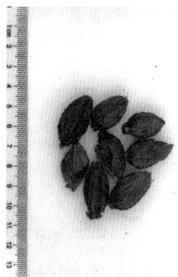

栀子

植物　　　　　　　　　药材（饮片）

【基源】

栀子是茜草科植物栀子的干燥成熟果实，主产于江西、湖北、湖南。

【药性】

苦，寒。归心、肺、三焦经。

【功效与应用】

1. 泻火除烦

①热病心烦，躁扰不宁——栀子豉汤。

②高热烦躁，神昏谵语——黄连解毒汤。

③肝胆火热上攻之目赤肿痛——栀子汤。

2. 清热利湿

①湿热黄疸——茵陈蒿汤。

②血淋涩痛——八正散。

3. 凉血解毒

①血热妄行之吐血衄血——十灰散。

②三焦火盛、迫血妄行之吐血衄血——黄连解毒汤。

③热毒疮疡，红肿热痛——配伍金银花、连翘、蒲公英等。

4. 外用消肿止痛

扭挫伤痛——单用生栀子粉用黄酒调成糊状。

夏枯草

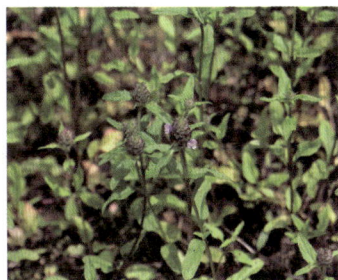

植物

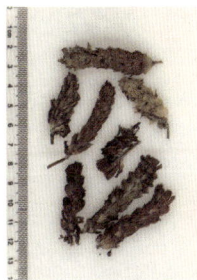

药材（饮片）

【基源】

夏枯草是唇形科植物夏枯草的干燥果穗，主产于江苏、浙江、安徽、河南、湖北。

【药性】

辛、苦，寒。归肝、胆经。

【功效与应用】

1. 清肝泻火，明目

①肝火上炎，目赤肿痛——配伍桑叶、菊花、决明子等。

②肝阴不足，目珠疼痛，入夜加剧——配伍生地黄、当归、白芍等。

③肝火上炎，头痛眩晕——配伍钩藤、决明子、菊花等。

2. 散结消肿

①瘿瘤——配伍昆布、玄参等。

②肝郁化火、痰火郁结之瘰疬病——消瘰疬丸。

③乳痈，乳癖，乳房胀痛——配伍蒲公英、浙贝母、柴胡等。

④热毒疮疡——配伍金银花、重楼等。

淡竹叶

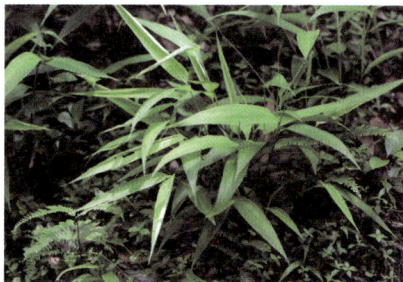

植物

【基源】

淡竹叶是禾本科植物淡竹叶的干燥茎，主产于浙江、江苏。

【药性】

甘、淡，寒。归心、胃、小肠经。

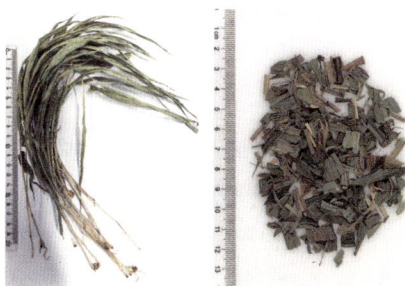

药材　　　　饮片

【功效与应用】

1. 清肝泻火，除烦止渴

热病伤津，心烦口渴——配伍石膏、知母、芦根等。

2. 利尿通淋

心火上炎之口舌生疮，或心火下移小肠之尿赤涩痛——配伍木通、滑石、灯心草等。

决明子

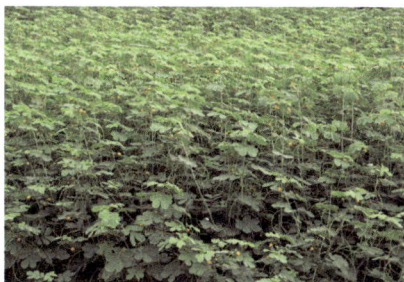

植物

【基源】

决明子是豆科植物钝叶决明或决明（小决明）的干燥成熟种子，主产于安徽、广西、四川。

【药性】

甘、苦、咸，微寒。归肝、大肠经。

【功效与应用】

1. 清肝明目

①肝火上炎，目赤肿痛，羞明多泪——决明子散。

②风热上攻，头痛目赤——配伍桑叶、菊花、木贼等。

③肝肾阴亏，视物昏花，目暗不明——配伍山茱萸、熟地黄、枸杞子等。

④肝火上攻或肝阳上亢之头痛眩晕——配伍菊花、钩藤、夏枯草等。

2. 润肠通便

内热肠燥或津亏肠燥，大便秘结——配伍瓜蒌、郁李仁等。

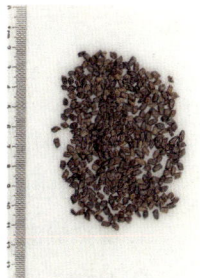

药材（饮片）

黄芩

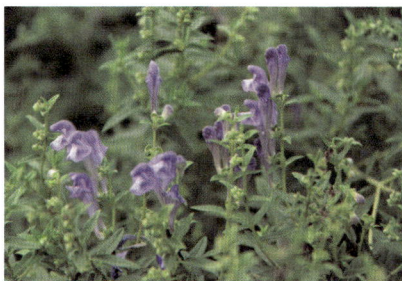

植物

【基源】

黄芩是唇形科植物黄芩的干燥根，主产于河北、山西、内蒙古。

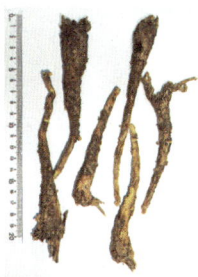
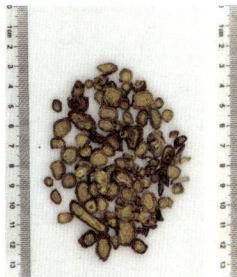
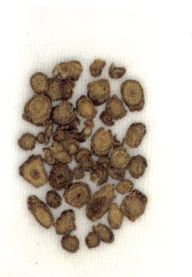

药材　　　　生黄芩饮片　　　　酒黄芩饮片

【药性】

苦，寒。归肺、胆、脾、大肠、小肠经。

【功效与应用】

1. 清热燥湿

①湿温或暑湿，胸脘痞闷，舌苔黄腻——黄芩滑石汤。

②湿热中阻，痞满呕吐——半夏泻心汤。

③湿热泻痢——芍药汤。

④湿热黄疸——配伍茵陈、栀子等。

2. **泻火解毒**

①肺热咳嗽——清肺汤。

②痰热咳喘——清气化痰丸。

③清气分实热，高热烦渴，尿赤便秘——凉膈散。

④邪在少阳之往来寒热——小柴胡汤。

⑤痈肿疮毒——黄连解毒汤。

3. **止血**

①热盛迫血妄行之吐血、衄血——黄芩散、大黄汤。

②血热便血——配伍地榆、槐花等。

4. **安胎**

①血虚有热之胎动不安——安胎丸。

②胎热之胎动不安——当归散。

黄连 🌿

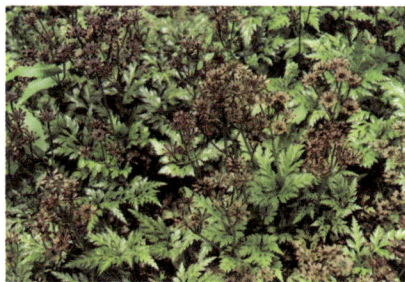

植物

【基源】

黄连是毛茛科植物黄连、三角叶黄连或云连的干燥根茎，主产于四川、重庆、云南、湖北。

【药性】

苦，寒。归心、脾、胃、肝、胆、大肠经。

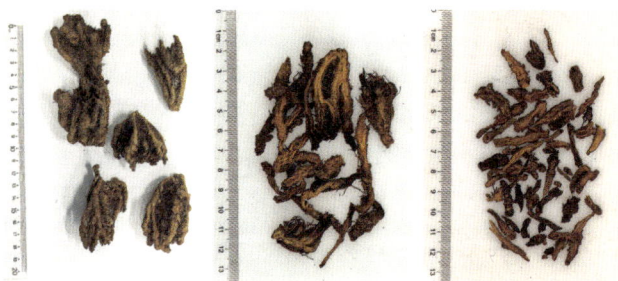

药材　　　　　生黄连饮片　　　　酒黄连饮片

【功效与应用】

1. 清热燥湿

①湿热泻痢，呕吐——轻者单用或使用白头翁汤。

②湿热泻痢，腹痛里急后重——香连丸。

③湿热泻痢，下痢脓血——芍药汤、黄连丸。

④湿热泻痢兼表证发热——葛根芩连汤。

⑤湿热蕴结脾胃，胸腹痞满，呕吐泄泻——连朴饮、半夏泻心汤。

2. 泻火解毒

①热病扰心，高热烦躁，甚至神昏谵语——黄连解毒汤。

②心火亢盛，心烦失眠——黄连安神丸。

③心火亢盛、热盛耗伤阴血之虚烦失眠，心悸怔忡——黄连阿胶汤。

④心火上炎、心肾不交之怔忡不寐——交泰丸。

⑤胃热呕吐——黄连橘皮竹茹汤。

⑥肝火犯胃，呕吐吞酸——左金丸。

⑦胃热炽盛，消谷善饥，烦渴多饮——消渴丸、黄柏丸。

⑧胃火牙痛——清胃散。

⑨痈肿疔疮，目赤肿痛——黄连解毒汤、黄连膏、黄连汤。

⑩心火上炎，口舌生疮——配伍栀子、淡竹叶等。

⑪湿疮，耳道流脓——制为软膏外敷。

黄柏

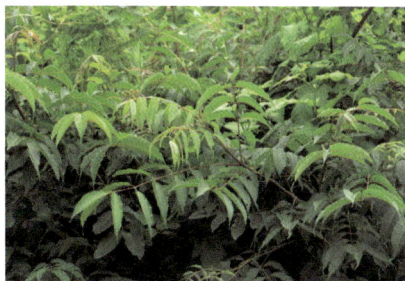

植物

【基源】

黄柏是芸香科植物黄皮树的干燥树皮，习称"川黄柏"，主产于四川、贵州、湖北等地（芸香科植物黄檗的干燥树皮习称"关黄柏"，主产于辽宁、吉林、河北）。

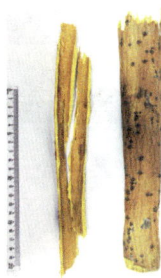
药材

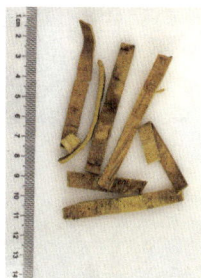
生黄柏饮片

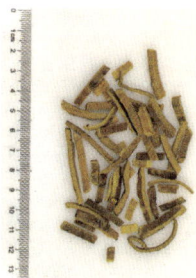
盐黄柏饮片

【药性】

苦，寒。归肾、膀胱经。

【功效与应用】

1.清热燥湿

①湿热带下——易黄汤。

②湿热泻痢——白头翁汤。

③湿热黄疸——栀子柏皮汤。

④湿热脚气肿痛——三妙丸。

2. 泻火解毒

①小便短赤热痛——萆薢分清饮。

②疮疡肿毒——黄连解毒汤、二黄散。

③湿疹瘙痒——石黄散。

3. 除骨蒸

骨蒸劳热，盗汗，遗精——知柏地黄丸、大补阴丸。

龙胆

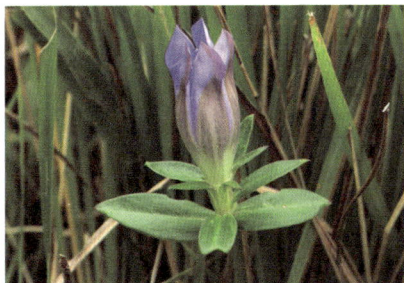

植物

【基源】

龙胆是龙胆科植物条叶龙胆、龙胆、三花龙胆或滇龙胆的干燥根及根茎，前三种习称"龙胆"，后一种习称"坚龙胆"，全国大部分地区均产，东北地区产量最大，故习称"关龙胆"。

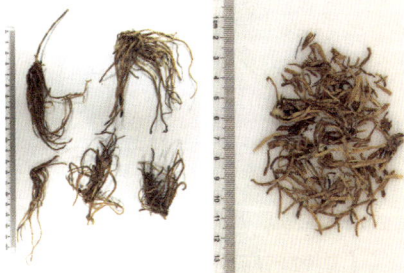

药材　　　　饮片

【药性】

苦，寒。归肝、胆经。

【功效与应用】

1. 清热燥湿

①湿热黄疸——苦参丸、龙胆散。

②湿热下注，带下病，阴肿阴痒，湿疹瘙痒——龙胆泻肝汤。

2. 泻肝胆火

①肝火头痛，目赤耳聋，胁痛口苦——龙胆泻肝汤。

②惊风抽搐——凉惊丸、当归芦荟丸。

苦参

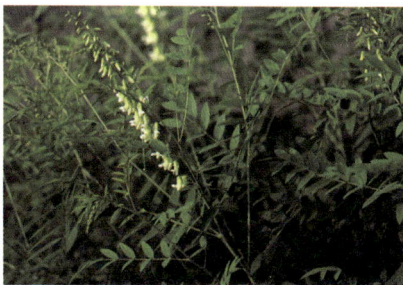

植物

【基源】

苦参是豆科植物苦参的干燥根，全国大部分地区均产。

【药性】

苦，寒。归心、肝、胃、大肠、膀胱经。

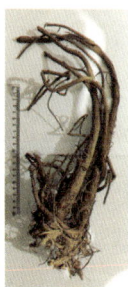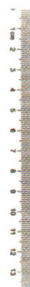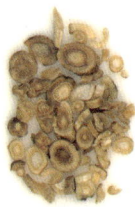

药材　　　　　　饮片

【功效与应用】

1. 清热燥湿

①湿热泻痢——香参丸。

②湿热便血，痔漏出血——苦参地黄丸。

③湿热黄疸——治谷疸方。

④湿热带下，阴肿阴痒——塌痒汤。

⑤湿疮——配伍黄柏、蛇床子等。

2. 杀虫止痒

①皮肤瘙痒——参角丸、消风散。

②疥癣瘙痒——苦参汤、参椒汤。

③滴虫性阴道炎——单用煎汤灌洗或作栓剂外用。

3. 利尿

小便不利，灼热涩痛——配伍石韦、车前子、栀子等。

秦皮

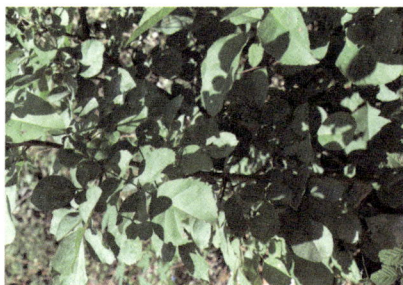

植物

【基源】

秦皮是木犀科植物苦枥白蜡树、白蜡树、尖叶白蜡树或宿柱白蜡树的干燥枝皮或干皮，主产于陕西、河北、吉林、辽宁。

【药性】

苦、涩，寒。归肝、胆、大肠经。

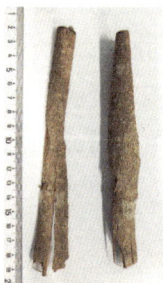

药材

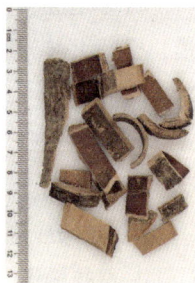

饮片

【功效与应用】

1. 清热燥湿、收涩止痢

湿热泻痢——白头翁汤。

2. 止带

湿热下注，带下——配伍牡丹皮、当归等。

3. 明目

肝热目赤肿痛，目生翳膜——秦皮汤。

白鲜皮

植物

【基源】

白鲜皮是芸香科植物白鲜的干燥根皮，主产于辽宁、河北、四川、江苏。

【药性】

苦，寒。归脾、胃、膀胱经。

【功效与应用】

1. 清热燥湿

①湿热疮毒，黄水淋漓——配伍苍术、苦参、连翘等。

②湿热黄疸——配伍茵陈、栀子等。

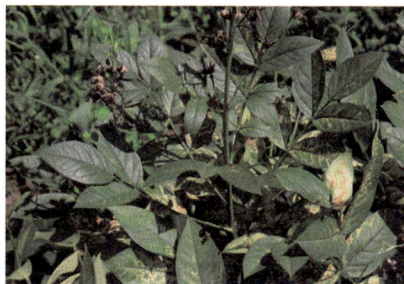

药材

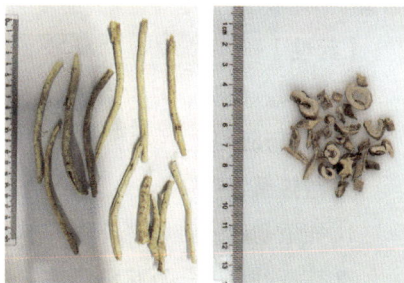

饮片

③风湿热痹——配伍苍术、黄柏、薏苡仁等。

2. 祛风解毒

①风疹、疥癣——配伍苦参、防风、地肤子等内服或外洗。

②湿疮——配伍黄柏、蛇床子等。

金银花

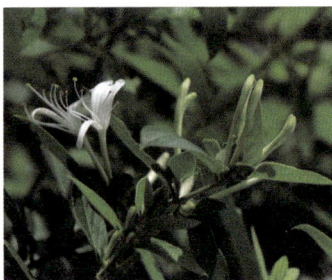
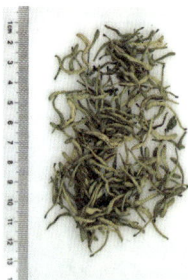

植物   药材（饮片）

【基源】

　　金银花是忍冬科植物忍冬的干燥花蕾或带初开的花，主产于山东、河南、河北。

【药性】

甘，寒。归肺、心、胃经。

【功效与应用】

1. 清热解毒

①痈疮初起，红肿热痛——单用煎服、外用，或使用仙方活命饮。

②疔疮肿毒——五味消毒饮。

③肠痈腹痛——清肠饮。

④肺痈咳吐脓血——配伍鱼腥草、芦根、薏苡仁等。

⑤热毒血痢——配伍黄连、白头翁等。

⑥咽喉肿痛——配伍板蓝根、马勃等。

⑦血热毒盛，丹毒红肿——配伍大青叶、板蓝根、紫花地丁等。

⑧气分热盛，壮热烦渴——配伍石膏、知母等。

⑨热入营分，身热夜甚，神烦少寐——清营汤。

⑩热入血分，高热神昏，斑疹吐衄——神犀丹。

2. 疏散风热

①温病初起，身热头痛——银翘散。

②外感暑热——煎汤代茶饮，或使用清络饮。

连翘

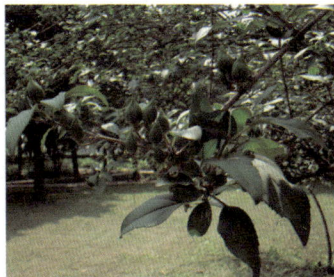 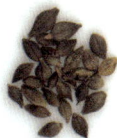

植物　　　　　　　　药材（饮片）

【基源】

连翘是木犀科植物连翘的干燥果实，主产于山西、河南、陕西。

【药性】

苦，微寒。归肺、心、小肠经。

【功效与应用】

1. 清热解毒

①疮痈红肿未溃——加减消毒饮。

②疮疡脓出，红肿溃烂——连翘解毒汤。

③热淋涩痛——配伍车前子、白茅根、竹叶等。

④温病热入营血——清营汤。

⑤热入血分——神犀丹。

⑥内陷心包，高热，烦躁，神昏——配伍黄连、玄参、莲子心等。

2. 消肿散结

痰火郁结，瘰疬痰核——配伍夏枯草、浙贝母、玄参等。

3. 疏散风热

外感风热或温病初起——银翘散。

大青叶

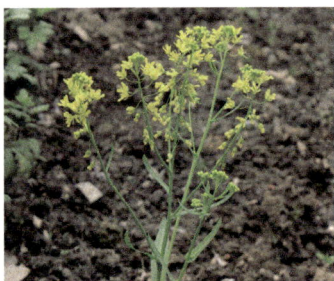

植物

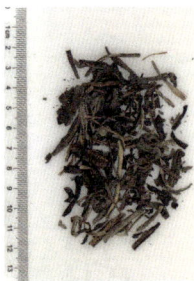

药材（饮片）

【基源】

大青叶是十字花科植物菘蓝的干燥叶，主产于江苏、河北、安徽。

【药性】

苦，寒。归心、胃经。

【功效与应用】

1. 清热解毒

①风热表证，或温病初起，发热头痛，口渴咽痛——清瘟解毒丸。

②咽痛，口疮——大青汤。

③瘟毒上攻，发热头痛，疟腮，喉痹——配伍金银花、大黄、拳参等。

④血热毒盛，丹毒红肿——鲜品捣烂外敷，或配伍蒲公英、紫花地丁、重楼等。

2. 凉血消斑

热入营血，气血两燔，高热神昏，发斑发疹——犀角大青汤。

板蓝根

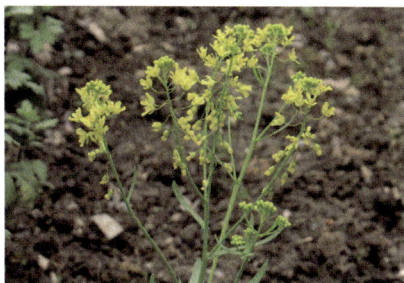

植物

【基源】

板蓝根是十字花科植物菘蓝的干燥根，主产于江苏、河北、福建。

【药性】

苦，寒。归心、胃经。

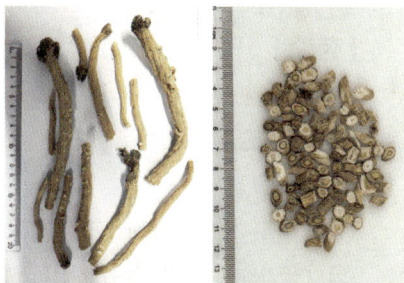

药材　　　　　饮片

【功效与应用】

1. 清热解毒

①风热表证，或温病初起，发热，头痛，咽痛——配伍金银花、连翘等。

②丹毒，痄腮，大头瘟，烂喉丹痧——普济消毒饮。

2. 凉血

温毒发斑——神犀丹。

3. 利咽

风热上攻，咽喉肿痛——配伍玄参、马勃、牛蒡子等。

青黛

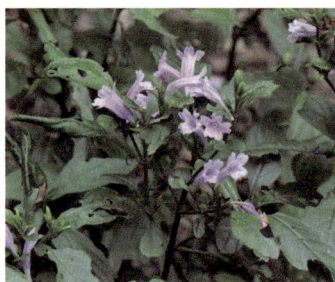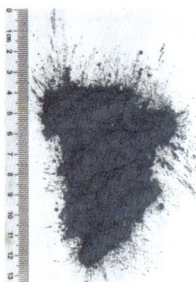

植物　　　　　　　　　药材（饮片）

【基源】

青黛是爵床科植物马蓝、蓼科植物蓼蓝或十字花科植物菘蓝的叶或茎叶经加工制得的干燥粉末、团块或颗粒，主产于福建、广东、江苏，其中福建所产品质最优，习称"建青黛"。

【药性】

咸，寒。归肝经。

【功效与应用】

1. 清热解毒

①热毒炽盛，咽喉肿痛，喉痹——配伍板蓝根、甘草等。

②口舌生疮——与冰片同用。

③火毒疮疡，痄腮肿痛——青金散。

2. 凉血消斑

①温毒发斑——青黛石膏汤。

②血热妄行之吐血、衄血——配伍生地黄、白茅根等。

3. 泻火定惊

①肝火犯肺，咳嗽痰血——黛蛤散。

②肺热咳嗽，痰黄而稠——青黛海石丸。

③小儿惊风抽搐——凉惊丸。

④暑热惊痫——碧玉散。

贯众

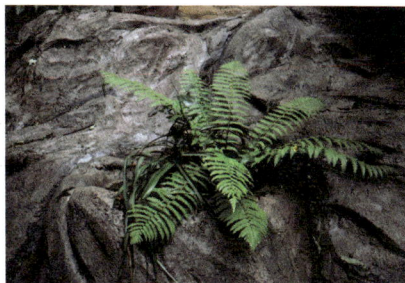

植物

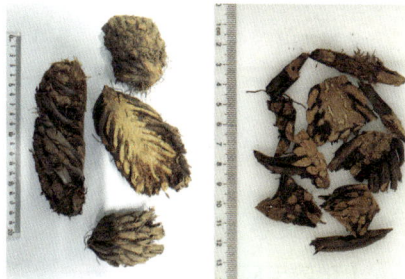

药材　　　　饮片

【基源】

贯众是鳞毛蕨科植物粗茎鳞毛蕨的干燥根茎和叶柄残基，主产于黑龙江、吉林、辽宁，习称"东北贯众"或"绵马贯众"。

【药性】

苦，微寒；有小毒。归肝、胃经。

【功效与应用】

1. 清热解毒

①时疫感冒，风热头痛——配伍薄荷、金银花等。

②温毒发斑——配伍玄参、大青叶、水牛角等。

③痄腮肿痛，疮疡肿毒——配伍牛蒡子、连翘、青黛等。

2. 止血

①崩漏下血——配伍五灵脂等。

②衄血吐血——贯众散。

③便血——配伍侧柏叶、地榆、槐花等。

3. 杀虫

肠道寄生虫病——配伍驱虫药共用。

鱼腥草

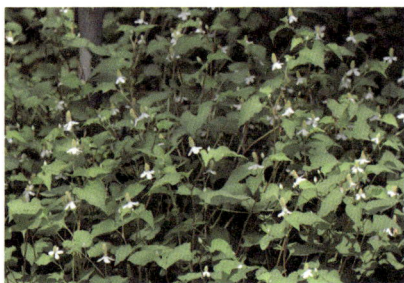

植物

【基源】

鱼腥草是三白草科植物蕺菜的新鲜全草或干燥地上部分，分布于长江流域以南各省。

【药性】

辛，微寒。归肺经。

【功效与应用】

1. 清热解毒，消痈排脓

①热毒疮疡——配伍野菊花、蒲公英、金银花等。

②痰热壅肺，胸痛，咳吐脓血——配伍桔梗、芦根、瓜蒌等。

③肺热咳嗽，痰黄气急——配伍黄芩、浙贝母、知母等。

2. 利尿通淋

湿热淋证，小便淋沥涩痛——配伍车前草、白茅根、海金沙等。

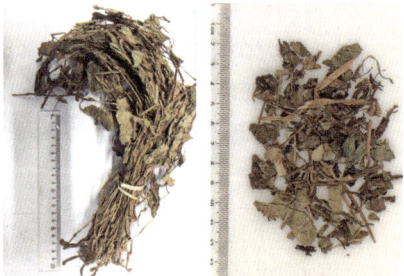

药材　　　　　饮片

蒲公英

植物

【基源】

蒲公英是菊科植物蒲公英、碱地蒲公英或同属数种植物的干燥全草，全国大部分地区均产。

【药性】

苦、甘，寒。归肝、胃经。

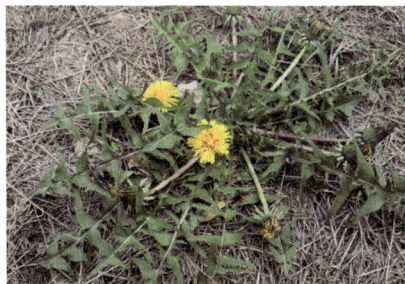
药材

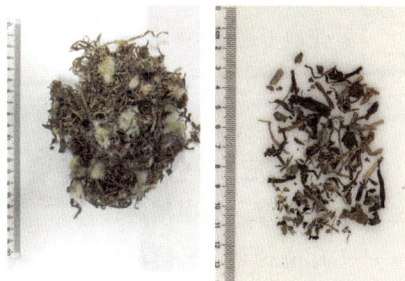
饮片

【功效与应用】

1. 清热解毒

①痈肿疔毒——五味消毒饮。

②肠痈腹痛——配伍大黄、牡丹皮、桃仁等。

③肺痈吐脓——配伍鱼腥草、冬瓜仁、芦根等。

④乳痈肿痛——单用浓煎服或鲜品捣汁内服、药渣外敷。

2. 消肿散结

解毒消肿散结——配伍板蓝根、玄参等。

3. 利湿通淋

①热淋涩痛——配伍白茅根、金钱草、车前子等。

②湿热黄疸——配伍茵陈、栀子、大黄等。

紫花地丁

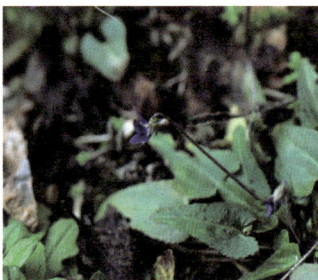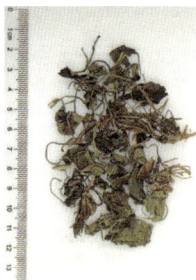

植物　　　　　　　　　药材(饮片)

【基源】

紫花地丁是堇菜科植物紫花地丁的干燥全草,主产于东北、华北地区。

【药性】

苦、辛,寒。归心、肝经。

【功效与应用】

清热解毒,凉血消肿

①疔疮肿毒——鲜品捣汁内服、药渣外敷,或使用五味消毒饮。

②肠痈——配伍大黄、大血藤、白花蛇舌草等。

③乳痈——配伍蒲公英等。

④毒蛇咬伤——鲜品捣汁内服,或配伍雄黄捣烂外敷。

大血藤

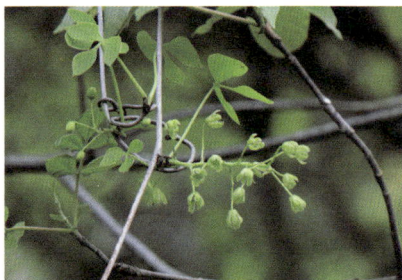

植物

【基源】

大血藤是木通科植物大血藤的干燥藤茎,主产于河南、安徽、江苏。

【药性】

苦，平。归大肠、肝经。

【功效与应用】

1. 清热解毒

①肠痈腹痛——配伍大黄、桃仁等。

②热毒疮疡——连翘金贝煎。

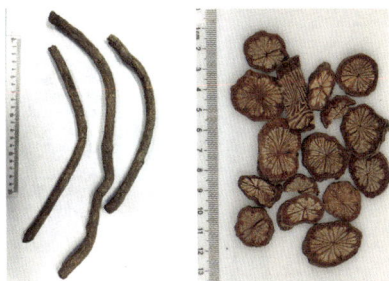

药材　　　　　　饮片

2. 活血

①跌打损伤，瘀血肿痛——配伍骨碎补、续断、赤芍等。

②经闭痛经——配伍当归、香附、益母草等。

3. 祛风止痛

风湿痹痛——配伍独活、牛膝、防风等。

败酱草

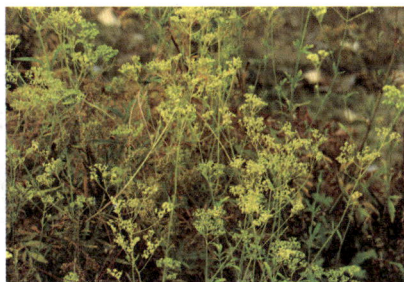

植物

【基源】

败酱草是败酱科植物黄花败酱、白花败酱的干燥全草，全国大部分地区均产。

【药性】

苦，寒。归胃、大肠经。

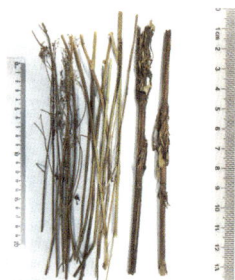 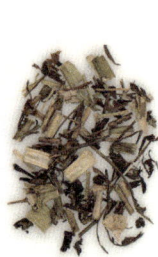

药材　　　　　　饮片

【功效与应用】

1. 清热解毒，消痈排脓

①肠痈初起，腹痛，未化脓者——配伍金银花、牡丹皮、桃仁等。

②肠痈脓已成——薏苡附子败酱散。

③肺痈，咳吐脓血——配伍鱼腥草、芦根、桔梗等。

④痈肿疮毒——配伍金银花、连翘等。

2. 祛瘀止痛

产后瘀阻腹痛——配伍五灵脂、香附、当归等。

白头翁

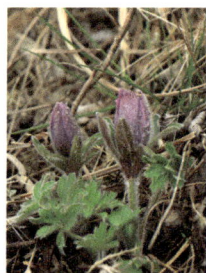 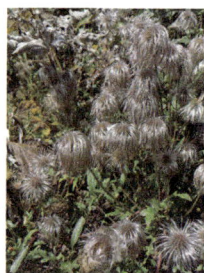

植物

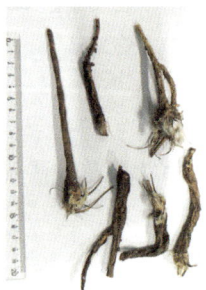 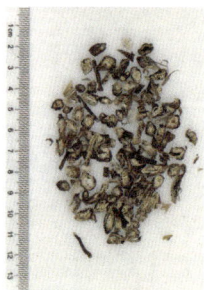

药材　　　　　　饮片

【基源】

白头翁是毛茛科植物白头翁的干燥根，全国大部分地区均产。

【药性】

辛、苦，微寒。归胃、大肠、肝经。

【功效与应用】

清热解毒，凉血止痢

①热毒血痢——白头翁汤。

②阴痒带下——配伍秦皮、苦参、白鲜皮煎汤外洗。

射干

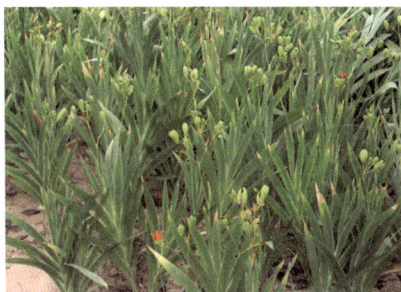

植物

【基源】

射干是鸢尾科植物射干的干燥根茎，主产于湖北、河南、江苏。

【药性】

苦，寒。归肺经。

【功效与应用】

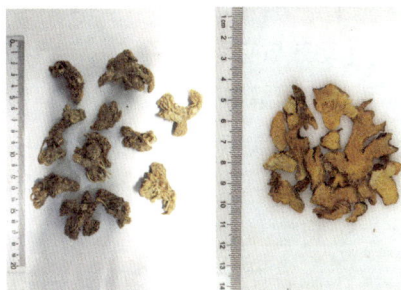

药材　　　　饮片

1. 清热解毒

热毒痰火郁结，咽喉肿痛——射干汤。

2. 利咽

外感风热，咽痛音哑——配伍荆芥、连翘、牛蒡子等。

3. 消痰

①肺热咳喘，痰多而黄——射干马兜铃汤。

②寒痰咳喘，痰多清稀——射干麻黄汤。

马勃

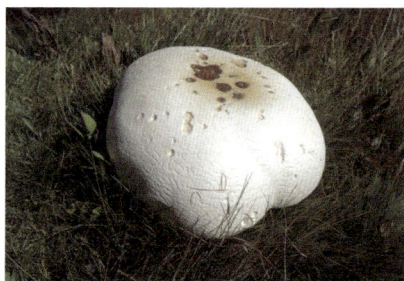

真菌

【基源】

马勃是灰包科真菌脱皮马勃、大马勃或紫色马勃的干燥子实体，脱皮马勃主产于辽宁、甘肃、湖北，大马勃主产于内蒙古、河北、青海，紫色马勃主产于广东、广西、湖北。

【药性】

辛，平。归肺经。

【功效与应用】

1. 清肺解毒

风热及肺火所致的咽喉肿痛、咳嗽、失音——普济消毒饮。

2. 利咽

①肺肾阴虚，咽喉肿痛——配伍生地黄、玄参、知母等。

②肺热咳嗽，声音嘶哑——配伍黄芩、蝉蜕、射干等。

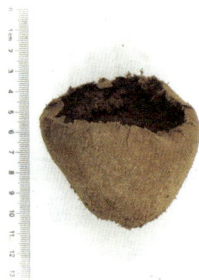

药材（饮片）

③寒痰咳喘，痰多清稀——射干麻黄汤。

3. 止血

血热妄行之吐血、衄血，外伤出血——单用或配伍凉血止血药。

青果

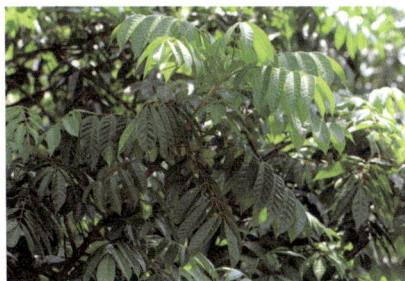

植物

【基源】

青果是橄榄科植物橄榄的干燥成熟果实，主产于福建、广东、广西。

【药性】

甘、酸，平。归肺、胃经。

【功效与应用】

1. 清热解毒

风热上袭或热毒蕴结导致的咽喉肿痛——配伍硼砂、冰片、青黛等。

2. 利咽生津

咽干口燥，烦渴音哑，咳嗽痰黏——单用鲜品或配伍金银花、桔梗、芦根等。

3. 解鱼蟹毒

鱼蟹中毒——单用鲜品捣碎或浓煎饮用。

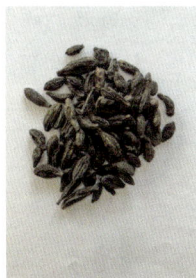

药材（饮片）

木蝴蝶

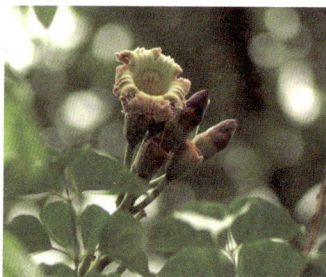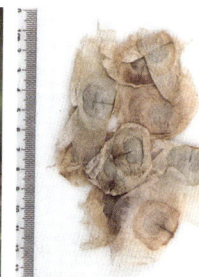

植物　　　　　　　药材（饮片）

【基源】

木蝴蝶是紫葳科植物木蝴蝶的干燥成熟种子，主产于云南、广西、贵州。

【药性】

苦、甘，凉。归肺、肝、胃经。

【功效与应用】

1. 清肺利咽

①喉痹音哑——配伍玄参、麦冬、冰片等。

②肺热咳嗽——止咳糖浆。

2. 疏肝和胃

肝胃气痛——研末单用，酒调送服。

山豆根

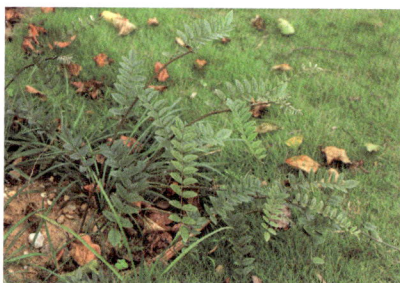

植物

【基源】

山豆根是豆科植物越南槐的干燥根及根茎，又名"广豆根"，主产于广西。

【药性】

苦，寒；有毒。归肺、胃经。

【功效与应用】

清热解毒，利咽消肿

①热毒蕴结，咽喉红肿疼痛——清凉散。

②乳蛾喉痹——山豆根汤。

③牙龈肿痛，口舌生疮——配伍石膏、黄连、升麻等。

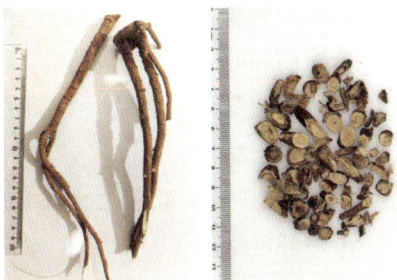

药材　　　　饮片

重楼

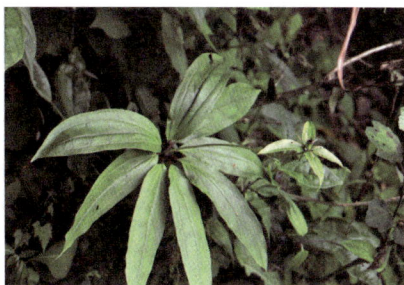

植物

【基源】

重楼是百合科植物云南重楼或七叶一枝花的干燥根茎，主产于广西、云南。

【药性】

苦，微寒；有小毒。归肝经。

【功效与应用】

1. 清热解毒

①痈肿疔毒——单用为末，醋调外敷，或使用夺命汤。

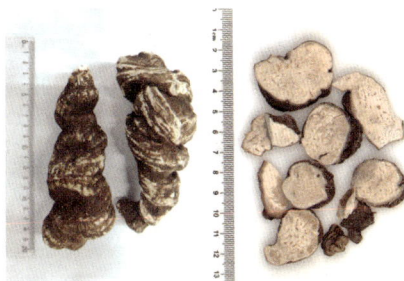

药材　　　　饮片

②咽喉肿痛，痄腮，喉痹——配伍牛蒡子、连翘、板蓝根等。

③瘰疬痰核——配伍夏枯草、牡蛎、浙贝母等。

④毒蛇咬伤，红肿疼痛——单用内服、外敷，或配伍半边莲等。

2. 消肿止痛

跌打损伤——配伍三七、血竭、自然铜等。

3. 凉肝定惊

小儿热极生风，惊风抽搐——配伍钩藤、菊花、蝉蜕等。

土茯苓

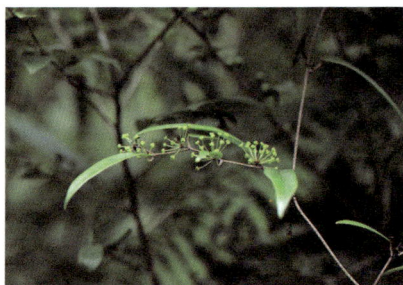

植物

【基源】

土茯苓是百合科植物光叶菝葜的干燥根茎，主产于广东、湖南、湖北。

【药性】

甘、淡，平。归肝、胃经。

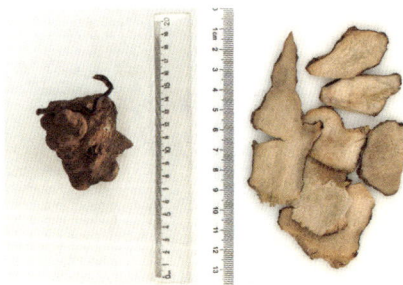

药材　　　　　　饮片

【功效与应用】

1. 解毒

①梅毒——单用水煎服或配伍金银花、威灵仙、甘草等。

②痈疮红肿溃烂——配伍苍术、黄柏、苦参等。

③因服汞剂中毒而致肢体拘挛——搜风解毒汤。

2. 除湿

①热淋——配伍萹蓄、蒲公英、车前子等。

②阴痒带下，湿疹瘙痒——配伍地肤子、白鲜皮、茵陈等。

野菊花

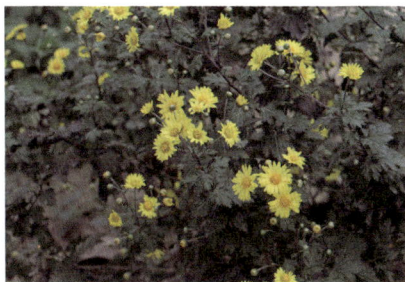

植物

【基源】

野菊花是菊科植物野菊的干燥头状花序，主产于广西、湖南、江苏。

【药性】

苦、辛，微寒。归肝、心经。

【功效与应用】

1. 清热解毒

热毒蕴结，疔疖丹毒，痈疽疮疡，咽喉肿痛——五味消毒饮。

2. 泻火平肝

①风热上攻之目赤肿痛——配伍金银花、密蒙花、夏枯草等。

②肝阳上亢之头痛眩晕——配伍夏枯草、钩藤、决明子等。

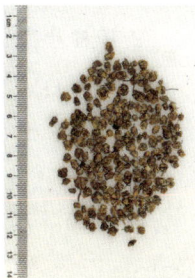

药材（饮片）

马齿苋

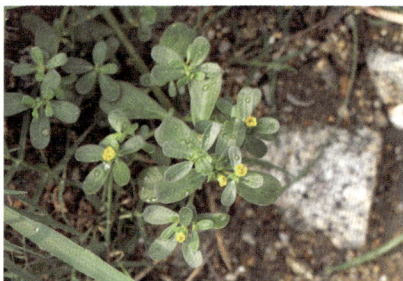

植物

【基源】

马齿苋是马齿苋科植物马齿苋的干燥地上部分，全国大部分地区均产。

【药性】

酸，寒。归肝、大肠经。

【功效与应用】

1. 清热解毒

血热毒盛，痈肿疮疡，丹毒肿痛——单用煎汤内服并外洗，再以鲜品捣烂外敷，或配伍重楼、拳参、蒲公英等。

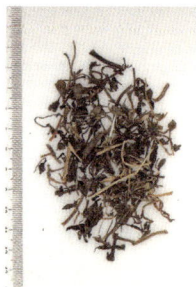

药材（饮片）

2. 凉血止血

血热妄行，崩漏下血——单味药捣汁服，或配伍茜草、苎麻根、侧柏叶等。

3. 止痢

①大肠湿热，腹痛泄泻，或下痢脓血，里急后重——配伍黄芩、黄连等。

②大肠湿热，便血痔血——配伍地榆、槐角、凤尾草。

③产后血痢——单用鲜品捣汁入蜜调服。

白花蛇舌草

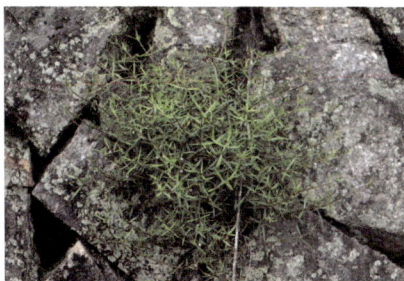

植物

【基源】

　　白花蛇舌草是茜草科植物白花蛇舌草的全草，主产于云南、福建、广西、广东。

【药性】

　　微苦、甘、寒。归胃、大肠、小肠经。

【功效与应用】

1. 清热解毒

　　①痈肿疮毒——单用鲜品捣烂外敷或配伍金银花、连翘、野菊花等。

　　②肠痈腹痛——配伍大血藤、败酱草、牡丹皮等。

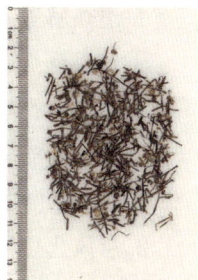

药材（饮片）

　　③咽喉肿痛——配伍黄芩、玄参、板蓝根等。

　　④毒蛇咬伤——单用鲜品捣烂绞汁内服或水煎服，渣敷伤口，或配伍半枝莲、紫花地丁、重楼等。

2. 利湿通淋

　　膀胱湿热，小便淋沥涩痛——配伍白茅根、车前草、石韦等。

熊胆粉

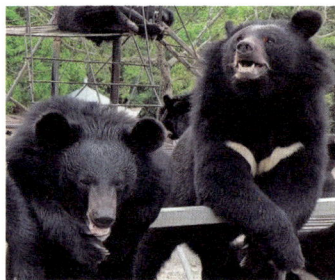
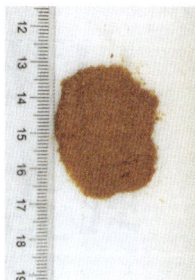

动物　　　　　　　　　药材（饮片）

【基源】

熊胆粉是脊椎动物熊科棕熊、黑熊的干燥胆汁，主产于东北地区，以及云南、福建、四川。

【药性】

苦，寒。归肝、胆、心经。

【功效与应用】

1. 清热解毒

①热毒疮痈——水调化，或加入少许冰片，涂于患部，或配伍牛黄、芦荟、麝香软膏外用。

②痔疮肿痛——水调化后涂于患部。

③热毒咽喉肿痛——配伍牛黄、冰片、珍珠等内服或含化。

2. 息风止痉

①小儿痰热惊痫——以乳汁及竹沥化服。

②子痫——单用开水化服或配伍钩藤、羚羊角、牛黄等。

3. 清肝明目

①肝热导致的目赤肿痛、羞明流泪及目生障翳——配伍冰片化水，外用点眼，或使用熊胆丸。

②新生儿胎热，目闭多眵——单用蒸水外洗。

半边莲

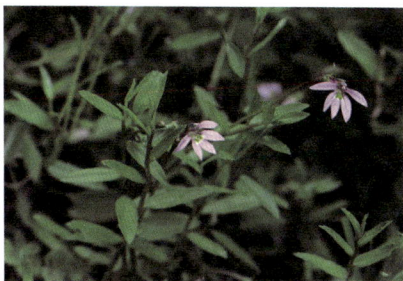

植物

【基源】

半边莲是桔梗科植物半边莲的干燥全草，主产于安徽、江苏、浙江。

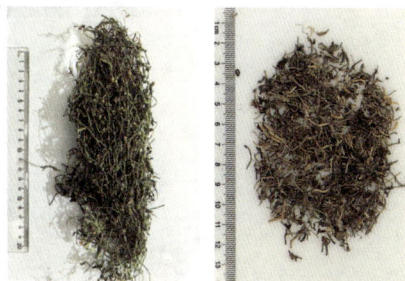

药材　　　　　饮片

【药性】

辛，平。归心、小肠、肺经。

【功效与应用】

1. 清热解毒

①疗疮肿毒，乳痈肿痛——单用鲜品捣烂外敷患处，或配伍金银花、蒲公英、野菊花等。

②蛇虫咬伤——配伍白花蛇舌草、重楼、紫花地丁等。

2. 利水消肿

①水湿停蓄，大腹水肿——配伍金钱草、大黄等。

②湿热黄疸，小便不利——配伍茵陈、泽泻、栀子等。

③湿疮——单味水煎或配伍苦参、蛇床子、白鲜皮等。

金荞麦

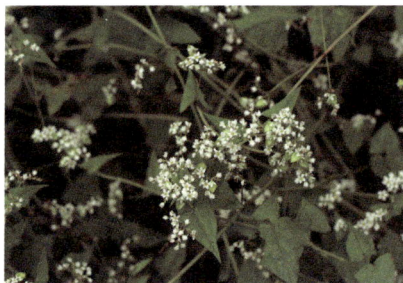

植物

【基源】

金荞麦是蓼科植物金荞麦的干燥根茎，主产于陕西、江苏、江西、浙江。

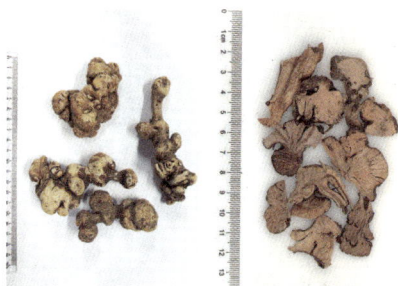

药材　　　　　　饮片

【药性】

微辛、涩，凉。归肺经。

【功效与应用】

1. 清热解毒

①肺痈——单用或配伍鱼腥草、金银花、芦根等。

②肺热咳嗽——配伍天花粉、射干等。

③疮痈疔肿或毒蛇咬伤——配伍蒲公英、紫花地丁等。

④乳蛾肿痛——配伍射干、山豆根等。

2. 排脓祛瘀

瘰疬痰核——配伍生何首乌等。

鸦胆子

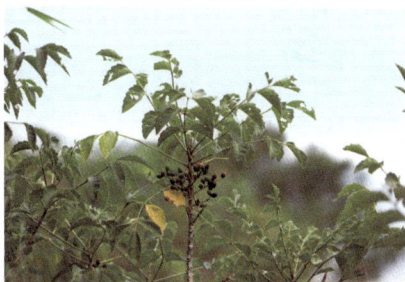

植物

【基源】

鸦胆子是苦木科植物鸦胆子的干燥成熟果实，主产于广西、广东。

【药性】

苦，寒；有小毒。归大肠、肝经。

【功效与应用】

1. 清热解毒

热毒血痢，便下脓血，里急后重——单用去皮，白糖水送服。

2. 止痢

①冷积久痢——单用口服与灌肠。

②久痢久泻，迁延不愈——配伍诃子、乌梅、木香等。

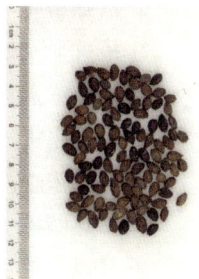

药材（饮片）

3. 外用腐蚀赘疣

鸡眼赘疣——白酒捣烂敷患处，外用胶布固定。

拳参

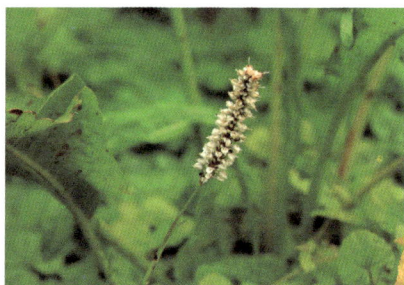

植物

【基源】

拳参是蓼科植物拳参的干燥根茎，主产于河北、山西、甘肃、山东、江苏。

【药性】

苦、涩，微寒。归肺、肝、大肠经。

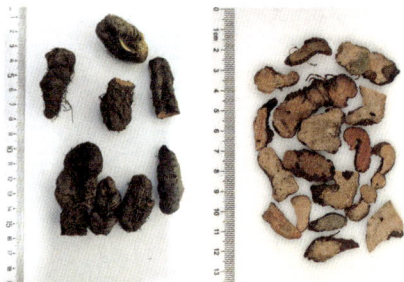

药材　　　　　饮片

【功效与应用】

1. 清热解毒

①疮痈肿痛，瘰疬，痔疮，烧烫伤，毒蛇咬伤——单用鲜品捣烂敷于患处，或煎汤外洗，或配伍重楼、紫花地丁等。

②口舌生疮——配伍板蓝根、黄连、栀子等。

③赤痢脓血，湿热泄泻——单用或配伍金银花炭、白头翁、秦皮等。

④肺热咳嗽——配伍黄芩、桑白皮、马兜铃等。

2. 息风定惊

热病神昏，惊痫抽搐，破伤风——配伍钩藤、全蝎、僵蚕等。

3. 消肿止血

①血热妄行所致的吐血、衄血、崩漏——配伍贯众、白茅根、大蓟等。

②便血，痔血——配伍地榆、槐花等。

白蔹

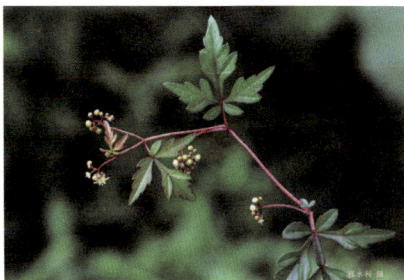

植物

【基源】

白蔹是葡萄科植物白蔹的干燥块根，主产于河南、湖北。

【药性】

苦，微寒。归心、胃经。

【功效与应用】

1. 清热解毒

①热毒壅聚，痈疮初起，红肿硬痛——单用为末，用水调涂敷患处，或配伍金银花、连翘、蒲公英等。

②疮痈脓成不溃——配伍苦参、天南星、皂角刺等。

③疮疡溃后不敛——配伍白及、乳香、没药等。

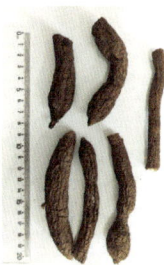
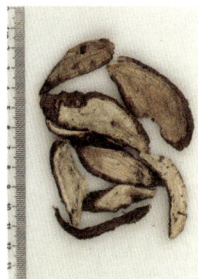

药材　　　　　　饮片

2. 消痈散结

痰火郁结，痰核瘰疬——配伍玄参、黄连、大黄等。

3. 敛疮生肌

①水火烫伤——单用研末外敷，或配伍地榆等外用。

②手足皲裂——配伍白及、大黄、冰片及麻油调敷。

山慈菇

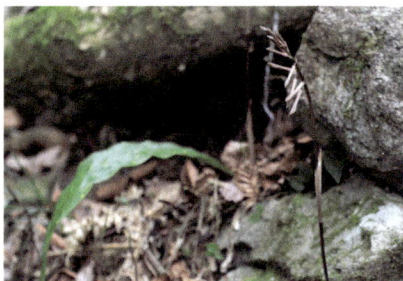

植物

【基源】

山慈菇是兰科植物杜鹃兰、独蒜兰或云南独蒜兰的干燥假鳞茎，主产于四川、贵州。

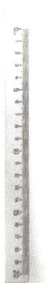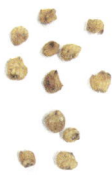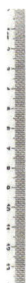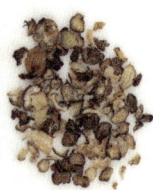

药材   饮片

【药性】

甘、微辛，凉。归肝、脾经。

【功效与应用】

1. 清热解毒

痈疽发背，疔疮肿毒，瘰疬痰核，蛇虫咬伤——紫金锭。

2. 化痰散结

①肝硬化——配伍土鳖虫、蝼蛄等。

②甲状腺瘤——配伍重楼、丹参、栀子、浙贝母、柴胡、夏枯草等。

绿豆

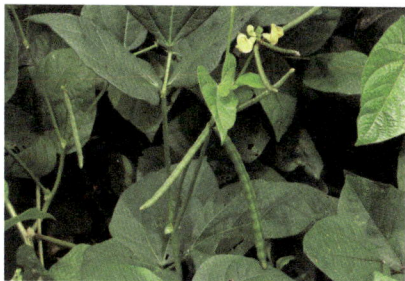

植物

【基源】

绿豆是豆科植物绿豆的干燥种子，全国大部分地区均产。

【药性】

甘，寒。归心，胃经。

【功效与应用】

1. 清热解毒

①热毒疮痈肿痛——单用煎汁顿服，或生研加冷开水浸泡滤汁服，或配伍大黄为末，加薄荷汁、蜂蜜调敷。

②预防痘疮及麻疹——配伍赤小豆、黑豆、甘草等。

③附子、巴豆、砒霜等辛热毒烈之剂中毒及食物中毒等——单用生品研末加冷开水滤汁顿服，或浓煎频服，或配伍黄连、葛根、甘草等。

2. 消暑

暑热烦渴尿赤——使用绿豆饮，或配伍西瓜翠衣、荷叶、青蒿等。

3. 利水

小便不通，淋沥不畅，水肿——配伍陈皮、火麻仁煮食，或配伍茯苓、泽泻等。

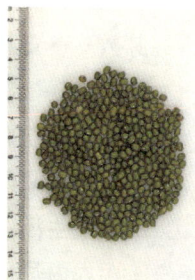

药材（饮片）

生地黄

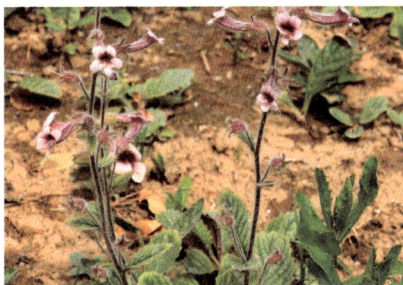
植物

【基源】

生地黄是玄参科植物地黄的新鲜或干燥块根，主产于河南。

【药性】

甘、苦，寒。归心、肝、肾经。

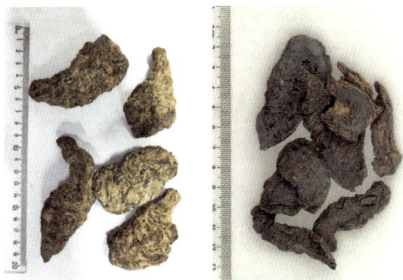
药材　　　　　饮片

【功效与应用】

1. 清热凉血

①温热病热入营分，发热烦渴，神昏舌绛——清营汤。

②热入血分，身热发斑，甚则神昏谵语——解毒地黄汤。

③血热毒盛，发斑发疹，色紫暗——配伍大青叶、水牛角等。

④温病后期，余热未尽，阴津已伤，邪伏阴分，症见夜热早凉、舌红脉数——青蒿鳖甲汤。

⑤血热妄行之吐血、衄血——四生丸。

⑥血热之便血、尿血——配伍地榆、槐花、小蓟等。

⑦血热崩漏或产后出血——配伍茜草、苎麻根等。

2. 养阴生津

①阴虚内热，潮热骨蒸——配伍知母、麦冬、地骨皮等。

②阴虚内热之消渴——滋膵饮。

③热病伤阴，烦渴多饮，舌绛——益胃汤。

④津伤肠燥便秘——增液汤。

玄参

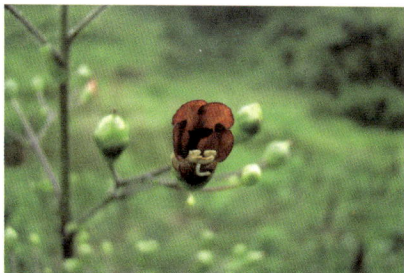

植物

【基源】

玄参是玄参科植物玄参的干燥根，主产于浙江。

【药性】

甘、苦、咸，微寒。归肺、胃、肾经。

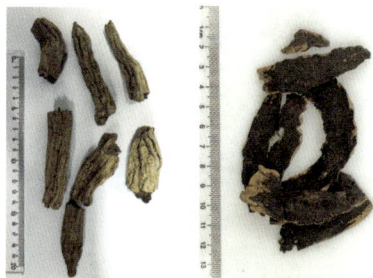

药材　　　　　饮片

【功效与应用】

1. 清热凉血

①温病热入营分，身热夜甚，心烦口渴，舌绛脉数——清营汤。

②温热病热陷心包，神昏谵语——清宫汤。

③温热病气血两燔，发斑发疹——化斑汤。

2. 滋阴降火

①热病伤阴，肠燥便秘——增液汤。

②肺肾阴亏，虚火上炎，骨蒸劳嗽——百合固金汤。

③热病伤阴，舌绛烦渴——配伍生地黄、天冬等。

3. 解毒散结

①热毒内盛，咽喉肿痛——普济消毒饮。

②阴虚火旺，咽喉疼痛——养阴清肺汤。

③肝经热盛，目赤肿痛——配伍羚羊角、栀子、大黄等。

④痈肿疮毒——配伍金银花、连翘、蒲公英等。

⑤热毒炽盛之脱疽——四妙勇安汤。

⑥痰火郁结之瘰疬——消瘰丸。

牡丹皮

植物

【基源】

　　牡丹皮是毛茛科植物牡丹的干燥根皮，主产于安徽、四川、湖北、湖南、陕西。

【药性】

　　苦、辛，微寒。归心、肝、肾经。

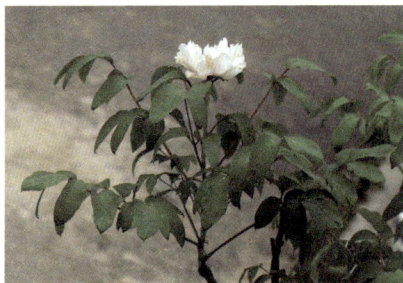

药材

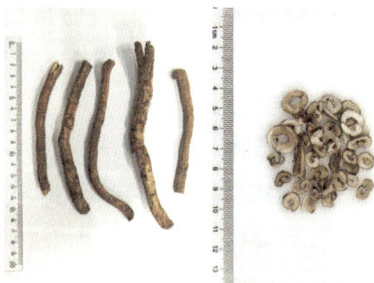

饮片

【功效与应用】

1. 清热凉血

①热入营血、迫血妄行所致的发斑、吐血、衄血——解毒地黄汤。

②温毒发斑——配伍栀子、大黄、黄芩等。

③血热吐衄——十灰散。

④温病后期，邪伏阴分，夜热早凉，热退无汗——青蒿鳖甲汤。

⑤阴虚内热，无汗骨蒸——配伍生地黄、麦冬等。

⑥热毒痈肿疮毒——配伍大黄、白芷、甘草等。

⑦瘀热互结之肠痈初起——大黄牡丹皮汤。

2. 活血祛瘀

①血滞经闭、痛经——桂枝茯苓丸。

②跌打伤痛——配伍红花、乳香、没药等。

赤芍

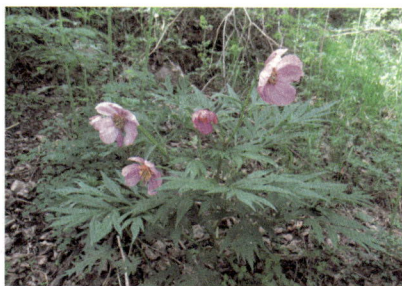

植物

【基源】

赤芍是毛茛科植物芍药或川赤芍的干燥根，主产于内蒙古、辽宁、河北、四川。

【药性】

苦，微寒。归肝经。

【功效与应用】

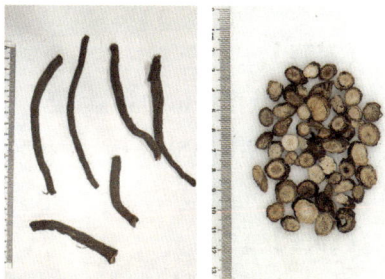

药材　　　　　饮片

1. 清热凉血

①热入营血、迫血妄行之吐衄、斑疹紫暗——解毒地黄汤。

②温毒发斑，血热毒盛，斑疹紫黑——紫草快斑汤。

③血热吐衄——配伍生地黄、大黄、白茅根等。

④肝经风热，目赤肿痛，羞明多眵——配伍荆芥、薄荷、黄芩等。

⑤热毒壅盛，痈肿疮疡——仙方活命饮、连翘败毒散。

2. 化瘀止痛

①肝郁胁痛——配伍柴胡、牡丹皮、郁金等。

②血滞经闭痛经，癥瘕腹痛——少腹逐瘀汤。

③跌打损伤，瘀肿疼痛——配伍虎杖、苏木、刘寄奴等。

紫草

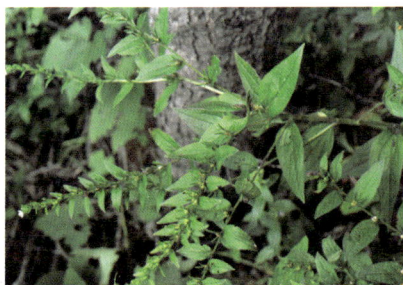

植物

【基源】

紫草是紫草科植物新疆紫草或内蒙紫草的干燥根，主产于新疆、内蒙古。

【药性】

甘、咸，寒。归心、肝经。

【功效与应用】

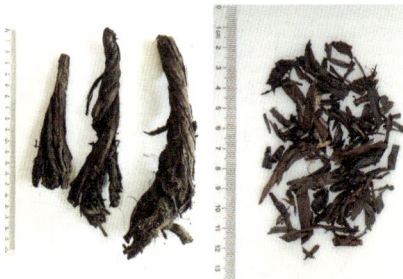

药材　　　　　　饮片

1. 清热凉血

温毒发斑，血热毒盛，斑疹紫黑——紫草快斑汤。

2. 活血解毒

①痈肿疮疡——配伍金银花、连翘、蒲公英等。

②疮疡久溃不敛——生肌玉红膏。

③水火烫伤——单用外涂患处，或配伍黄柏、大黄等，麻油熬膏外搽。

3. 透疹消斑

①湿疹——配伍黄连、黄柏、苦参等。

②麻疹不透，疹色紫暗，兼咽喉肿痛——配伍牛蒡子、薄荷、山豆根等。

水牛角

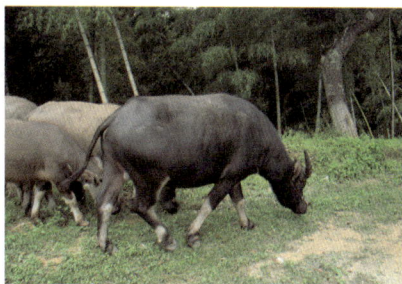

动物

【基源】

水牛角是牛科动物水牛的角，主产于华南、华东地区。

【药性】

苦，寒。归心、肝经。

【功效与应用】

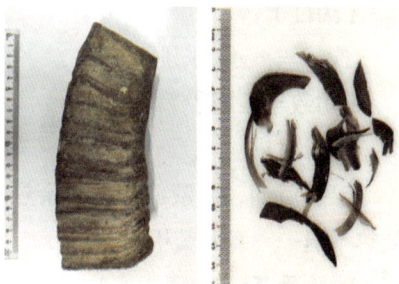

药材　　　饮片

1. 清热凉血，定惊

①温病高热，神昏谵语，惊风抽搐——紫雪丹。

②热病神昏，或中风偏瘫，神志不清——清开灵口服液。

③血热癫狂——配伍石菖蒲、郁金、玄参等。

④血热毒盛，发斑发疹，吐血，衄血——配伍生地黄、牡丹皮、赤芍等。

2. 解毒

热毒疮痈，咽喉肿痛——配伍黄连、黄芩、连翘等。

青蒿

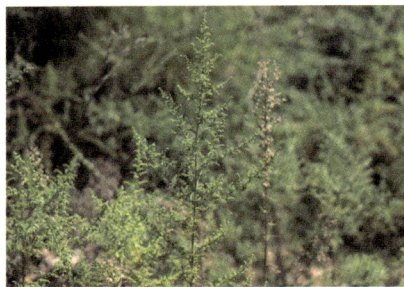

植物

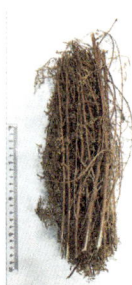 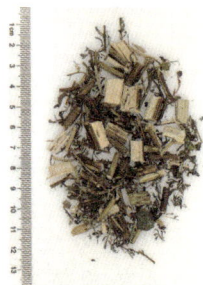

药材　　　　　　饮片

【基源】

青蒿是菊科植物黄花蒿的干燥地上部分，全国大部分地区均产。

【药性】

苦、辛，寒。归肝、胆经。

【功效与应用】

1. 清虚热

温病后期，阴液已伤，而余热未清，见夜热早凉，热退无汗，或低热不退——青蒿鳖甲汤。

2. 除骨蒸

阴虚发热，骨蒸劳热，五心烦热，舌红少苔——清骨散。

3. 解暑热

外感暑热，头痛头昏，发热烦渴——清暑饮。

4. 截疟

①疟疾寒热往来——单用较大剂量的鲜品绞汁服，或配伍柴胡、黄芩、青黛等。

②湿热郁遏少阳，三焦气机不畅，寒热如疟，胸膈胀闷——蒿芩清胆汤。

5. 退黄

湿热黄疸，见一身面目俱黄，黄色鲜明，舌苔黄腻——配伍茵陈、大黄、栀子等。

地骨皮

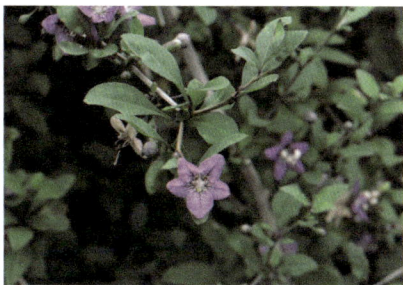
植物

【基源】

地骨皮是茄科植物枸杞或宁夏枸杞的干燥根皮，全国大部分地区均产。

【药性】

甘，寒。归肺、肝、肾经。

【功效与应用】

1. 凉血除蒸

阴虚潮热，骨蒸潮热，盗汗——清骨散。

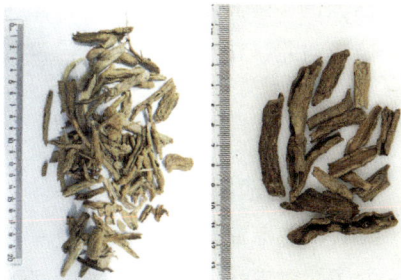
药材　　　　饮片

2.清肺降火

①肺火郁结、气逆不降之咳嗽气喘——泻白散。

②血热妄行之咯血、吐血、衄血、尿血——配伍小蓟、侧柏叶、白茅根等。

③内热消渴——配伍天花粉、生地黄、麦冬等。

白薇

植物

【基源】

白薇是萝藦科植物白薇或蔓生白薇的干燥根和根茎，主产于安徽、河北、辽宁。

【药性】

苦、咸，寒。归胃、肝、肾经。

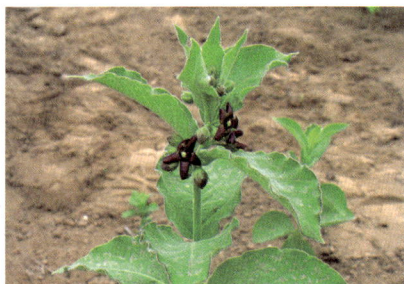

药材

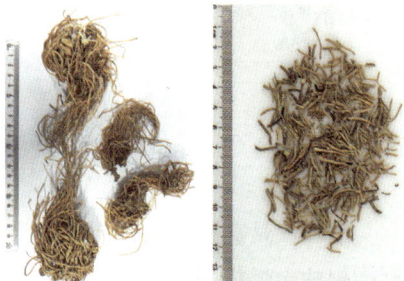

饮片

【功效与应用】

1.清热凉血

①阴虚发热，骨蒸潮热——配伍生地黄、知母、地骨皮等。

②阴虚外感，发热咽干，口渴心烦——加减葳蕤汤。

③产后血虚发热，低热不退——配伍当归、人参等。

④温热病后期，余热未尽，耗伤阴液，夜热早凉——配伍生地黄、

玄参、青蒿等。

2. 利尿通淋

热淋，血淋——配伍滑石、车前子、木通等。

3. 解毒疗疮

①热毒疮痈——单用捣烂外敷，或配伍金银花、蒲公英等。

②热毒壅盛之咽喉肿痛——配伍山豆根、射干、连翘等。

银柴胡

植物

【基源】

银柴胡是石竹科植物银柴胡的干燥根，主产于宁夏、甘肃、内蒙古。

【药性】

甘，微寒。归肝、胃经。

【功效与应用】

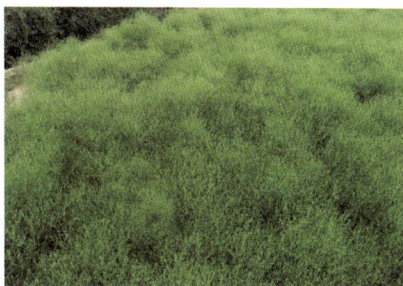

药材

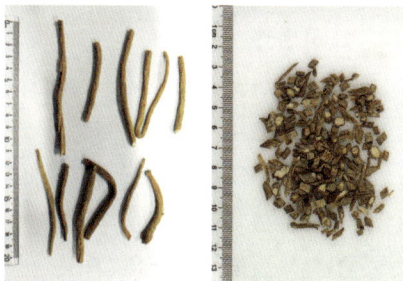

饮片

1. 清虚热

阴虚发热，骨蒸劳热，潮热盗汗——清骨散。

2. 除疳热

小儿食滞或虫积所致的疳积发热、腹部膨大、口渴消瘦、毛发干枯——配伍胡黄连、鸡内金、使君子等。

胡黄连

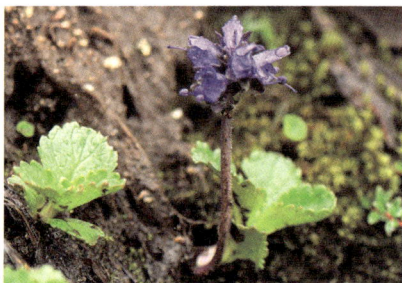

植物

【基源】

胡黄连是玄参科植物胡黄连的干燥根茎，主产于印度、印度尼西亚。

【药性】

苦，寒。归肝、胃、大肠经。

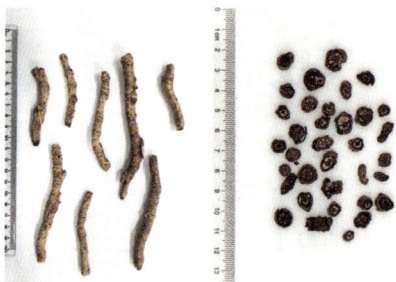

药材　　　　　饮片

【功效与应用】

1. 退虚热

阴虚发热，骨蒸潮热——清骨散。

2. 除疳热

小儿疳积发热，腹胀消瘦，低热不退——肥儿丸。

3. 清湿热

①湿热泻痢——配伍黄柏、白头翁等。

②湿热黄疸尿赤——配伍茵陈、栀子、大黄等。

③痔疮肿痛——单用研末，与鹅胆汁调涂局部，或配伍槐角、黄连等内服。

泻下药

图解『临床中药学』（彩图极简版）

大黄

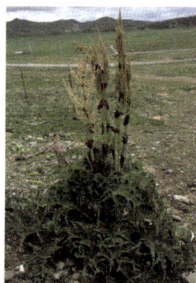
植物

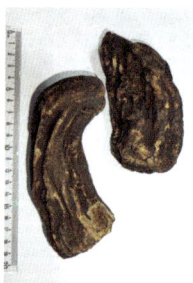
药材

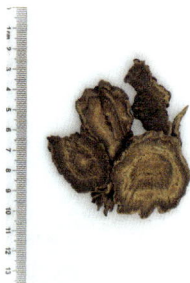
生大黄饮片

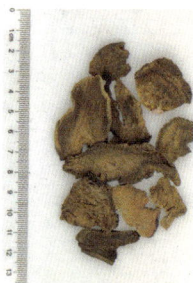
酒大黄饮片

【基源】

大黄是蓼科植物掌叶大黄、唐古特大黄或药用大黄的干燥根和根茎,掌叶大黄和唐古特大黄习称"北大黄",主产于青海、甘肃,药用大黄习称"南大黄",主产于四川。

【药性】

苦,寒。归脾、胃、大肠、肝、心包经。

【功效与应用】

1. 泻下攻积

①阳明腑实证——大承气汤、麻子仁丸。

②里实热结而气血不足——黄龙汤。

③热结津伤——增液承气汤。

④脾阳不足,冷积便秘——温脾汤。

2. 清热泻火,凉血止血

①血热妄行之吐血、衄血、咯血——泻心汤。

②火邪上炎所致的目赤、咽喉肿痛、牙龈肿痛——凉膈散。

3. 凉血解毒

①热毒痈肿疔疮——配伍金银花、蒲公英、连翘等。

②肠痈腹痛——大黄牡丹汤。

③热毒痈肿疔疖——与生甘草共研为末，酒熬成膏外敷。

④口疮糜烂——与等份白矾共研为末，擦患处。

4. 逐瘀通经

①妇女产后瘀阻腹痛、恶露不尽——下瘀血汤。

②妇女瘀血经闭——桃核承气汤。

③跌打损伤，瘀血肿痛——复元活血汤。

5. 利湿退黄

①肠道湿热积滞之痢疾——芍药汤。

②肝胆湿热蕴结之黄疸、尿赤——茵陈蒿汤。

③湿热淋证——八正散。

芒硝

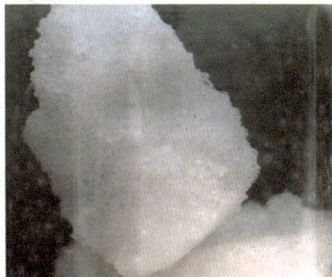 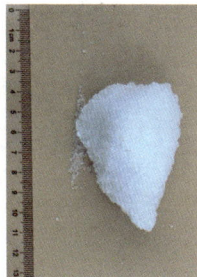

矿物 　　　　　　　　药材（饮片）

【基源】

芒硝是硫酸盐类矿物芒硝族芒硝，经加工精制而成的结晶体，主含含水硫酸钠（$Na_2SO_4 \cdot 10H_2O$），主产于沿海各产盐区，以及四川、内蒙古、新疆等的内陆盐湖。

【药性】

咸、苦，寒。归胃、大肠经。

【功效与应用】

1. 泻下通便，润燥软坚

实热积滞，大便燥结——大承气汤、调胃承气汤。

2. 清火消肿

①咽喉肿痛，口舌生疮——冰硼散。

②肠痈腹痛——大黄牡丹汤。

③目赤肿痛——将芒硝置于豆腐上化水或用玄明粉配制眼药水。

④肠痈初起——配伍大黄、大蒜，捣烂外用。

⑤乳痈初起——单用化水或用纱布包裹外敷。

⑥痔疮肿痛——单用煎汤外洗。

芦荟

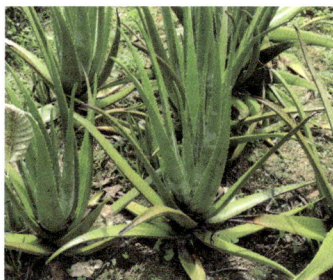 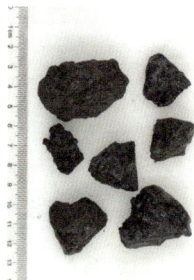

植物　　　　　　　　药材（饮片）

【基源】

芦荟是百合科肉质植物库拉索芦荟、好望角芦荟或其他同属近缘植物叶的汁液浓缩干燥物，库拉索芦荟主产于南美洲北岸附近，好望角芦荟主产于南非的开普州。

【药性】

苦，寒。归肝、胃、大肠经。

【功效与应用】

1. 泻下通便

热结便秘，兼见心肝火旺、烦躁失眠之证——更衣丸。

2. 清肝泻火

肝经火盛，便秘溲赤，头晕头痛，烦躁易怒，惊痫抽搐——当归芦荟丸。

3. 杀虫疗疳

小儿疳积证，虫积腹痛，面色萎黄，形瘦体弱——肥儿丸。

番泻叶

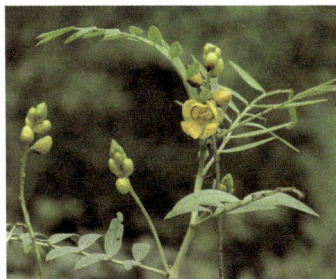

植物

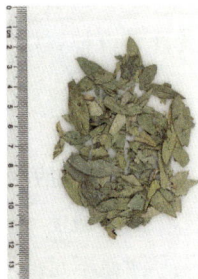

药材（饮片）

【基源】

番泻叶是豆科植物狭叶番泻或尖叶番泻的干燥小叶，主产于印度，我国广东、广西、云南亦有栽培。

【药性】

甘、苦，寒。归大肠经。

【功效与应用】

1. 泻热行滞

热结便秘，腹满胀痛——配伍大黄、枳实、厚朴等。

2. 通便利水

水肿胀满——单用或配伍牵牛子、大腹皮等。

火麻仁

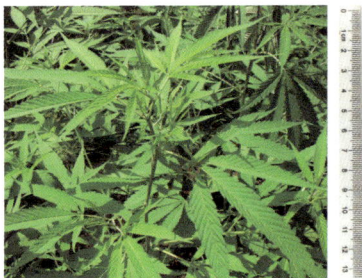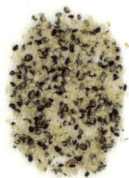

植物   药材（饮片）

【基源】

　　火麻仁是桑科植物大麻的干燥成熟种子，主产于山东、河北、黑龙江、吉林、辽宁。

【药性】

　　甘，平。归脾、胃、大肠经。

【功效与应用】

润肠通便

　　津血不足的肠燥便秘——单用，或使用麻子仁丸，或配伍郁李仁、瓜蒌仁、紫苏子、苦杏仁等。

郁李仁

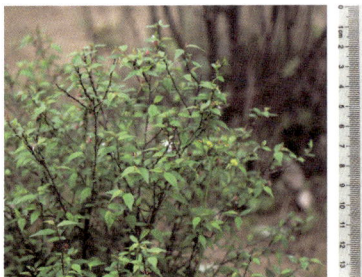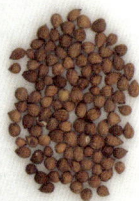

植物   药材（饮片）

【基源】

　　郁李仁是蔷薇科植物欧李、郁李或长柄扁桃的干燥成熟种子，主产于辽宁、吉林、黑龙江、内蒙古、河北。

【药性】

辛、苦、甘，平。归脾、大肠、小肠经。

【功效与应用】

1. 润肠通便

①津枯肠燥便秘——五仁丸。

②食积气滞，腹胀便秘——配伍枳实、厚朴、陈皮等。

③产后肠胃燥热，大便秘结——配伍芒硝、当归、生地黄等。

2. 下气利水

①水肿胀满，小便不利——配伍桑白皮、赤小豆等。

②脚气肿痛——配伍木瓜、蚕沙等。

松子仁

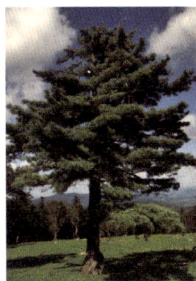
植物

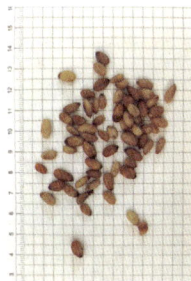
药材（饮片）

【基源】

松子仁是松科植物红松等的种仁，主产于东北地区。

【药性】

甘，温。归大肠、肺经。

【功效与应用】

1. 润肠通便

津枯肠燥便秘——配伍火麻仁、柏子仁、黄芪等。

2. 润肺止咳

肺燥咳嗽——配伍核桃仁等。

甘遂

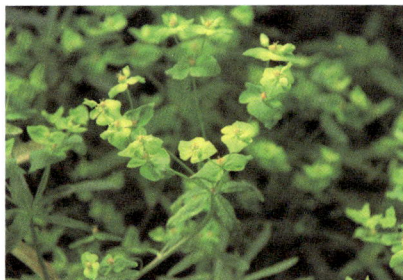

植物

【基源】

甘遂是大戟科植物甘遂的干燥块根，主产于陕西、河南、山西。

【药性】

苦，寒；有毒。归肺、肾、大肠经。

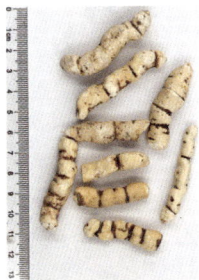

药材（饮片）

【功效与应用】

1. 泻水逐饮

①水肿，大腹臌胀，胸胁停饮，正气未衰——单用，或配伍牵牛子，或使用十枣汤。

②妇人少腹满如敦状，小便微难而不渴——大黄甘遂汤。

③风痰癫痫——以甘遂为末，入猪心煨后，与朱砂末为丸服。

2. 消肿散结

疮痈肿毒——甘遂末水调外敷。

京大戟

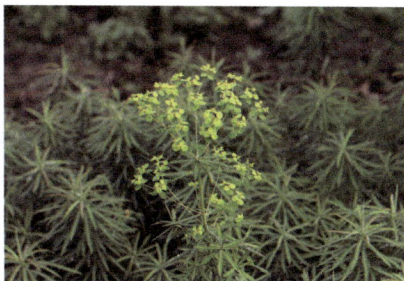

植物

【基源】

京大戟是大戟科植物大戟的干燥根，主产于河北、山西、甘肃、山东、江苏。

【药性】

苦，寒；有毒。归肺、脾、肾经。

【功效与应用】

1. 泻水逐饮

①水肿腹水 —— 配伍大枣等。

②水肿、臌胀而正气未衰——十枣汤、舟车丸。

2. 消肿散结

①热毒痈肿疮毒——单用。

②痰火凝聚，瘰疬痰核——配伍夏枯草、玄参、浙贝母等。

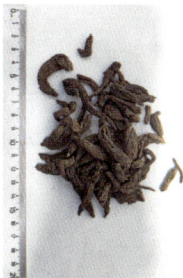
药材

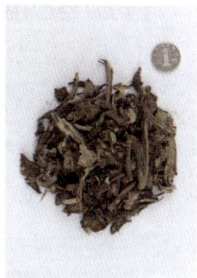
饮片

芫花

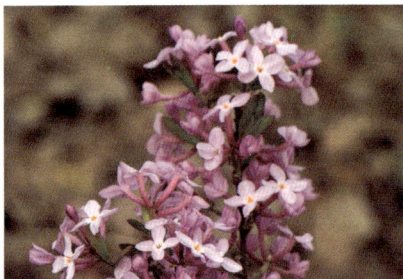
植物

【基源】

芫花是瑞香科植物芫花的干燥花蕾，主产于安徽、江苏、浙江、山东、福建。

【药性】

苦、辛，温；有毒。归肺、脾、肾经。

【功效与应用】

1. 泻水逐饮，祛痰止咳

胸胁停饮所致的喘咳、胸胁引痛、心下痞硬，以及水肿、臌胀——十枣汤、舟车丸。

2. 杀虫疗疮

①头疮，白秃，顽癣，痈肿，冻疮——单用研末，或配伍雄黄，用猪脂调敷。

②痈肿——本品研末，胶和如粥敷之。

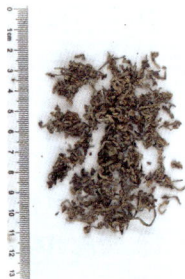
药材（饮片）

牵牛子

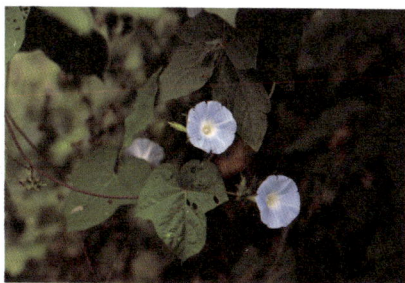
植物

【基源】

牵牛子是旋花科植物裂叶牵牛或圆叶牵牛的干燥成熟种子，全国大部分地区均产。

【药性】

苦，寒；有毒。归肺、肾、大肠经。

【功效与应用】

1. 泻水通便

水肿臌胀，二便不利——单用，或配伍茴香，或使用舟车丸。

2. 消痰涤饮

肺气壅滞，痰饮咳喘，面目浮肿——配伍大黄、槟榔等。

3. 杀虫攻积

蛔虫病、绦虫病及虫积腹痛——配伍槟榔、使君子等。

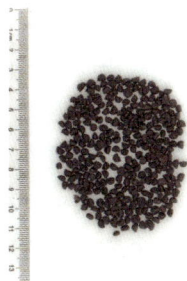
药材（饮片）

巴豆

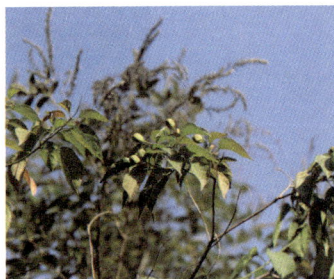 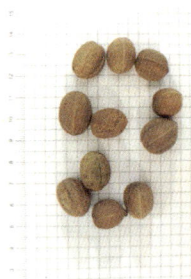

植物　　　　　　　　　　药材（饮片）

【基源】

巴豆是大戟科植物巴豆的干燥成熟果实，主产于四川、广西、云南。

【药性】

辛，热；有大毒。归胃、大肠经。

【功效与应用】

1. 峻下冷积

寒积便秘——单用或配伍大黄、干姜制丸服。

2. 逐水退肿

①腹水臌胀，二便不通——配伍苦杏仁为丸服。

②血吸虫病晚期，肝硬化腹水——含巴绛矾丸。

3. 豁痰利咽

①小儿痰壅，乳食停积，甚则惊悸——配伍胆南星、朱砂、神曲等。

②喉风喉痹——单用。

③寒实结胸，痰涎壅塞，胸膈窒闷，肢冷汗出——三物小白散。

4. 外用蚀疮

①痈肿脓成未溃——配伍乳香、没药、木鳖子等熬膏外敷。

②恶疮疥癣，疣痣——配伍雄黄、轻粉末调油外涂。

商陆

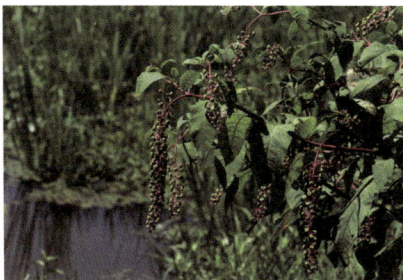

植物

【基源】

商陆是商陆科植物商陆或垂序商陆的干燥根，主产于河南、安徽、湖北。

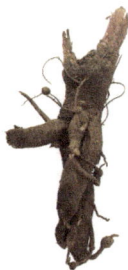

药材

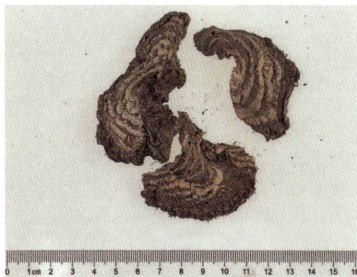

饮片

【药性】

苦，寒；有毒。归肺、脾、肾、大肠经。

【功效与应用】

1.逐水消肿，通利二便

水肿臌胀，大便秘结，小便不利——单用或使用疏凿饮子。

2.解毒散结

疮疡肿毒，痈肿初起——酌加食盐，捣烂外敷或煎汤熏洗。

祛风湿药

图解『临床中药学』（彩图极简版）

独活

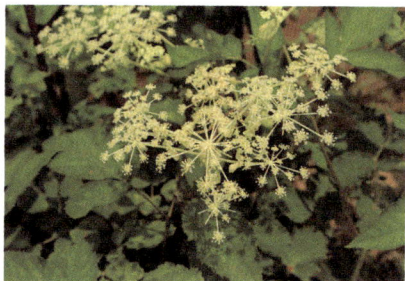

植物

【基源】

独活是伞形科植物重齿毛当归的干燥根，主产于四川、湖北。

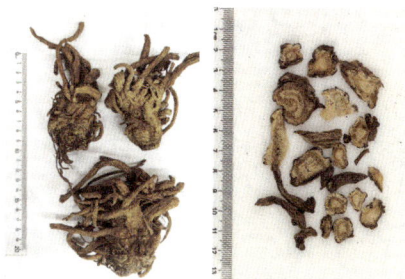

药材　　　　　　　　饮片

【药性】

辛、苦，微温。归肾、膀胱经。

【功效与应用】

1. 祛风除湿

①少阴伏风头痛——独活细辛汤。

②皮肤瘙痒——单用内服或外洗。

2. 通痹止痛

①风寒湿痹，肌肉、腰背、手足疼痛——配伍当归、白术、牛膝等。

②痹证日久正虚，腰膝酸软，关节屈伸不利——独活寄生汤。

3. 解表

风寒夹湿头痛——羌活胜湿汤。

威灵仙

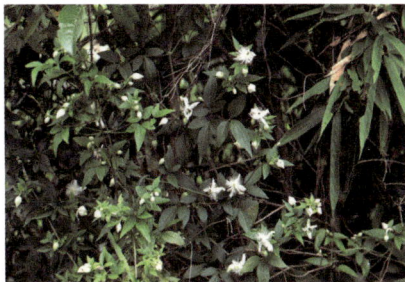

植物

【基源】

威灵仙是毛茛科植物威灵仙、棉团铁线莲或东北铁线莲的干燥根及根茎，主产于辽宁、吉林、黑龙江。

【药性】

辛、咸，温。归膀胱经。

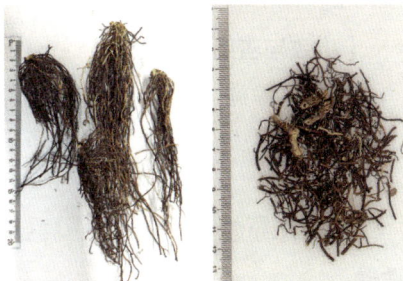

药材　　　　饮片

【功效与应用】

1. 祛风湿，通经络，止痛

风湿痹痛，肢体麻木，筋脉拘挛，屈伸不利——单用为末服或配伍蕲蛇、附子、当归等。

2. 消骨鲠

骨鲠咽喉——单用或与砂糖、醋煎后慢慢咽下。

徐长卿

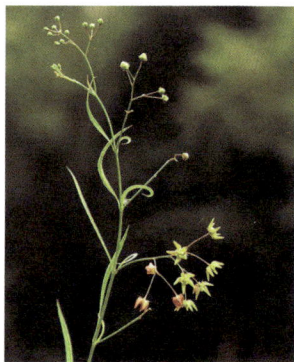

植物

【基源】

徐长卿是萝藦科植物徐长卿的干燥根和根茎，全国大部分地区均产。

【药性】

辛，温。归肝、胃经。

【功效与应用】

1. 祛风除湿

①风寒湿痹，关节疼痛，筋脉拘挛——配伍防己、威灵仙、木瓜等。

②肝肾亏虚，寒湿痹阻，腰膝酸软疼痛——配伍杜仲、续断、独活等。

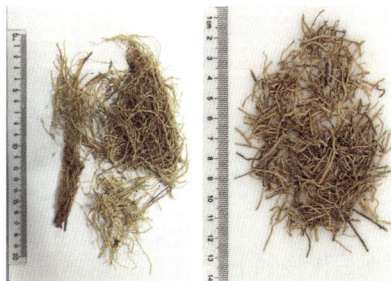

药材　　　　　饮片

2. 止痛

①气滞寒凝，脘腹疼痛——配伍高良姜、延胡索等。

②龋齿痛——配伍细辛、花椒等。

③气滞血瘀，月经不调，经行腹痛——配伍川芎、当归、香附等。

④跌打伤痛，瘀血内阻——配伍当归、乳香、没药等。

3. 止痒

湿疹、风疹瘙痒——单用内服、外洗，或配伍苦参、黄柏、白鲜皮等。

木瓜

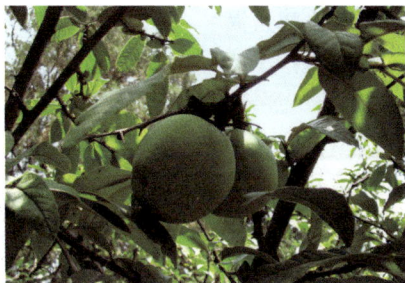

植物

【基源】

木瓜是蔷薇科植物贴梗海棠的干燥近成熟果实，主产于安徽、湖南、湖北、浙江、四川，其中安徽宣城产者习称"宣木瓜"。

【药性】

酸，温。归肝、脾经。

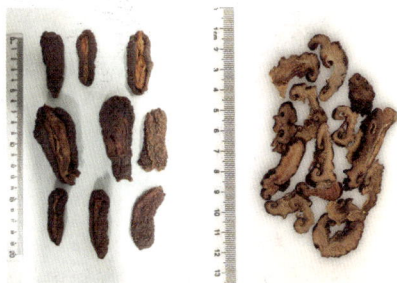

药材　　　　　　饮片

【功效与应用】

1. 舒筋活络

①筋急项强，不可转侧——配伍乳香、没药、地黄等。

②脚膝痛重，不能远行久立——配伍羌活、独活、附子等。

③脚气水肿——配伍吴茱萸、槟榔、紫苏等。

④感受风湿，脚气肿痛不可忍——鸡鸣散。

2. 化湿和中

①湿阻中焦，腹痛吐泻转筋，偏寒湿——配伍吴茱萸、小茴香、紫苏等。

②湿阻中焦，腹痛吐泻转筋，偏暑湿——蚕矢汤。

3. 消食

消化不良，肉食积滞——配伍山楂、神曲等。

4. 生津止渴

津伤口渴——配伍乌梅、陈皮等。

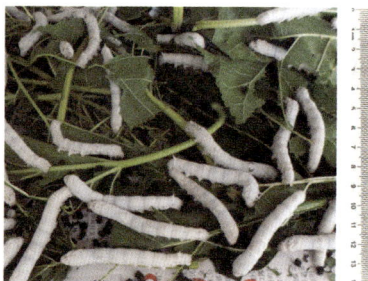

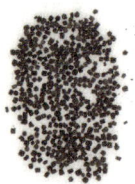

蚕沙

动物　　　　　　　　　药材（饮片）

【基源】

蚕沙是蚕蛾科昆虫家蚕幼虫的干燥粪便，育蚕地区皆产，以江苏、浙江、四川等地的产量为多。

【药性】

甘、辛，温。归肝、脾、胃经。

【功效与应用】

1. 祛风除湿

①风湿痹痛，肢体不遂——单用蒸热，温熨患处。

②风寒湿痹——配伍羌活、独活、威灵仙等。

③风湿热痹，肢节烦痛——宣痹汤。

④风疹、湿疹瘙痒——单用煎汤外洗或配伍白鲜皮、地肤子、蝉蜕等。

2. 化湿和中

湿浊中阻之腹痛、吐泻转筋——蚕矢汤。

蕲蛇

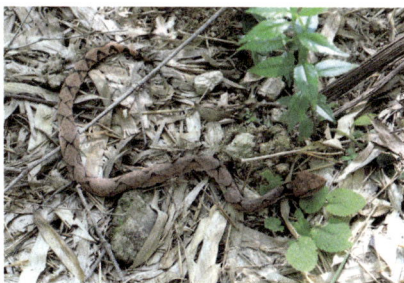

动物

【基源】

蕲蛇是蝰科动物五步蛇的干燥体，主产于浙江、江西、福建。

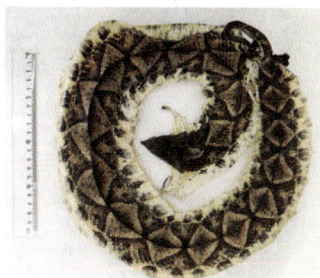

药材

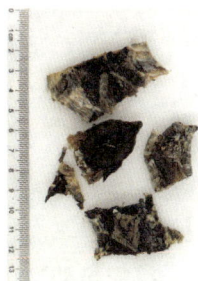

饮片

【药性】

甘、咸，温；有毒。归肝经。

【功效与应用】

1. 祛风，通络

①风湿顽痹，麻木拘挛——白花蛇酒。

②中风口眼㖞斜，半身不遂，抽搐痉挛——配伍全蝎、蜈蚣、天南星等。

③麻风——配伍大黄、蝉蜕、皂角刺等。

④疥癣——配伍荆芥、薄荷、天麻等。

⑤瘰疬，梅毒，恶疮——配伍胆南星，或配伍土茯苓，或配伍白鲜皮、苦参等。

2. 止痉

小儿急（慢）惊风、破伤风之痉挛抽搐——配伍乌梢蛇、蜈蚣等。

乌梢蛇

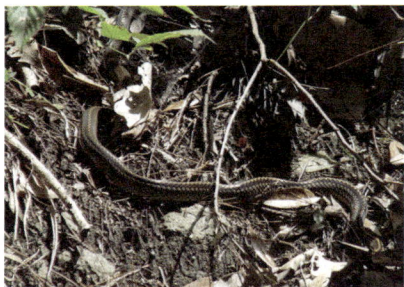

动物

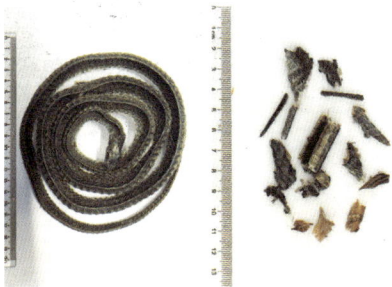

【基源】

乌梢蛇是游蛇科动物乌梢蛇的干燥体，主产于浙江、江苏、安徽、湖北、湖南。

【药性】

甘，平。归肝经。

药材　　　　　饮片

【功效与应用】

1. 祛风，通络

①风湿顽痹，麻木拘挛——配伍全蝎、天南星、防风等。

②顽痹挛急疼痛——制酒饮。

③中风口眼㖞斜，半身不遂，痉挛抽搐——配伍全蝎、蜈蚣、天南星等。

④麻风——配伍白附子、大风子、白芷等。

⑤干湿癣——配伍甘松、荷叶等。

⑥瘰疬，恶疮——配伍胆南星，或配伍白鲜皮、苦参等。

2. 止痉

①小儿急（慢）惊风——配伍天麻、钩藤等。

②破伤风之痉挛抽搐——配伍蕲蛇、蜈蚣等。

川乌

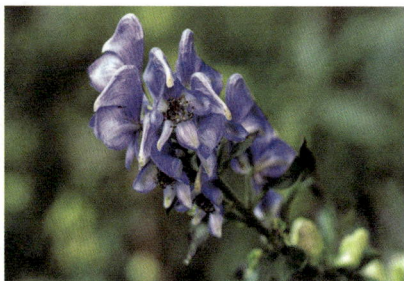

植物

【基源】

川乌是毛茛科植物乌头的干燥母根，主产于四川、云南、陕西。

【药性】

辛、苦，热；生川乌有大毒，制川乌有毒。归心、肝、肾、脾经。

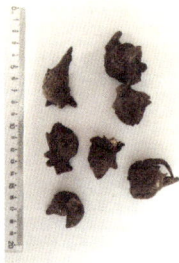 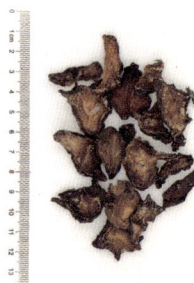

药材　　　　　　　饮片

【功效与应用】

1. 祛风除湿

①寒湿侵袭，历节疼痛，不可屈伸——乌头汤。

②寒湿瘀血留滞经络，肢体筋脉挛痛，关节屈伸不利，日久不愈——小活络丹。

2. 温经止痛

①心痛彻背，背痛彻心——乌头赤石脂丸。

②寒疝，绕脐腹痛，手足厥冷——大乌头煎。

③跌打损伤，骨折瘀肿疼痛——配伍自然铜、乳香、地龙等。

④麻醉止痛——整骨麻药方。

⑤局部麻醉——外敷麻药方。

路路通

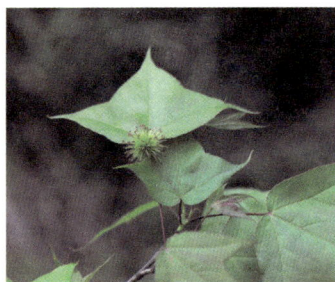 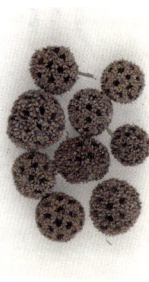

植物　　　　　　　药材（饮片）

【基源】

路路通是金缕梅科植物枫香树的干燥成熟果序，主产于江苏、浙江、安徽、江西、福建。

【药性】

苦，平。归肝、肾经。

【功效与应用】

1. 祛风活络

①风湿痹痛，麻木拘挛——配伍伸筋草、络石藤、秦艽等。

②气血瘀滞，脉络痹阻，中风后半身不遂——配伍黄芪、川芎、红花等。

③风疹瘙痒——配伍地肤子、刺蒺藜、苦参等，内服或外洗。

2. 利水

水肿胀满——配伍茯苓、猪苓、泽泻等。

3. 通经

①跌打损伤，瘀肿疼痛——配伍桃仁、红花、苏木等。

②气滞血瘀之经行不畅或经闭，小腹胀痛——配伍当归、川芎、茺蔚子等。

③乳汁不通，乳房胀痛，或乳少之证——配伍王不留行、青皮等。

海风藤

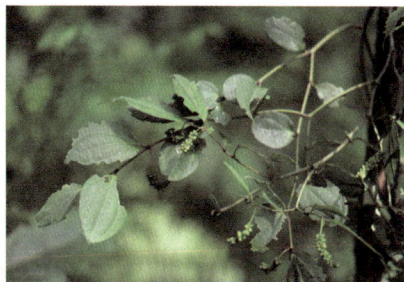

植物

【基源】

海风藤是胡椒科植物风藤的干燥藤茎，主产于福建、海南、浙江。

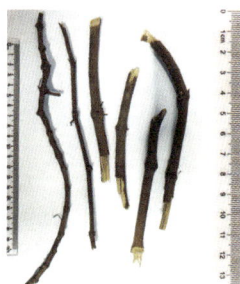
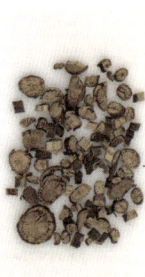

药材　　　　　　饮片

【药性】

辛、苦，微温。归肝经。

【功效与应用】

1.祛风湿，止痹痛

风寒湿痹，肢节疼痛，筋脉拘挛，屈伸不利——使用蠲痹汤，或入膏方外用。

2.通经络

跌打损伤，瘀肿疼痛——配伍三七、土鳖虫、红花等。

伸筋草

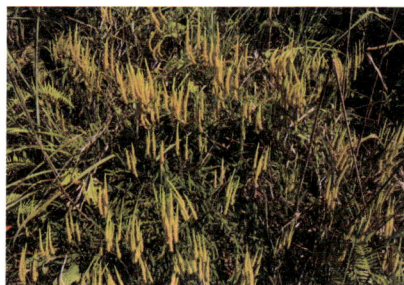

植物

【基源】

伸筋草是石松科植物石松的干燥全草，主产于湖北。

【药性】

微苦、辛，温。归肝、脾、肾经。

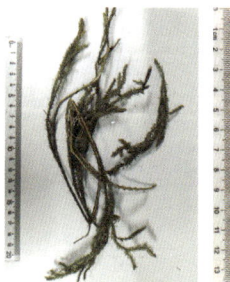
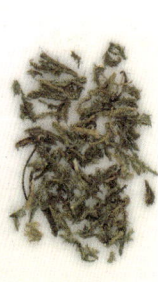

药材　　　　　　饮片

【功效与应用】

1. 祛风除湿

①风寒湿痹，关节酸痛，屈伸不利——配伍独活、桂枝、白芍等。

②肢体软弱，肌肤麻木——配伍油松节、威灵仙等。

2. 舒筋活络

跌打损伤，瘀肿疼痛——配伍苏木、土鳖虫、红花等，内服、外洗均可。

丁公藤

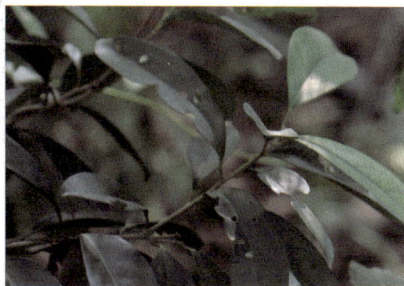

植物

【基源】

丁公藤是旋花科植物丁公藤或光叶丁公藤的干燥藤茎，主产于广东。

【药性】

辛，温；有小毒。归肝、脾、胃经。

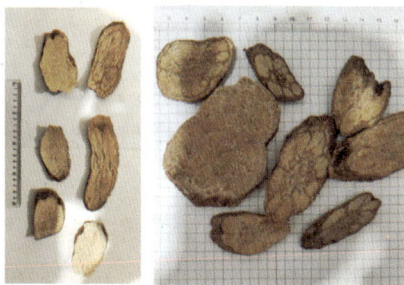

药材　　　　　饮片

【功效与应用】

1. 祛风除湿

风湿痹痛，半身不遂，手足麻木，腰腿酸痛——单用，酒水各半煎服，或配伍桂枝、羌活、乳香等。

2. 消肿止痛

跌打损伤，瘀肿疼痛——冯了性风湿跌打药酒、丁公藤风湿药酒。

穿山龙

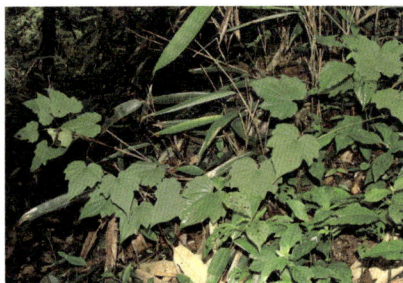

植物

【基源】

穿山龙是薯蓣科植物穿龙薯蓣的干燥根茎，全国大部分地区均产。

【药性】

甘、苦，温。归肝、肾、肺经。

【功效与应用】

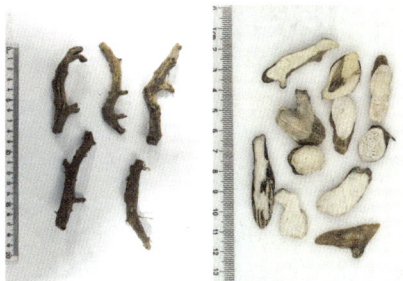

药材　　　　　饮片

1. 祛风除湿，舒筋通络

风湿痹痛，关节肿胀，腰腿疼痛，肢体麻木——单用水煎或酒浸服，或配伍威灵仙、徐长卿、独活等。

2. 活血止痛

跌仆损伤，闪腰岔气——单用浸酒服，或配伍骨碎补、苏木等。

3. 止咳平喘

咳喘痰多——配伍苦杏仁、紫苏子、款冬花等。

秦艽

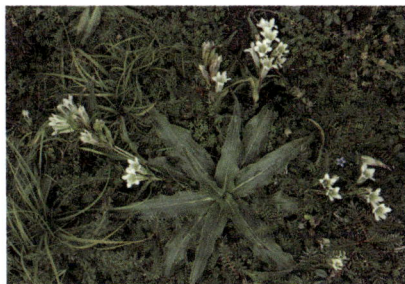

植物

【基源】

秦艽是龙胆科植物秦艽、麻花秦艽、粗茎秦艽或小秦艽的干燥根，前三种按性状不同分别习称"秦艽"和"麻花艽"，后一种习称"小秦艽"，主产于甘肃、青海、内蒙古、陕西、山西。

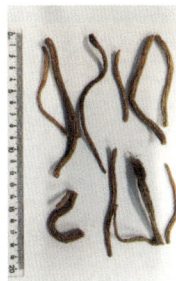

药材

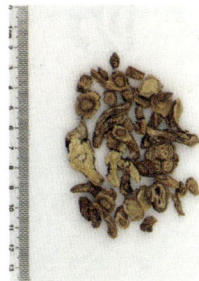

饮片

【药性】

辛、苦，平。归胃、肝、胆经。

【功效与应用】

1. 祛风湿，止痹痛

①风热湿痹——配伍防己、络石藤、忍冬藤等。

②风寒湿痹——配伍天麻、羌活、川芎等。

2. 清湿热

湿热黄疸——单用为末服或配伍茵陈、栀子、大黄等。

3. 舒筋络

①中风口眼㖞斜，言语不利，恶风恶寒——配伍升麻、葛根、防风等。

②血虚中风——配伍当归、熟地黄、白芍等。

4. 退虚热

①骨蒸日晡潮热——秦艽鳖甲散。

②肺痿骨蒸劳嗽——配伍人参、鳖甲、柴胡等。

③小儿疳积发热——配伍银柴胡、地骨皮等。

防己

植物

【基源】

防己是防己科植物粉防己的干燥根，习称"汉防己"，主产于浙江、江西、安徽、湖北。

【药性】

苦、辛，寒。归膀胱、肺经。

【功效与应用】

1. 祛风湿，止痛

①风湿痹证，湿热偏盛，肢

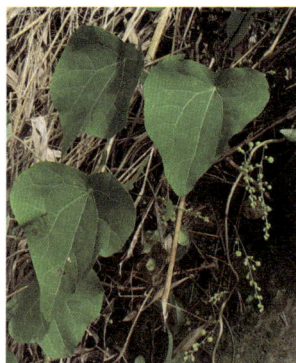

药材

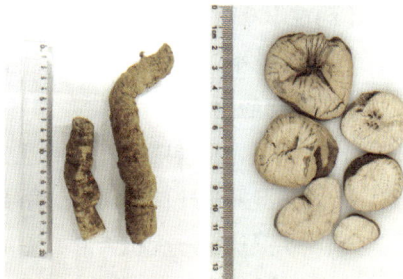

饮片

体酸重，关节红肿疼痛，以及湿热身痛——宣痹汤。

②风寒湿痹，四肢挛急——配伍麻黄、肉桂、威灵仙等。

③湿疹疮毒——配伍苦参、金银花等。

2. 利水消肿

①风水脉浮，身重汗出恶风——防己黄芪汤。

②湿热腹胀水肿——己椒苈黄丸。

③脚气足胫肿痛、重着、麻木——配伍吴茱萸、槟榔、木瓜等。

④脚气肿痛——配伍木瓜、牛膝、桂枝等。

豨莶草

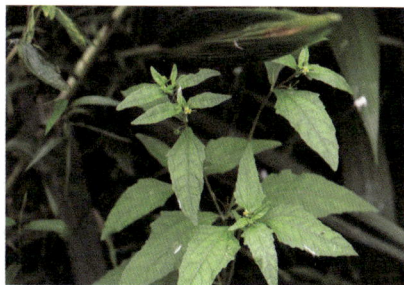

植物

【基源】

豨莶草是菊科植物豨莶、腺梗豨莶或毛梗豨莶的干燥地上部分，全国大部分地区均产。

【药性】

辛、苦，寒。归肝、肾经。

【功效与应用】

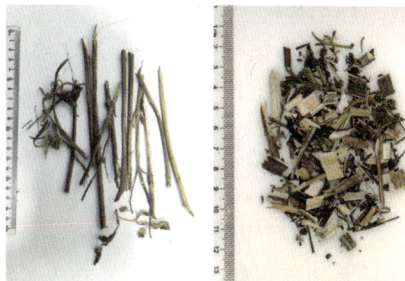

药材　　　　　　饮片

1. 祛风湿，利关节

①风湿痹痛，筋骨无力，腰膝酸软，四肢麻痹——单用为丸服，

或使用豨桐丸。

②中风口眼㖞斜，半身不遂——配伍蕲蛇、当归、地龙等。

2. 清热解毒

①风疹湿疮——单用内服或外洗，或配伍刺蒺藜、地肤子、白鲜皮等。

②疮痈肿毒，红肿热痛——配伍蒲公英、野菊花等。

③发背疔疮——配伍小蓟、紫花地丁等。

桑枝

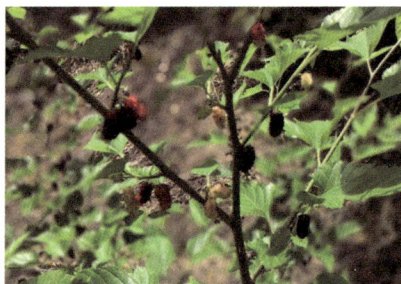

植物

【基源】

桑枝是桑科植物桑的干燥嫩枝，主产于江苏、浙江。

【药性】

微苦，平。归肝经。

【功效与应用】

祛风湿，利关节

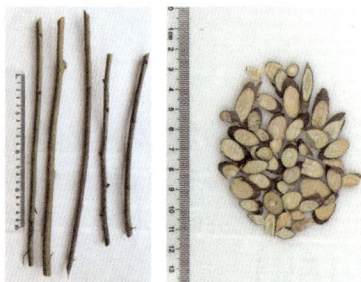

药材   饮片

①风热痹痛——单用煎服。

②筋骨酸痛，四肢麻木——熬膏服用。

③风湿痹证偏寒——配伍桂枝、威灵仙、徐长卿等。

④风湿痹证偏热——配伍络石藤、忍冬藤、防己等。

⑤风湿痹证偏气血虚——配伍黄芪、鸡血藤、当归等。

海桐皮

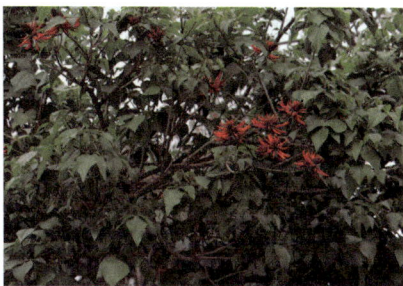

植物

【基源】

海桐皮是豆科植物刺桐或乔木刺桐的干皮或根皮，刺桐主产于广东、广西、云南、贵州，乔木刺桐主产于云南、四川、贵州。

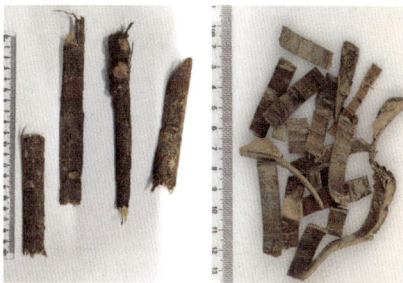

药材　　　　饮片

【药性】

苦、辛，平。归肝经。

【功效与应用】

1. 祛风湿，通络止痛

风湿痹证，四肢拘挛，腰膝酸痛，或麻木不仁——配伍薏苡仁、牛膝、五加皮等。

2. 杀虫止痒

疥癣、湿疹瘙痒——单用，或配伍蛇床子、苦参、土茯苓等煎汤外洗或内服。

臭梧桐

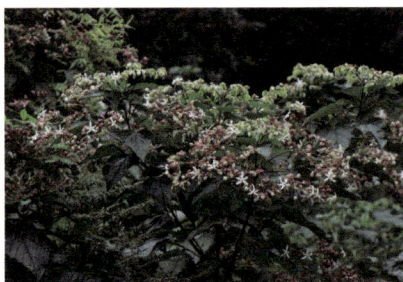

植物

【基源】

臭梧桐是马鞭草科植物海州常山的干燥嫩枝和叶，主产于浙江、江苏、江西。

【药性】

辛、苦，凉。归肝经。

【功效与应用】

1. 祛风湿，通经络

①风湿痹痛，四肢麻木——单用或使用豨桐丸。

②中风口眼㖞斜，半身不遂——配伍蕲蛇、当归、地龙等。

③风疹、湿疮等引起的皮肤瘙痒——单用煎洗或外敷，或配伍防风、苦参、地肤子等。

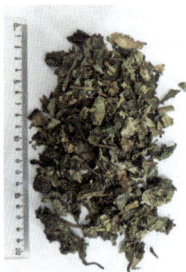

药材

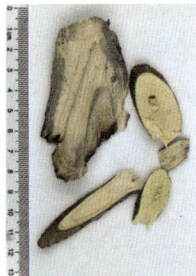

饮片

2. 平肝

肝阳上亢，头痛眩晕——单用，或配伍豨莶草、钩藤、菊花、夏枯草等。

络石藤

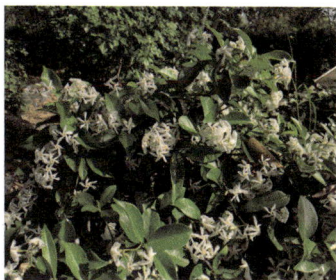 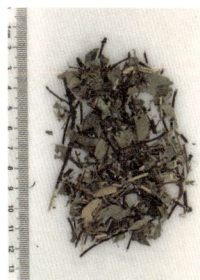

植物　　　　　　　　　　药材（饮片）

【基源】

络石藤是夹竹桃科植物络石的干燥带叶藤茎，主产于浙江、江苏、湖北、安徽。

【药性】

苦，微寒。归心、肝、肾经。

【功效与应用】

1. 祛风通络

风湿热痹，筋脉拘挛，腰膝酸软——配伍忍冬藤、秦艽、地龙等。

2. 凉血消肿

①热毒之咽喉肿痛——单用水煎，慢慢含咽。

②痈肿疮毒——配伍皂角刺、乳香、没药等。

③跌仆损伤，瘀滞肿痛——配伍伸筋草、透骨草、红花等。

丝瓜络

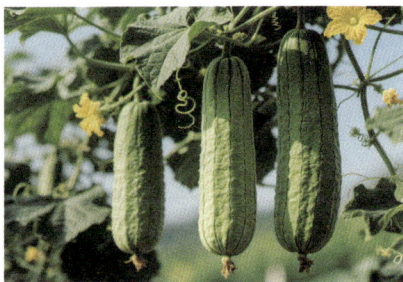

植物

【基源】

丝瓜络是葫芦科植物丝瓜的干燥成熟果实的维管束，主产于江苏、浙江。

【药性】

甘，平。归肺、胃、肝经。

【功效与应用】

1. 祛风，通络

风湿痹痛，筋脉拘挛，肢体麻木——配伍秦艽、防风、鸡血藤等。

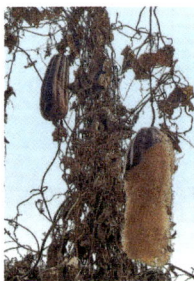 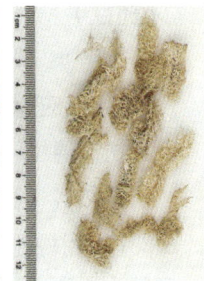

药材　　　　　　饮片

2. 活血

①气血瘀滞之胸胁胀痛——配伍柴胡、香附、郁金等。

②跌打损伤，胸痹——配伍骨碎补、丹参等。

3. 下乳

①产后乳少或乳汁不通——配伍王不留行、路路通等。

②乳痈肿痛——配伍蒲公英、浙贝母、瓜蒌等。

五加皮

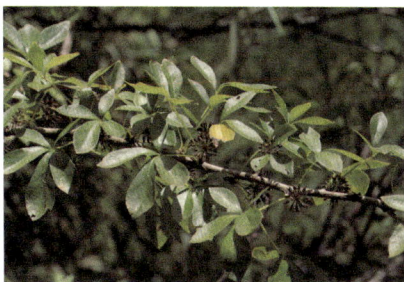

植物

【基源】

五加皮是五加科植物细柱五加的干燥根皮，习称"南五加皮"，主产于湖北、湖南、浙江、四川。

【药性】

辛、苦，温。归肝、肾经。

【功效与应用】

1. 祛风除湿

风湿痹证，腰膝疼痛，筋脉拘挛 —— 单用，或使用五加皮酒，或配伍木瓜、松节等。

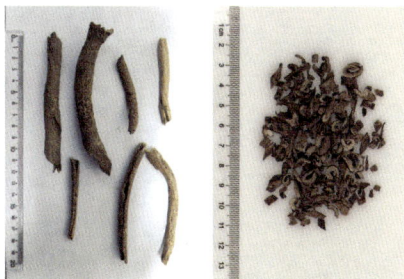

药材　　　　　饮片

2. 补益肝肾，强筋壮骨

①肝肾不足，筋骨痿软——配伍牛膝、杜仲等。

②小儿发育不良，骨软行迟——配伍龟甲、牛膝、木瓜等。

3. 利水消肿

①水肿，小便不利——五皮散。

②寒湿壅滞之脚气肿痛——配伍木瓜、蚕沙、吴茱萸等。

桑寄生

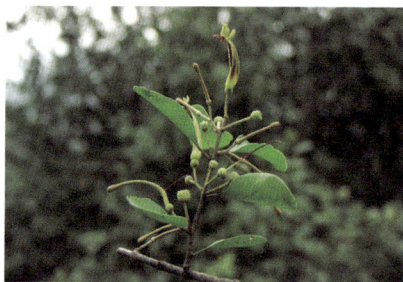

植物

【基源】

桑寄生是桑寄生科植物桑寄生的干燥带叶茎枝，主产于广西、广东。

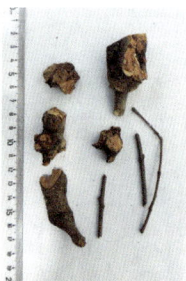
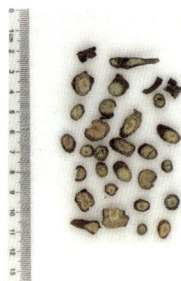

药材　　　　　　　　饮片

【药性】

苦、甘，平。归肝、肾经。

【功效与应用】

1.祛风湿，强筋骨

痹证日久，损及肝肾，腰膝酸软，筋骨无力——独活寄生汤。

2.补肝肾，安胎元

①肝肾亏虚，崩漏，月经过多，妊娠下血，胎动不安——配伍阿胶、续断、香附等，或使用寿胎丸。

②高血压，头晕目眩——配伍杜仲、牛膝等。

千年健

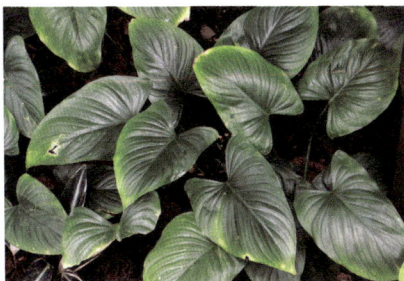

植物

【基源】

千年健是天南星科植物千年健的干燥根茎，主产于广西、云南。

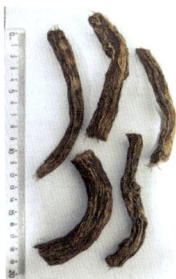
药材

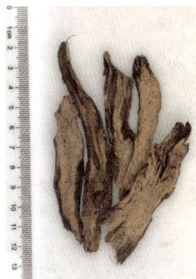
饮片

【药性】

苦、辛，温。归肝、肾经。

【功效与应用】

祛风湿，强筋骨

风寒湿痹，腰膝冷痛，拘挛麻木，筋骨痿软——配伍独活、桑寄生、五加皮等内服，或配伍牛膝、枸杞子、萆薢等酒浸服。

狗脊

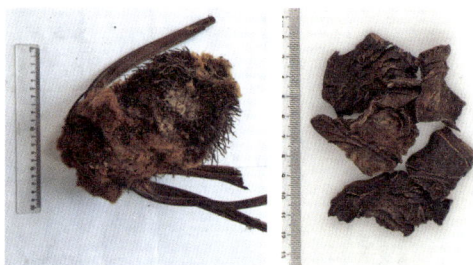

药材　　　　　　饮片

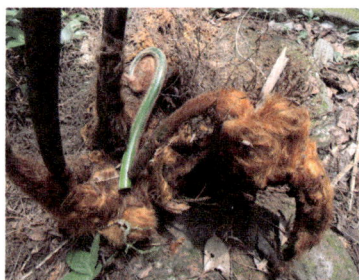

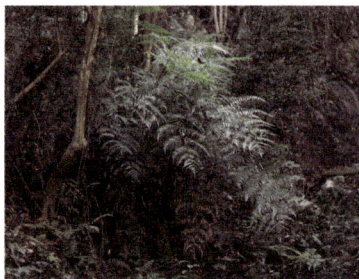

植物

【基源】

狗脊是蚌壳蕨科植物金毛狗脊的干燥根茎，主产于四川、浙江、福建、江西。

【药性】

苦、甘，温。归肝、肾经。

【功效与应用】

祛风湿，补肝肾，强腰膝

①肝肾不足兼有风寒湿邪之腰痛脊强，不能俯仰——配伍杜仲、续断、五加皮等。

②肝肾虚损，腰膝酸软，下肢无力——配伍杜仲、牛膝、鹿角胶等。

③肾虚不固之遗尿尿频——配伍补骨脂、益智、杜仲等。

④冲任虚寒，带下过多、清稀——配伍鹿茸、艾叶、桑螵蛸等。

此外，狗脊的绒毛有止血作用，外敷可用于金疮出血。

化湿药

图解『临床中药学』（彩图极简版）

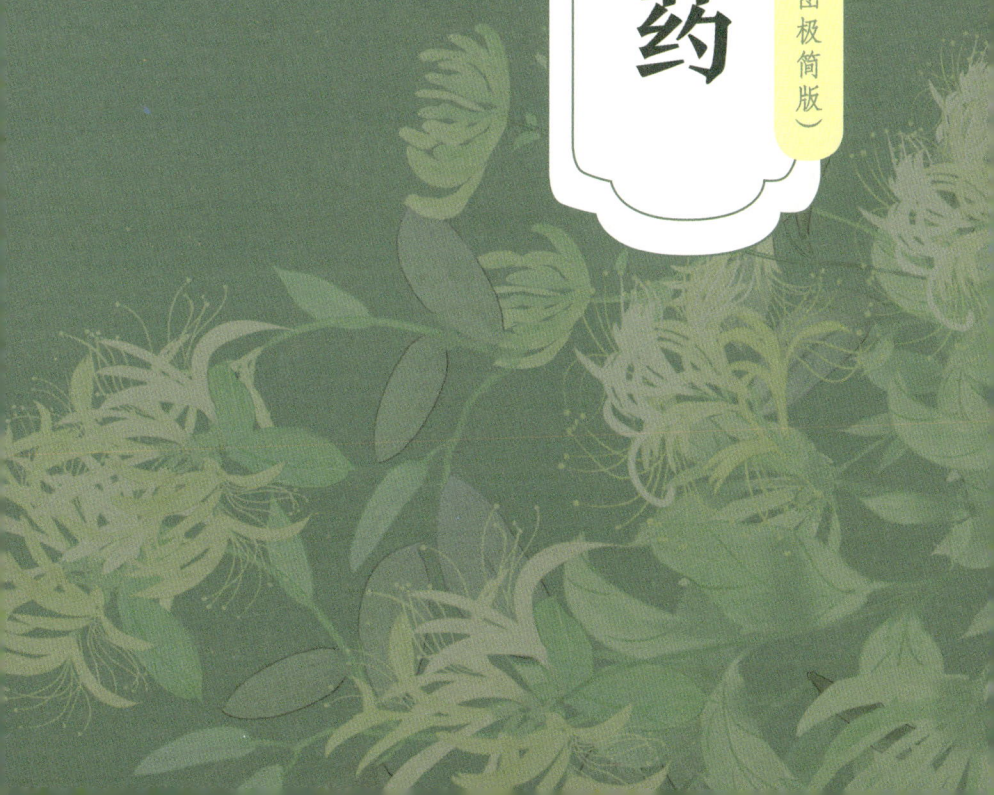

苍术

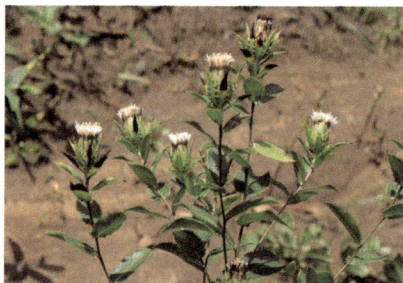

植物

【基源】

苍术是菊科植物茅苍术或北苍术的干燥根茎，主产于江苏、河南、河北、山西、陕西。

【药性】

辛、苦，温。归脾、胃、肝经。

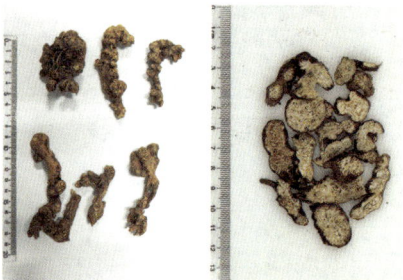

药材　　　　　　饮片

【功效与应用】

1. 燥湿健脾

①湿阻中焦，脾失健运——平胃散。

②脾虚湿聚，水湿内停——胃苓汤。

③湿热或暑湿证——配伍清热燥湿药。

2. 祛风散寒

①痹证湿胜——配伍薏苡仁、独活等。

②湿热痹痛——配伍石膏、知母等。

③湿热下注——四妙散。

④湿浊带下，湿疮——配伍龙胆、黄芩、栀子等。

⑤风寒表证夹湿——配伍羌活、白芷、防风等。

3. 明目

夜盲症及两目昏涩——单用水煎服或与羊肝、猪肝蒸煮同食。

厚朴

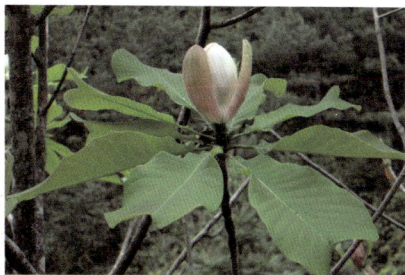

植物

【基源】

厚朴是木兰科植物厚朴或凹叶厚朴的干燥干皮、根皮及枝皮，主产于四川、湖北、浙江。

【药性】

苦、辛，温。归脾、胃、肺、大肠经。

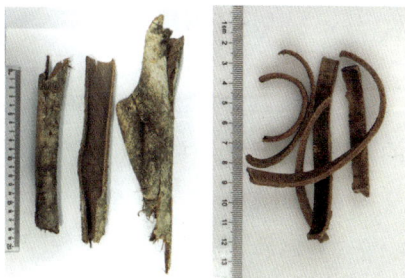

药材　　　　　饮片

【功效与应用】

1. 燥湿

湿滞伤中，脘痞吐泻——平胃散。

2. 行气消积

①食积气滞，腹胀便秘——厚朴三物汤。

②热结便秘——大承气汤。

3. 消痰平喘

①痰饮阻肺，肺气不降，咳喘胸闷——苏子降气汤。

②寒饮化热，胸闷气喘，痰声辘辘——厚朴麻黄汤。

③宿有喘病，外感风寒而发——桂枝加厚朴杏子汤。

④梅核气证——半夏厚朴汤。

广藿香

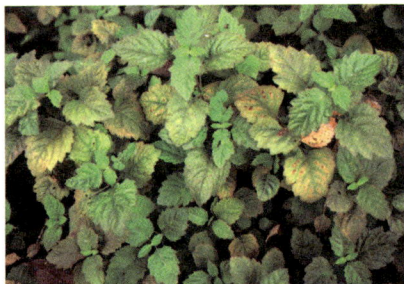
植物

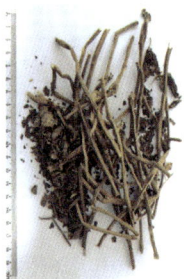
药材

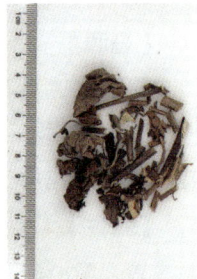
饮片

【基源】

广藿香是唇形科植物广藿香的干燥地上部分，主产于广东。

【药性】

辛，微温。归脾、胃、肺经。

【功效与应用】

1. 芳香化湿

湿阻中阻，脘腹痞闷——不换金正气散。

2. 和中止呕

①湿浊中阻之呕吐——配伍半夏、丁香等。

②湿热呕吐——配伍黄连、竹茹等。

③寒湿呕吐——配伍生姜、豆蔻等。

④妊娠呕吐——配伍砂仁、紫苏梗等。

⑤脾胃虚弱——配伍党参、白术等。

3. 发表解暑

①暑湿表证，或湿温初起，发热倦怠，胸闷不舒——配伍黄芩、滑石、茵陈等。

②寒湿闭暑，腹痛吐泻——藿香正气散。

佩兰

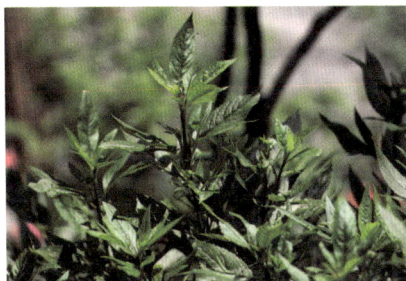
植物

【基源】

佩兰是菊科植物佩兰的干燥地上部分，主产于江苏、浙江、河北。

【药性】

辛，平。归脾、胃、肺经。

【功效与应用】

1. 芳香化湿

湿阻中阻，脘痞呕恶——配伍苍术、厚朴、豆蔻等。

2. 醒脾开胃

脾瘅证——使用兰草汤或配伍黄芩、白芍、甘草等。

3. 发表解暑

①暑湿表证——配伍藿香、荷叶、青蒿等。

②湿温初起——配伍滑石、薏苡仁、藿香等。

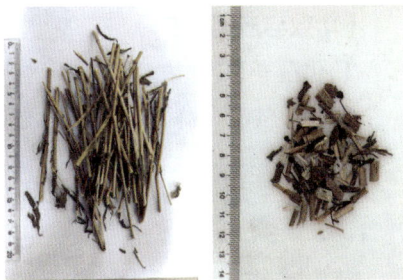
药材　　　　　　　　饮片

砂仁

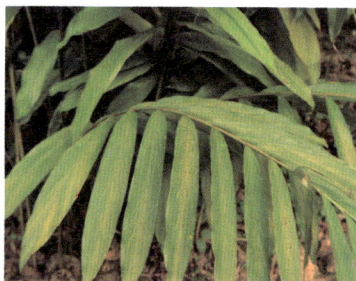

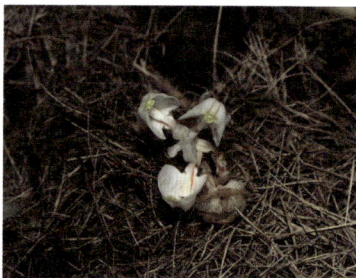

植物

【基源】

砂仁是姜科植物阳春砂、绿壳砂或海南砂的干燥成熟果实，主产于广东、广西、云南、海南。

【药性】

辛，温。归脾、胃、肾经。

【功效与应用】

1. 化湿开胃

①寒湿气滞，脾胃不和——配伍厚朴、陈皮、枳实等。

②脾胃气滞——香砂枳术丸。

③脾胃气虚，痰阻气滞——香砂六君子汤。

2. 温中止泻

脾胃虚寒，呕吐泄泻——配伍干姜、附子等。

3. 理气安胎

①妊娠恶阻不能食——单用水煎服或配伍紫苏梗、白术等。

②气血不足，胎动不安——泰山磐石散。

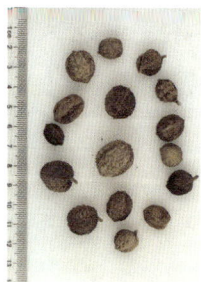

药材（饮片）

豆蔻

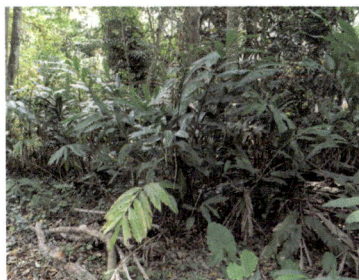

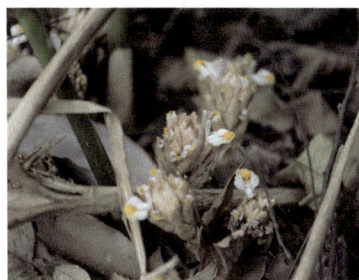

植物

【基源】

　　豆蔻是姜科植物白豆蔻或爪哇白豆蔻的干燥成熟果实，习称"白豆蔻"，按产地不同分为"原豆蔻"和"印尼白蔻"，原豆蔻主产于泰国、柬埔寨，印尼白蔻主产于印度尼西亚爪哇，我国云南、广东、广西等地亦有栽培。

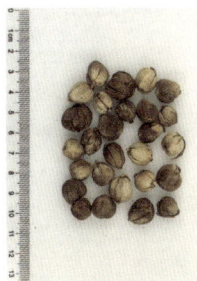

药材（饮片）

【药性】

　　辛，温。归肺、脾、胃经。

【功效与应用】

　　1. 化湿行气

　　①湿阻中焦，脾胃气滞，不思饮食——配伍藿香、佩兰、陈皮等。

　　②脾虚湿阻气滞，胸腹虚胀，食少无力——配伍黄芪、白术、人参等。

　　③脾胃气滞，食积不消，胸腹胀痛——配伍陈皮、枳实、木香等。

　　④湿温初起，胸闷不饥，湿邪偏重——三仁汤。

　　⑤湿温初起，胸闷不饥，热重于湿——黄芩滑石汤。

2. 温中止呕

胃寒湿阻气滞之呕吐——单用为末服或配伍藿香、半夏等。

3. 开胃消食

小儿胃寒，吐乳不食——配伍砂仁、甘草等研细末服。

利水渗湿药

图解『临床中药学』（彩图极简版）

茯苓

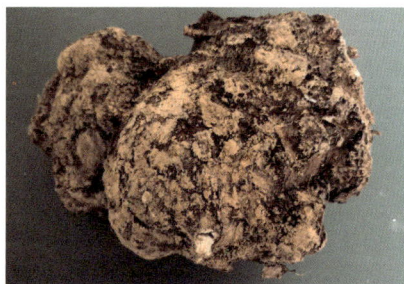

真菌

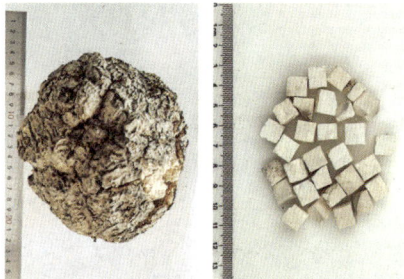

药材　　　　　　　饮片

【基源】

茯是多孔菌科真菌茯苓的干燥菌核，主产于安徽、云南、湖北。

【药性】

甘、淡，平。归心、肺、脾、肾经。

【功效与应用】

1. 利水渗湿

①水肿，小便不利——五苓散。

②脾肾阳虚水肿——真武汤。

③水热互结，阴虚小便不利，水肿——猪苓汤。

④痰饮眩悸——苓桂术甘汤。

⑤饮停呕吐——小半夏加茯苓汤。

2. 健脾

①脾虚湿盛泄泻——参苓白术散。

②脾虚乏力，食少便溏——四君子汤。

3. 宁心安神

①心悸失眠，健忘——归脾汤。

②惊恐而不安卧——安神定志丸。

薏苡仁

植物

【基源】

薏苡仁是禾本科植物薏米的干燥成熟种仁，主产于福建、河北、辽宁。

【药性】

甘、淡，凉。归脾、胃、肺经。

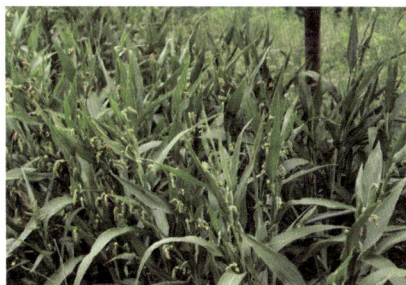

生薏苡仁饮片

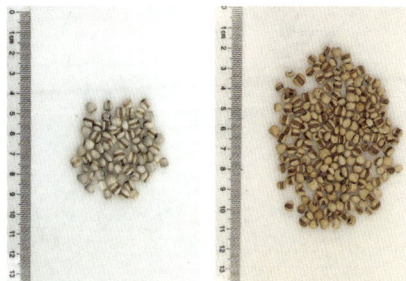

炒薏苡仁饮片

【功效与应用】

1. 利水渗湿

①水肿腹胀，小便不利——配伍茯苓、白术、黄芪等。

②水肿喘急——配伍郁李仁汁煮饭服食。

③脚气浮肿——配伍防己、木瓜、苍术等。

2. 健脾止泻

脾虚泄泻——参苓白术散。

3. 除痹

①湿痹而筋脉挛急疼痛——配伍独活、防风、苍术等。

②两足麻木，痿软肿痛——四妙散。

③头痛恶寒，胸闷身重——三仁汤。

4. 排脓

①肺痈胸痛，咳吐脓痰——苇茎汤。

②肠痈——薏苡附子败酱散。

5. 解毒散结

赘疣，癌肿——配伍天南星、山慈菇等。

泽泻

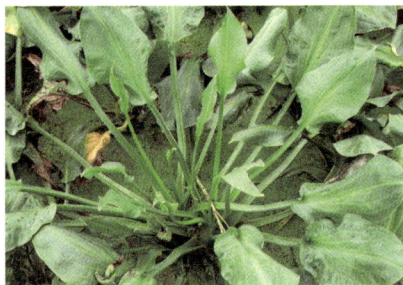

植物

【基源】

泽泻是泽泻科植物东方泽泻或泽泻的干燥块茎，主产于福建、四川。

【药性】

甘、淡，寒。归肾、膀胱经。

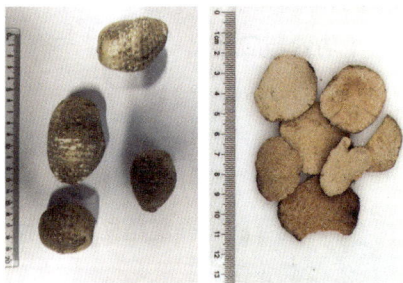

药材　　　　　饮片

【功效与应用】

1. 利水渗湿

①水湿停蓄，小便不利，水肿——五苓散。

②脾胃伤冷，水谷不分，泄泻不止——胃苓汤。

③痰饮眩晕——泽泻汤。

2. **泄热**

①热淋涩痛——配伍木通、车前子等。

②遗精潮热——六味地黄丸。

3. **化浊降脂**

高脂血症——配伍决明子、荷叶、何首乌等。

猪苓

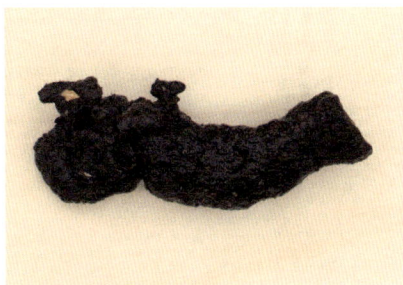
真菌

【基源】

猪苓是多孔菌科真菌猪苓的干燥菌核，主产于陕西、山西、河北、云南、河南。

【药性】

甘、淡，平。归肾、膀胱经。

【功效与应用】

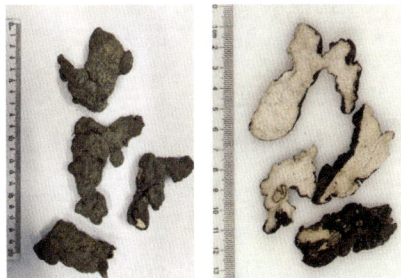
药材　　　　　饮片

利水渗湿

①水湿停滞之水肿——单用或研末后热水调服。

②水湿内停之水肿、小便不利——四苓散。

③肠胃寒湿，濡泻无度——配伍肉豆蔻、砂仁、荜茇等。

④阴虚有热之小便不利、淋浊——猪苓汤。

⑤湿浊带下——配伍茯苓、泽泻等。

冬瓜皮

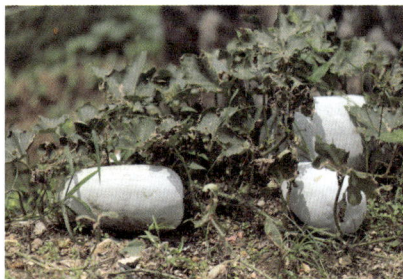

植物

【基源】

冬瓜皮是葫芦科植物冬瓜的干燥外层果皮,全国大部分地区均产。

【药性】

甘,凉。归脾、小肠经。

【功效与应用】

1. 利尿消肿

①水肿,小便不利 ——配伍五加皮、生姜皮等。

②体虚浮肿——配伍赤小豆、红糖等。

2. 清热解暑

①暑热口渴,小便短赤——配伍西瓜皮等,煎水代茶饮。

②暑湿证——配伍薏苡仁、滑石、扁豆花等。

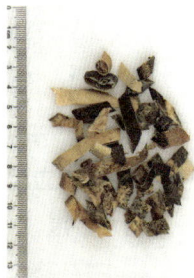

药材(饮片)

玉米须

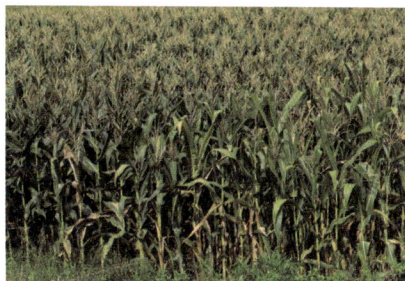

植物

【基源】

玉米须是禾本科植物玉蜀黍的花柱和柱头，全国大部分地区均产。

【药性】

甘、淡，平。归肾、肝、胆经。

【功效与应用】

1. 利水消肿

①水肿，小便不利——单用或配伍泽泻、冬瓜皮、赤小豆等。

②脾虚水肿——配伍白术、茯苓等。

③小便短赤涩痛——单用或配伍车前草、叶下珠等。

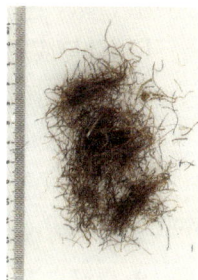

药材（饮片）

④石淋——单用煎浓汤顿服或配伍海金沙、金钱草等。

2. 利湿退黄

①湿热阳黄——配伍金钱草、郁金、茵陈等。

②寒湿黄疸——配伍附子、干姜、茵陈等。

车前子

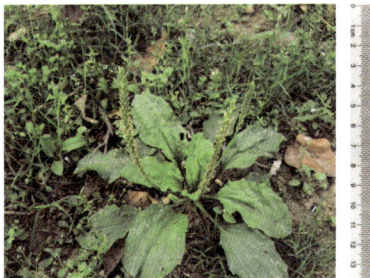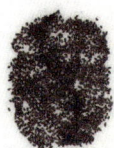

植物　　　　　　　　药材（饮片）

【基源】

车前子是车前科植物车前或平车前的干燥成熟种子，全国大部分地区均产。

【药性】

甘，寒。归肝、肾、肺、小肠经。

【功效与应用】

1. 清热利尿通淋

①小便淋沥涩痛——八正散。

②水湿停滞之水肿，小便不利——配伍猪苓、茯苓、泽泻等。

③病久肾虚，腰重脚肿——济生肾气丸。

2. 渗湿止泻

①大便水泻，小便不利——单用研末，米汤送服。

②暑湿泄泻——配伍香薷、茯苓、猪苓等。

③脾虚湿胜之泄泻——配伍白术、薏苡仁等。

3. 明目

①目赤涩痛——配伍菊花、决明子等。

②肝肾阴亏，目暗昏花——驻景丸。

4. 祛痰

肺热咳嗽痰多——配伍瓜蒌、浙贝母、枇杷叶等。

滑石

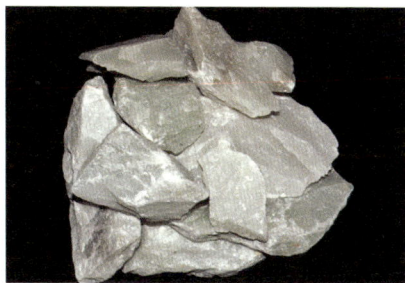

矿物

【基源】

滑石是硅酸盐类矿物滑石族滑石，主含含水硅酸镁 $[Mg_3(Si_4O_{10})(OH)_2]$，主产于山东、辽宁、广西。

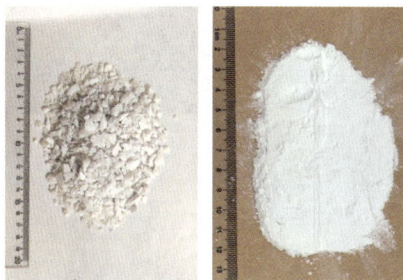

药材　　　　　　　饮片

【药性】

甘、淡，寒。归膀胱、肺、胃经。

【功效与应用】

1. 利尿通淋

①湿热下注，小便不利，热淋，尿闭——八正散。

②石淋——配伍海金沙、金钱草、木通等。

2. 清热解暑

①暑热烦渴，小便短赤——六一散。

②暑湿头痛，恶寒身重，胸闷——三仁汤。

③湿热或暑湿水泻，小便不利——配伍猪苓、车前子、薏苡仁等。

④伏暑泄泻——配伍藿香、丁香为末服用。

3. 外用祛湿敛疮

①湿疹，湿疮——单用或配伍白矾、黄柏等研末外用。

②痱子——配伍薄荷、甘草等外用。

木通

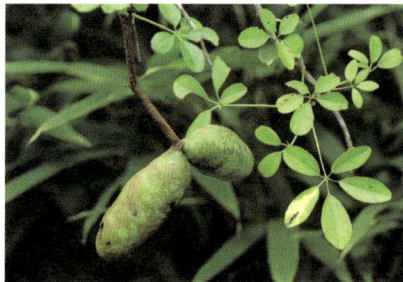

植物

【基源】

　　木通是木通科植物木通、三叶木通或白木通的干燥藤茎，主产于江苏、湖南、湖北。

【药性】

　　苦，寒。归心、小肠、膀胱经。

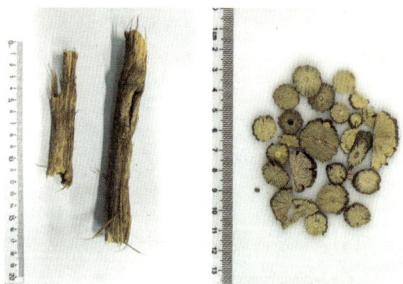

药材　　　　饮片

【功效与应用】

1. 利尿通淋

①膀胱湿热，小便短赤，淋沥涩痛——八正散。

②水肿——配伍猪苓、桑白皮等。

2. 清心除烦

口舌生疮，心烦尿赤——导赤散。

3. 通经下乳

①经闭——配伍红花、桃仁、丹参等。

②乳汁短少或不通——配伍王不留行等。

③湿热痹痛——配伍桑枝、薏苡仁等。

通草

植物

【基源】

通草是五加科植物通脱木的干燥茎髓，主产于广西、四川。

【药性】

甘、淡，微寒。归肺、胃经。

【功效与应用】

1. 清热利尿

①热淋之小便不利、淋沥涩痛——配伍冬葵子、滑石、石韦等。

②石淋——配伍金钱草、海金沙、石韦等。

③血淋——配伍石韦、白茅根、蒲黄等。

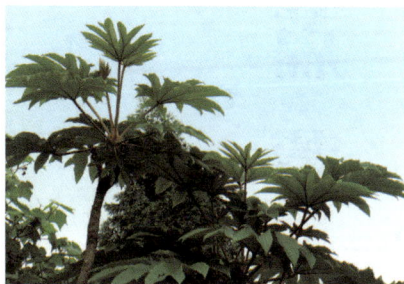
药材

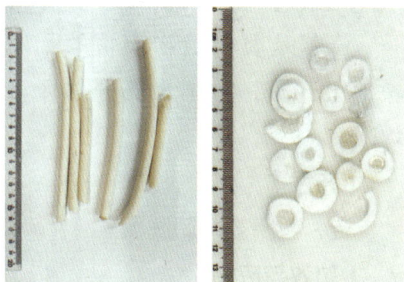
饮片

④水湿停蓄之水肿尿少——配伍猪苓、地龙等研末，米汤送服。

⑤暑湿头痛，恶寒倦怠，身重疼痛，胸闷不饥，午后身热——三仁汤。

2. 通气下乳

产后乳汁不畅或不下——配伍王不留行、木通等。

萹蓄

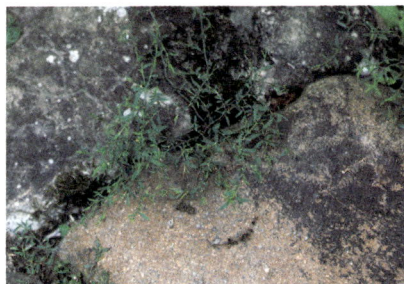

植物

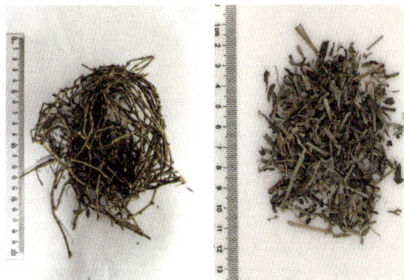

药材　　　　饮片

【基源】

萹蓄是蓼科植物萹蓄的干燥地上部分，全国大部分地区均产。

【药性】

苦，微寒。归膀胱经。

【功效与应用】

1. 利尿通淋

①热淋涩痛，小便短赤，石淋——八正散。

②血淋——配伍大蓟、小蓟、白茅根等。

2. 杀虫

①蛔虫病，腹痛，面青——单用浓煎服。

②小儿蛲虫病,下部痒——单用水煎空腹服或熏洗肛门。

3. 止痒

皮肤湿疹,阴痒带下——单用煎水外洗或配伍地肤子、蛇床子、荆芥等煎水外洗。

瞿麦

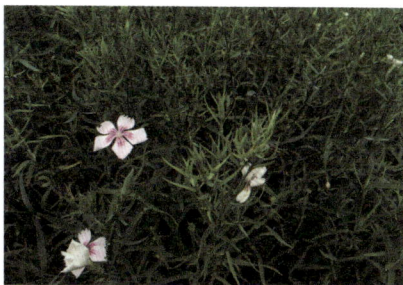

植物

【基源】

瞿麦是石竹科植物瞿麦或石竹的干燥地上部分,主产于河北、辽宁。

【药性】

苦,寒。归心、小肠经。

【功效与应用】

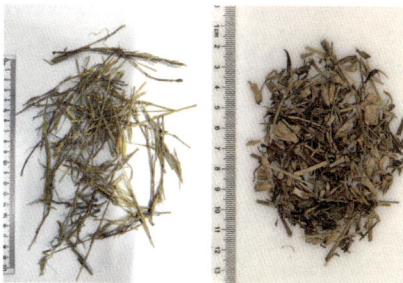

药材　　　　　饮片

1. 利尿通淋

①热淋涩痛——八正散。

②血淋涩痛——配伍栀子、蒲黄等。

③石淋,小便不通——石韦散。

2. 活血通经

血热瘀阻之经闭或月经不调——配伍桃仁、红花、丹参等。

石韦

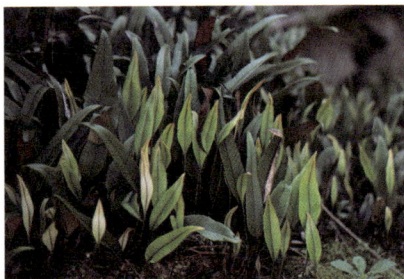

植物

【基源】

石韦是水龙骨科植物庐山石韦、石韦或有柄石韦的干燥叶，全国大部分地区均产。

【药性】

甘、苦，微寒。归肺、膀胱经。

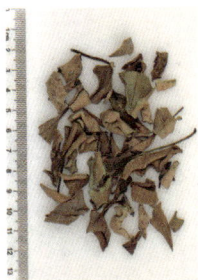

药材（饮片）

【功效与应用】

1. 利尿通淋

①血淋——配伍当归、蒲黄、小蓟等。

②热淋——配伍滑石为末服。

③石淋——配伍滑石为末，用米饮或蜜冲服。

2. 清肺止咳

肺热喘咳气急 —— 配伍鱼腥草、黄芩、芦根等。

3. 凉血止血

血热妄行之吐血、衄血、尿血、崩漏——单用或配伍侧柏叶、栀子、白茅根等。

海金沙

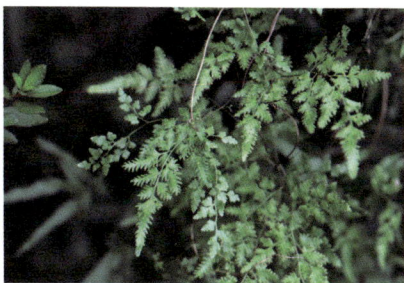

植物

【基源】

海金沙是海金沙科植物海金沙的干燥成熟孢子，主产于浙江、江苏、湖南。

【药性】

甘、咸，寒。归膀胱、小肠经。

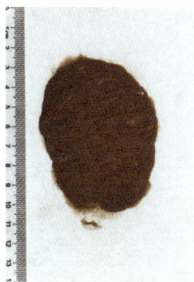

药材（饮片）

【功效与应用】

1. 清热利湿

水肿——配伍泽泻、猪苓、防己等。

2. 通淋止痛

①热淋涩痛——单用为末，用甘草汤送服。

②血淋——单用为末，用新汲水或砂糖水送服。

③石淋——配伍鸡内金、金钱草等。

④膏淋——配伍萆薢、滑石、石菖蒲等。

萆薢

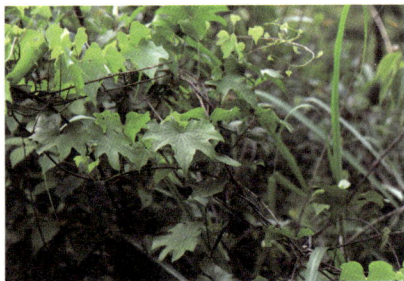

植物

【基源】

萆薢是薯蓣科植物绵萆薢或福州薯蓣或粉背薯蓣的干燥根茎，前两种称"绵萆薢"，主产于浙江、福建，后一种称"粉萆薢"，主产于浙江、安徽、江西、湖南。

【药性】

苦，平。归肾、胃经。

【功效与应用】

1. 利湿去浊

①膏淋，小便白浊——萆薢分清饮。

②妇女带下属湿盛者——配伍猪苓、白术、泽泻等。

2. 祛风除痹

①腰膝痹痛，筋脉关节屈伸不利，偏寒湿——配伍附子、威灵仙、独活等。

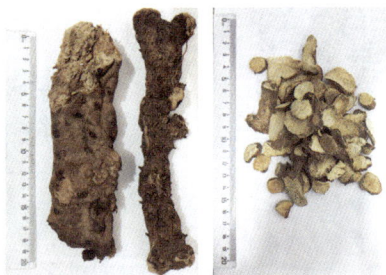

药材　　　　　　饮片

②腰膝痹痛，筋脉关节屈伸不利，偏湿热——配伍黄柏、忍冬藤、防己等。

茵陈

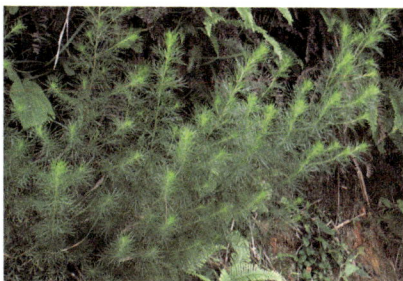

植物

【基源】

茵陈是菊科植物滨蒿或茵陈蒿的干燥地上部分，主产于陕西、山西、河北。

【药性】

苦、辛，微寒。归脾、胃、肝、胆经。

【功效与应用】

1. 清利湿热

①外感暑湿，身热倦怠，胸闷腹胀，小便不利——甘露消毒丹。

②湿疮瘙痒，风痒瘾疹——单用煎汤、外洗，或配伍黄柏、苦参、地肤子等。

2. 利胆退黄

①身目发黄，小便短赤——茵陈蒿汤。

②湿热黄疸——茵陈五苓散。

③寒湿黄疸——茵陈四逆汤。

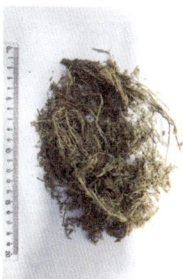

药材

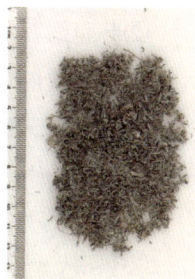

饮片

金钱草

植物

【基源】

金钱草是报春花科植物过路黄的干燥全草，主产于四川。

【药性】

甘、咸，微寒。归肝、胆、肾、膀胱经。

【功效与应用】

1. 利湿退黄

①湿热黄疸——配伍茵陈、栀子、虎杖等。

②肝胆结石，胆胀胁痛——配伍茵陈、大黄、郁金等。

2. 利尿通淋

①石淋——单用大剂量煎汤代茶饮，或配伍海金沙、鸡内金、滑石等。

②热淋——配伍车前子、萹蓄等。

3. 解毒消肿

恶疮肿毒，蛇虫咬伤——配伍蒲公英、野菊花等。

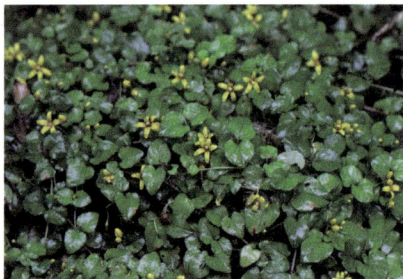
药材

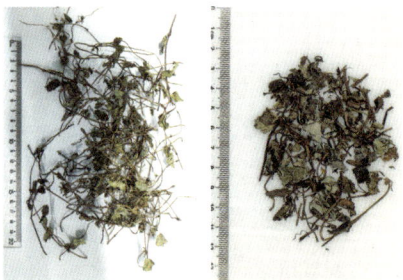
饮片

虎杖

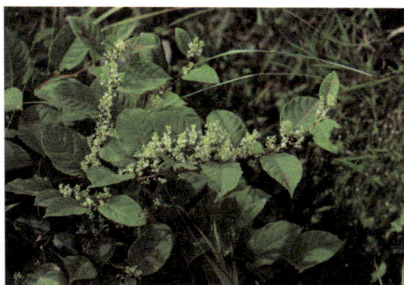

植物

【基源】

虎杖是蓼科植物虎杖的干燥根茎和根，主产于华东、西南地区。

【药性】

苦，微寒。归肝、胆、肺经。

【功效与应用】

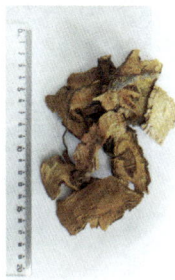
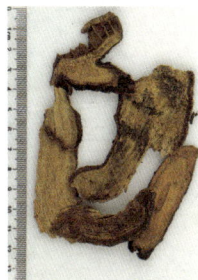

药材　　　　　　饮片

1. **利湿退黄**

①湿热黄疸——单用煎服或配伍茵陈、黄柏、栀子等。

②小便涩痛，淋浊带下——单用为末，米饮送服，或配伍车前子、泽泻、猪苓等。

2. **清热解毒**

①痈肿疮毒——单用取根烧成灰敷贴，或煎汤洗。

②烧烫伤，皮肤肌腠灼痛，或溃后流黄水——单用研末，用香油调敷，或配伍地榆、冰片共研末调油敷。

③毒蛇咬伤——单用鲜品捣烂敷或煎浓汤内服。

3. **散瘀止痛**

①瘀阻经闭，痛经——配伍桃仁、延胡索、红花等。

②癥瘕——配伍土瓜根、牛膝等。

③风湿痹痛——配伍威灵仙、徐长卿、络石藤等。

④跌打损伤疼痛——配伍当归、乳香、没药等。

4. 化痰止咳

肺热咳嗽——单用煎服或配伍浙贝母、枇杷叶、苦杏仁等。

垂盆草

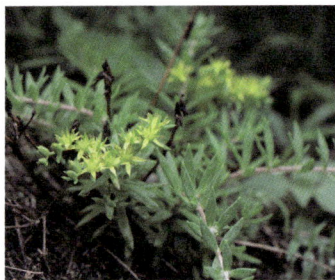
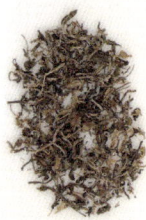

植物　　　　　　　　药材（饮片）

【基源】

垂盆草是景天科植物垂盆草的干燥全草，主产于浙江、江苏。

【药性】

甘、淡，凉。归肝、胆、小肠经。

【功效与应用】

1. 利湿退黄

湿热黄疸，小便不利——配伍虎杖、茵陈等。

2. 清热解毒

①痈肿疮疡——单用内服、外敷，或配伍野菊花、紫花地丁、半边莲等。

②咽喉肿痛——配伍山豆根等。

③毒蛇咬伤——配伍白花蛇舌草、鱼腥草等。

④烧烫伤——单用鲜品捣汁外涂。

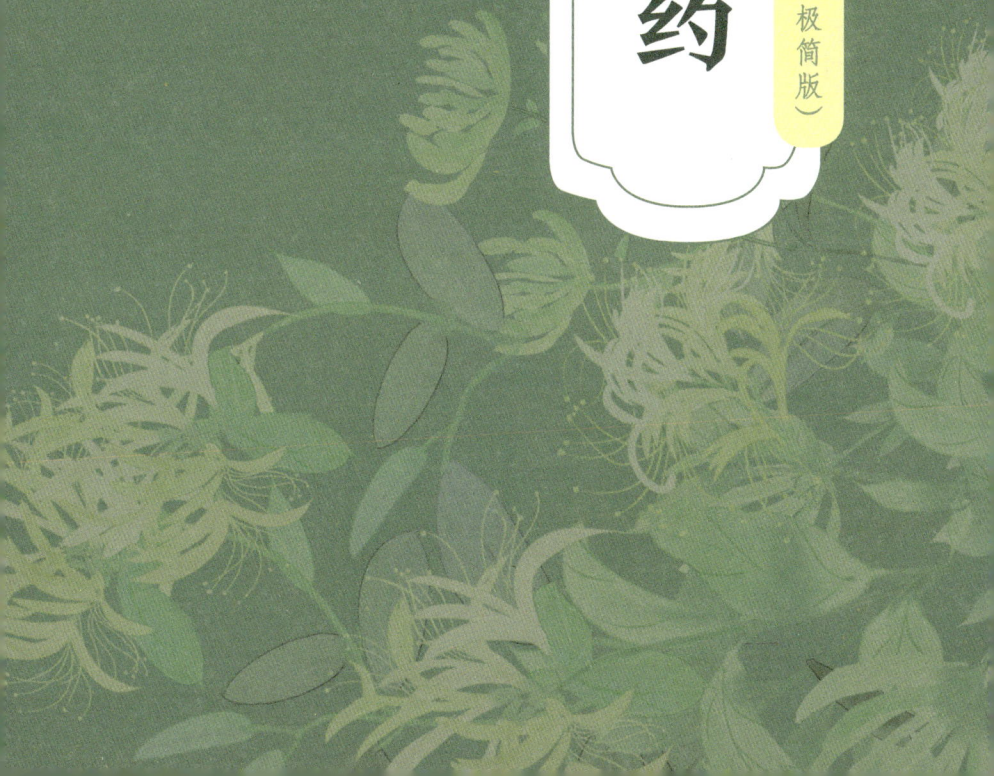

温里药

图解『临床中药学』（彩图极简版）

附子

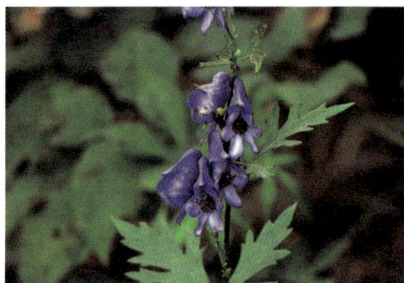

植物

【基源】

附子是毛茛科植物乌头的子根的加工品，主产于四川。

【药性】

辛、甘，大热；有毒。归心、肾、脾经。

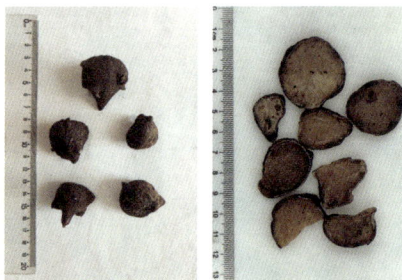

药材   饮片

【功效与应用】

1. 回阳救逆

①亡阳虚脱——四逆汤。

②亡阳气脱——参附汤。

③肢冷脉微，恶寒蜷卧，吐泻腹痛——回阳急救汤。

2. 补火助阳

①阳痿滑精，宫冷不孕，腰膝冷痛，夜尿频多——右归丸。

②脘腹冷痛，呕吐，大便溏泄——附子理中汤。

③小便不利，肢体浮肿——真武汤。

④心悸气短，胸痹心痛——配伍人参、桂枝等。

⑤阳虚外感风寒——麻黄附子细辛汤。

3. 散寒止痛

寒湿痹痛——甘草附子汤。

干姜

植物

【基源】

干姜是姜科植物姜的干燥根茎，主产于四川、贵州、湖北、广东、广西。

【药性】

辛，热。归脾、胃、肾、心、肺经。

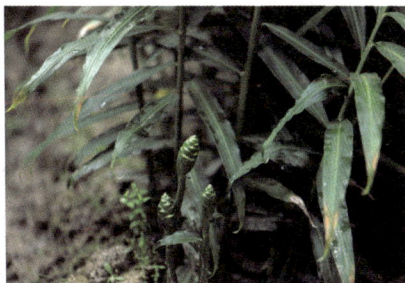
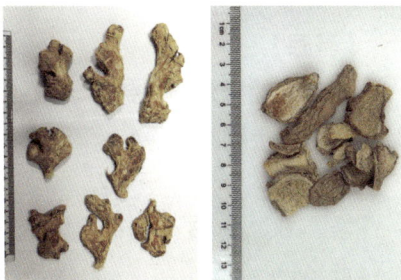

药材　　　　　饮片

【功效与应用】

1. 温中散寒

①脾胃虚寒，脘腹冷痛——使用理中丸，或单用研末服。

②胃寒呕吐——二姜丸。

③上热下寒，寒热格拒，食入即吐——干姜黄芩黄连人参汤。

④中寒水泻——单用研末服，或配伍党参、白术、甘草等。

2. 回阳通脉

亡阳脉微，四肢厥逆——四逆汤。

3. 温肺化饮

寒饮喘咳，形寒背冷，痰多清稀——小青龙汤。

肉桂

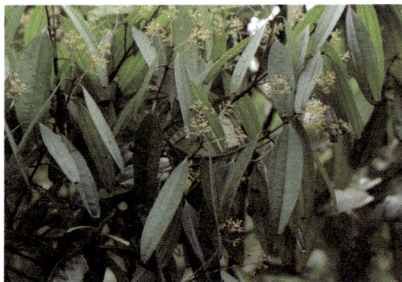

植物

【基源】

肉桂是樟科植物肉桂的干燥树皮，主产于广西、广东。

【药性】

辛、甘，大热。归肾、脾、心、肝经。

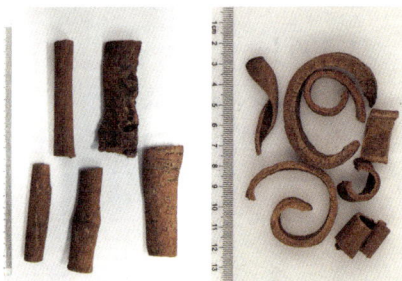

药材　　　　　　饮片

【功效与应用】

1. 补火助阳

阳痿宫冷，腰膝冷痛，滑精遗尿，夜尿频多——肾气丸、右归饮。

2. 散寒止痛

①胸痹心痛——配伍附子、薤白等。

②脘腹冷痛，呕吐泄泻——单用研末酒煎服或配伍干姜、高良姜、荜茇等。

③寒疝腹痛——配伍吴茱萸、小茴香等。

3. 温通经脉

①闭经，痛经——少腹逐瘀汤。

②风寒湿痹，寒痹腰痛——独活寄生汤。

③阴疽流注——阳和汤。

4. 引火归原

眩晕目赤，虚喘汗出，心悸失眠——配伍山茱萸、五味子、牡蛎等。

另外，肉桂在补益气血方中有温运阳气以鼓舞气血生长的作用，可用于久病体虚导致的气血不足。

吴茱萸

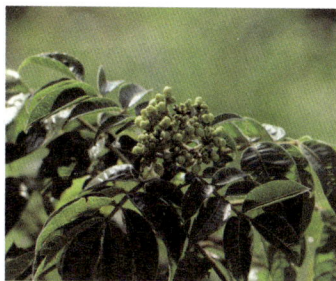

植物

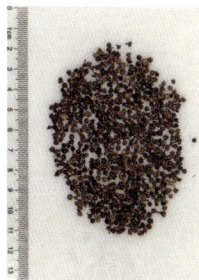

药材（饮片）

【基源】

吴茱萸是芸香科植物吴茱萸、石虎或疏毛吴茱萸的干燥近成熟果实，主产于贵州、湖南、四川、云南、陕西。

【药性】

辛、苦，热；有小毒。归肝、脾、胃、肾经。

【功效与应用】

1. 散寒止痛

①厥阴颠顶头痛，干呕、吐涎沫，苔白脉迟——吴茱萸汤。

②寒疝腹痛——导气汤。

③寒湿脚气肿痛——鸡鸣散。

④痛经——温经汤。

2. 降逆止呕

①寒凝气滞，脘腹胀痛——配伍小茴香、丁香、檀香等。

②霍乱，心腹痛，呕吐不止——配伍干姜、丁香、甘草等。

③胃寒呕吐——配伍半夏、生姜等。

④胁痛口苦，呕吐吞酸——左金丸。

3. 助阳止泻

脾肾阳虚，五更泄泻——四神丸。

花椒

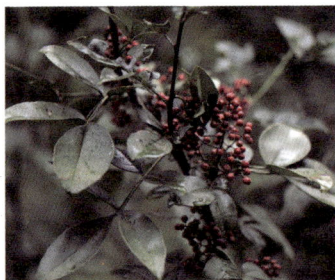

植物

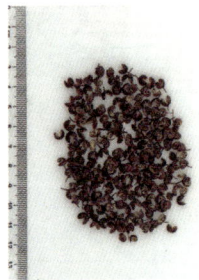

药材（饮片）

【基源】

花椒是芸香科植物青椒或花椒的干燥成熟果皮，主产于辽宁、河北、四川。

【药性】

辛，温。归脾、胃、肾经。

【功效与应用】

1. 温中止痛

①胃寒冷痛，呕吐——配伍生姜、豆蔻等。

②脘腹冷痛，呕吐，不思饮食——大建中汤。

③湿冷泄泻——配伍砂仁、肉豆蔻等。

④肾虚痰喘，腰痛足冷——椒苓丸。

2. 杀虫止痒

①虫积腹痛，手足厥逆，烦闷吐蛔——乌梅丸。

②小儿蛲虫病，肛周瘙痒——单用煎汤灌肠。

③妇人阴痒——配伍吴茱萸、蛇床子、陈茶等水煎熏洗。

④湿疹瘙痒——单用或配伍苦参、蛇床子、地肤子等煎汤外洗。

小茴香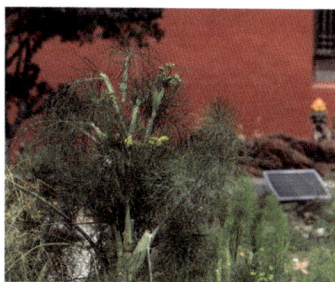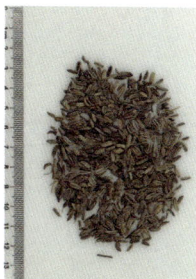

植物　　　　　　　药材（饮片）

【基源】

小茴香是伞形科植物茴香的干燥成熟果实，主产于内蒙古、山西。

【药性】

辛，温。归肝、肾、脾、胃经。

【功效与应用】

1. 散寒止痛

①寒疝腹痛——单用炒热，用布裹温敷腹部，或使用天台乌药散。

②肝气郁滞，睾丸偏坠胀痛——配伍橘核、山楂等。

③痛经，少腹冷痛——配伍当归、川芎、肉桂等。

2. 理气和胃

①脘腹胀痛——配伍高良姜、香附、乌药等。

②脾胃虚寒，脘腹胀痛，呕吐食少——配伍白术、陈皮、生姜等。

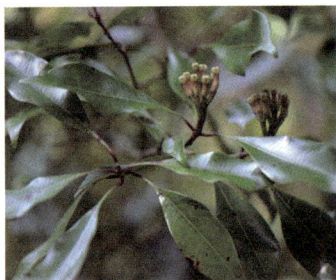
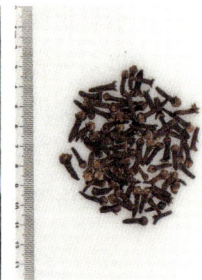

丁香

植物　　　　　　　　　　药材（饮片）

【基源】

丁香是桃金娘科植物丁香的干燥花蕾，主产于桑给巴尔、马达加斯加、斯里兰卡、印度尼西亚，我国广东、海南也有产出。

【药性】

辛，温。归脾、胃、肾经。

【功效与应用】

1. 温中降逆

①胃寒呕逆——丁香柿蒂汤。

②脾胃虚寒，食少吐泻——配伍白术、砂仁等。

③妊娠恶阻——配伍藿香等。

2. 散寒止痛

①胸痹心冷痛——配伍附子、薤白、川芎等。

②胃寒，脘腹冷痛——配伍干姜、高良姜、延胡索等。

3. 补肾助阳

肾虚阳痿，宫冷不孕——配伍附子、肉桂、淫羊藿等。

高良姜

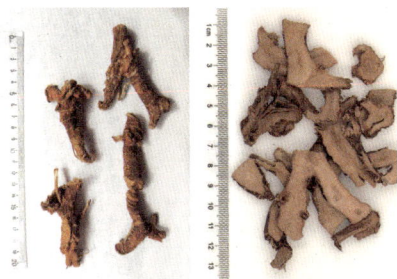

药材　　　　饮片

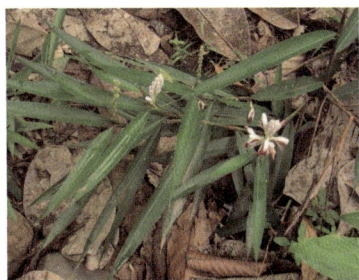

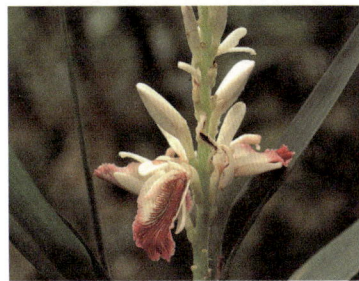

植物

【基源】

高良姜是姜科植物高良姜的干燥根茎,主产于广东、海南。

【药性】

辛,热。归脾、胃经。

【功效与应用】

1. 温胃止呕

①胃寒,脘腹冷痛——二姜丸。

②胃寒肝郁,脘腹胀痛——良附丸。

③猝然心腹绞痛如刺,两胁支满,烦闷不可忍——配伍川芎、当归、桂心等。

2. 散寒止痛

①胃寒呕吐,嗳气吞酸——配伍半夏、生姜等。

②虚寒呕吐——配伍党参、茯苓、白术等。

胡椒

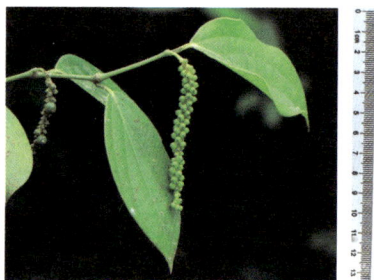
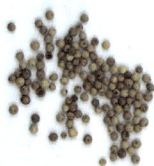

植物　　　　　　　　　药材（饮片）

【基源】

胡椒是胡椒科植物胡椒的干燥近成熟或成熟果实，主产于广东、广西、云南。

【药性】

辛，热。归胃、大肠经。

【功效与应用】

1. 温中散寒

①胃寒，脘腹冷痛，呕吐——单用研末入猪肚炖服或配伍高良姜、荜茇等。

②反胃，不欲饮食——配伍半夏、姜汁等。

③脾胃虚寒之泄泻——配伍吴茱萸、白术等。

2. 下气消痰

癫痫痰多——配伍荜茇研末服。

理气药

图解「临床中药学」（彩图极简版）

陈皮

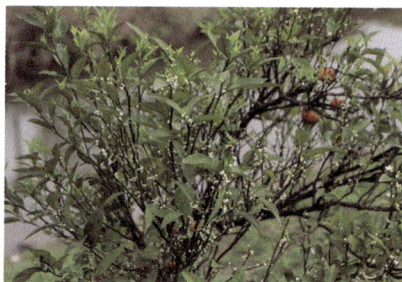

植物

【基源】

陈皮是芸香科植物橘及其栽培变种的干燥成熟果皮，又名"橘皮"，主产于广东、广西、福建、四川、江西。

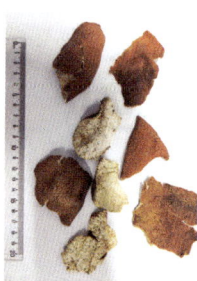

药材

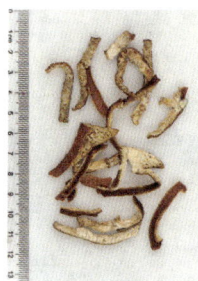

陈皮饮片

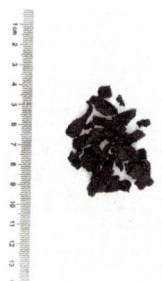

制陈皮饮片

【药性】

辛、苦，温。归脾、肺经。

【功效与应用】

1. 理气健脾

①寒湿阻滞脾胃——平胃散。

②食积气滞，脘腹胀痛——保和丸。

③脾虚气滞，纳差，食后腹胀——异功散。

④呕吐呃逆——橘皮汤、橘皮竹茹汤。

2. 燥湿化痰

①湿痰咳嗽——二陈汤。

②寒痰咳嗽——苓甘五味姜辛汤。

③胸痹，胸中气塞，短气——橘皮枳实生姜汤。

青皮

植物

【基源】

青皮是芸香科植物橘及其栽培变种的干燥幼果或未成熟果实的干燥果皮，主产于福建、浙江。

【药性】

苦、辛，温。归肝、胆、胃经。

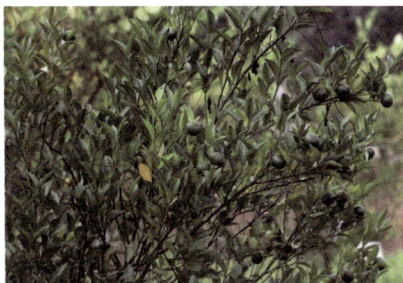

药材

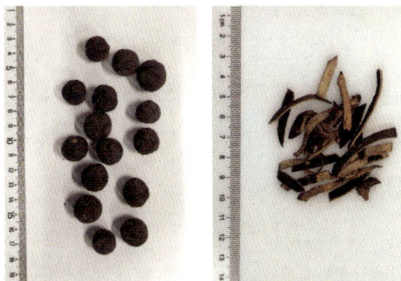

饮片

【功效与应用】

1. 疏肝破气

①肝郁胸胁胀痛，乳房胀痛——配伍柴胡、郁金、香附等。

②乳房胀痛或结块——单用煎汤或配伍柴胡、橘叶等。

③乳痈肿痛——配伍瓜蒌、蒲公英、漏芦等。

④寒疝疼痛——天台乌药散。

2. 消积化滞

①食积气滞，脘腹胀痛——青皮丸。

②癥瘕积聚，久疟痞块——配伍三棱、莪术、鳖甲等。

枳实

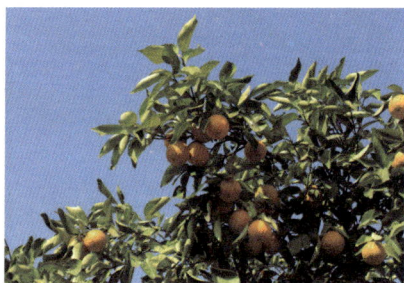

植物

【基源】

枳实是芸香科植物酸橙及其栽培变种或甜橙的干燥幼果，主产于四川、江西、湖南、湖北、江苏。

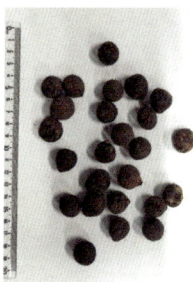

药材

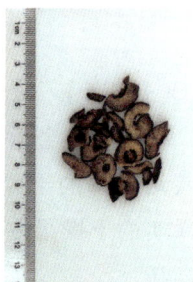

饮片

【药性】

苦、辛、酸，微寒。归脾、胃经。

【功效与应用】

1. 破气消积

①食积气滞，脘腹胀满——曲麦枳术丸。

②热结便秘，腹满胀痛——大承气汤。

③湿热泻痢，里急后重——枳实导滞丸。

2. 化痰散痞

①胸痹胸痛——枳实薤白桂枝汤。

②痰热结胸——小陷胸加枳实汤。

③心下痞满，食欲减退——枳实消痞丸。

香附

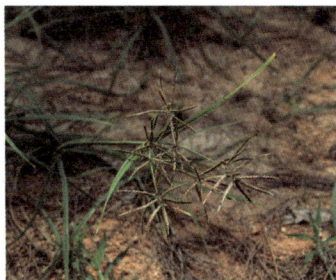 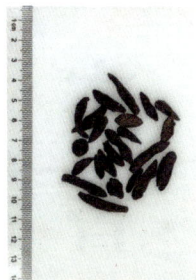

植物　　　　　　　　　药材（饮片）

【基源】

香附是莎草科植物莎草的干燥根茎，主产于山东、浙江、福建、湖南。

【药性】

辛、微苦、微甘，平。归肝、脾、三焦经。

【功效与应用】

1. 疏肝解郁

①胁肋胀痛——柴胡疏肝散。

②胃脘疼痛——良附丸。

③寒疝腹痛——配伍小茴香、乌药、吴茱萸等。

2. 调经止痛

①月经不调，痛经——香附归芎汤。

②乳房胀痛——配伍柴胡、青皮、瓜蒌皮等。

3. 理气宽中

①脘腹胀痛，胸膈噎塞，噫气吞酸，纳呆——快气汤。

②胸膈痞满，脘腹胀痛，呕吐吞酸，饮食不化——越鞠丸。

③外感风寒，脾胃气滞——香苏散。

木香

植物

【基源】

木香是菊科植物木香的干燥根，原产于印度、缅甸、巴基斯坦，自广州进口者，称为"广木香"，从云南引种者，称为"云木香"。

【药性】

辛、苦，温。归脾、胃、大肠、胆、三焦经。

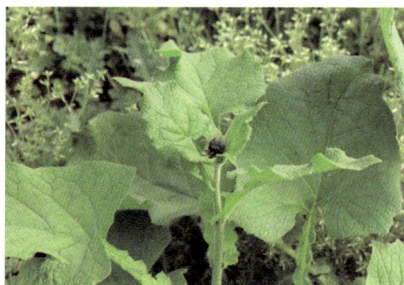

药材

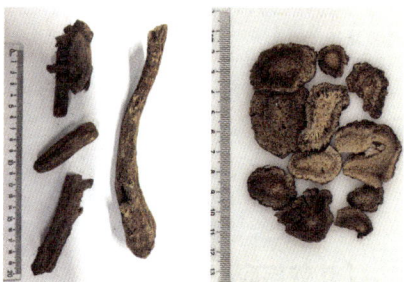

饮片

【功效与应用】

1. 行气止痛

①脾胃气滞，脘腹胀痛——木香调气散。

②食滞中焦，脘痞腹痛——木香化滞汤。

③寒凝中焦，气滞食积——木香干姜枳术丸。

④脾虚食少，食积气滞——香砂枳术丸。

⑤脾虚气滞，脘腹胀满，食少便溏——香砂六君子汤。

⑥泻痢，里急后重——香连丸。

2. 健脾消食

①胁痛，黄疸——配伍郁金、大黄、茵陈等。

②寒疝腹痛——导气汤。

③醒脾开胃——归脾汤。

沉香

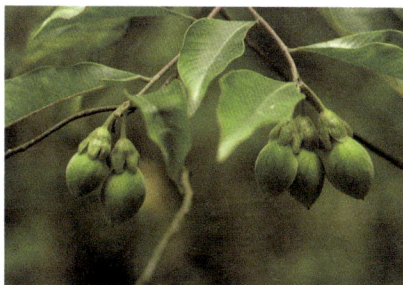

植物

【基源】

沉香是瑞香科植物白木香含有树脂的木材，主产于广东、广西。

【药性】

辛、苦，微温。归脾、胃、肾经。

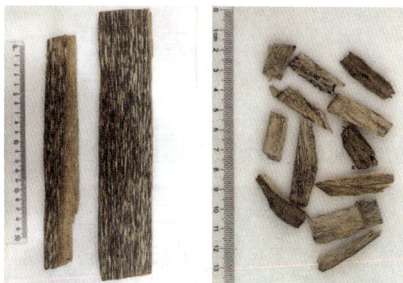

药材　　　　饮片

【功效与应用】

1. 行气止痛

胸腹胀痛——沉香四磨汤。

2. 温中止呕

胃寒呕吐——沉香丸。

3. 纳气平喘

①虚喘——黑锡丹。

②痰饮喘嗽——苏子降气汤。

檀香

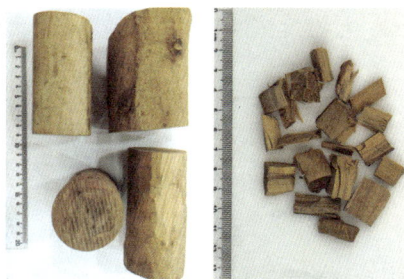

药材　　　　　　　饮片

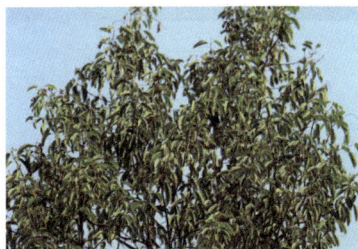

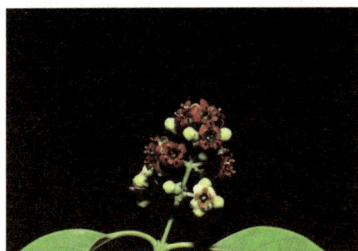

植物

【基源】

檀香是檀香科植物檀香树干的干燥心材，主产于印度、澳大利亚、印度尼西亚，我国海南、广东、云南等地亦产。

【药性】

辛，温。归脾、胃、心、肺经。

【功效与应用】

1. 行气温中

寒凝气滞，胸腹冷痛——沉香磨脾散。

2. 开胃止痛

①胸痹胸痛——配伍荜茇、延胡索、高良姜等。

②胃脘寒痛，呕吐食少——配伍沉香、豆蔻、砂仁等。

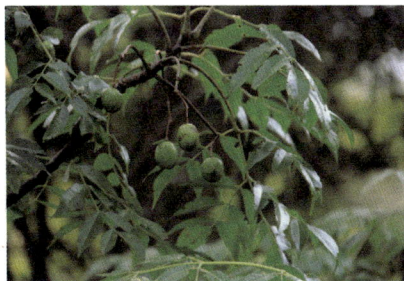

川楝子

植物

【基源】

川楝子是楝科植物川楝的干燥成熟果实，主产于四川。

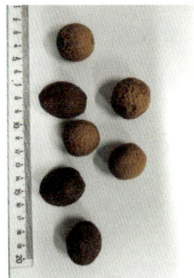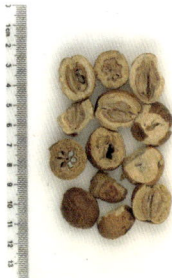

药材　　　　　　　　　饮片

【药性】

苦，寒；有小毒。归肝、小肠、膀胱经。

【功效与应用】

1. 行气止痛，疏肝泄热

①肝郁化火所致的疼痛——金铃子散。

②寒疝腹痛——导气汤。

2. 杀虫

①虫积腹痛——配伍槟榔、使君子等。

②头癣，秃疮——单用研末调涂。

荔枝核

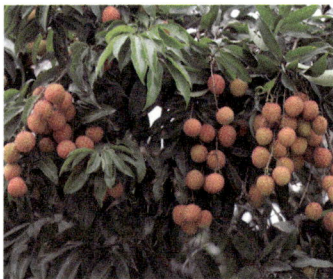
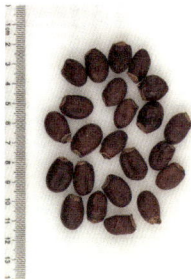

植物　　　　　　　　药材（饮片）

【基源】

荔枝核是无患子科植物荔枝的干燥成熟种子，主产于福建、广东、广西。

【药性】

辛、微苦，温。归肝、肾经。

【功效与应用】

1. 行气散结

①疝气痛——荔核散、疝气内消丸。

②睾丸肿痛——配伍龙胆、川楝子、黄柏等。

2. 祛寒止痛

①胃脘久痛——荔香散。

②痛经，产后腹痛——蠲痛散。

乌药

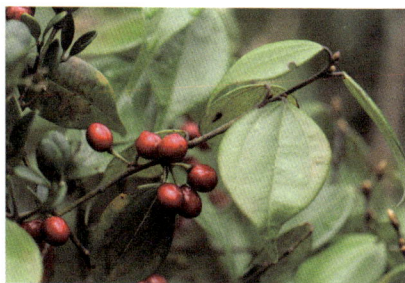

植物

【基源】

乌药是樟科植物乌药的干燥块根，主产于浙江、安徽、湖南、湖北。

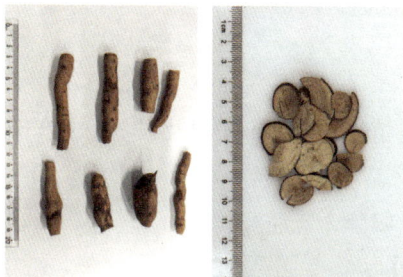

药材　　　　　　饮片

【药性】

辛，温。归肺、脾、肾、膀胱经。

【功效与应用】

1. 行气止痛

①胸腹胁肋闷痛——小乌沉汤。

②脘腹胀痛——乌药散。

③寒疝腹痛——天台乌药散。

④寒凝气滞之痛经——乌药汤。

2. 温肾散寒

尿频遗尿——缩泉丸。

甘松

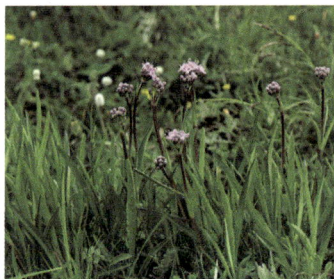
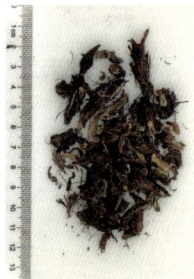

植物　　　　　　　　　　药材（饮片）

【基源】

甘松是败酱科植物甘松的干燥根及根茎，主产于四川。

【药性】

辛、甘，温。归脾、胃经。

【功效与应用】

1. 理气止痛

脘腹胀满疼痛，食欲减退，恶心呕吐——配伍木香、砂仁、陈皮等。

2. 开郁醒脾

思虑伤脾，胸闷腹胀，不思饮食——配伍柴胡、郁金、豆蔻等。

3. 祛湿消肿

脚气——甘松汤。

佛手

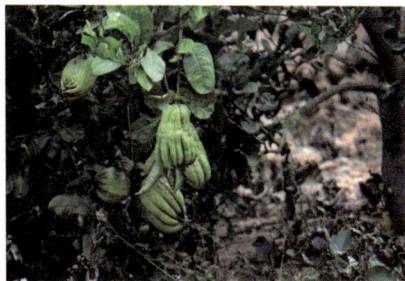

植物

【基源】

佛手是芸香科植物佛手的干燥果实，主产于四川、广东。

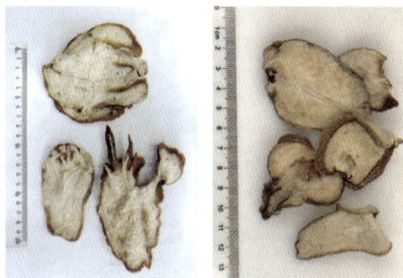

药材 　　　　饮片

【药性】

辛、苦、酸，温。归肝、脾、胃、肺经。

【功效与应用】

1. 疏肝理气

肝郁，胸胁胀痛——配伍柴胡、香附、郁金等。

2. 和胃止痛

脾胃气滞，脘腹疼痛——配伍木香、香附、砂仁等。

3. 燥湿化痰

咳嗽痰多，胸闷作痛——配伍丝瓜络、瓜蒌皮、陈皮等。

玫瑰花

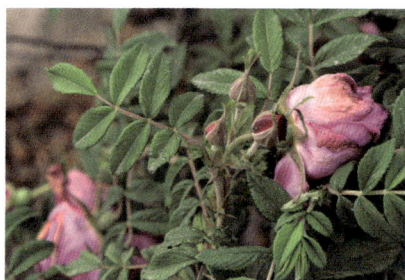

植物

【基源】

玫瑰花是蔷薇科植物玫瑰的干燥花蕾，主产于江苏、浙江。

【药性】

甘、微苦，温。归肝、脾经。

【功效与应用】

1. 行气解郁

肝胃气滞，胸胁脘腹胀痛——配伍香附、佛手、砂仁等。

2. 活血

月经不调，经前乳房胀痛——配伍当归、川芎、白芍等。

3. 止痛

跌打伤痛——配伍当归、川芎、赤芍等。

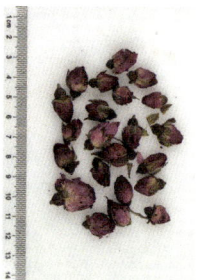

药材（饮片）

薤白

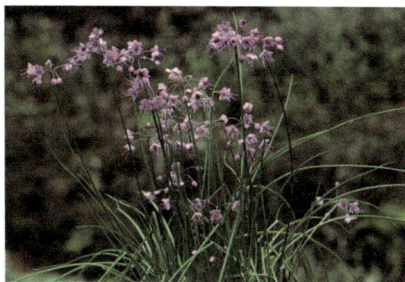

植物

【基源】

薤白是百合科植物小根蒜或薤的干燥鳞茎，主产于东北地区，以及河北、江苏、湖北。

【药性】

辛、苦，温。归心、肺、胃、大肠经。

【功效与应用】

1. 通阳散结

胸痹——瓜蒌薤白白酒汤、瓜蒌薤白半夏汤、枳实薤白桂枝汤。

2. 行气导滞

①脘腹痞满胀痛——配伍高良姜、砂仁、木香等。

②泻痢，里急后重——配伍木香、枳实等。

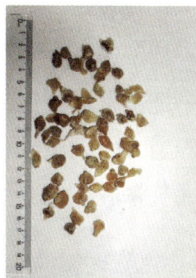

药材

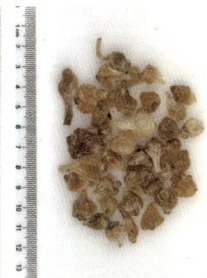

饮片

柿蒂

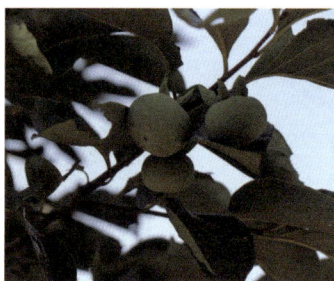
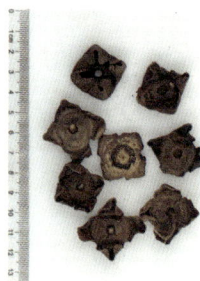

植物　　　　　　　　　药材（饮片）

【基源】

柿蒂是柿树科植物柿的干燥宿萼，主产于河北、河南、山东。

【药性】

苦，平。归胃经。

【功效与应用】

降气止呃

①胃寒呃逆——柿蒂汤。

②胃热呃逆——配伍黄连、竹茹等。

③痰浊内阻之呃逆——配伍半夏、陈皮、厚朴等。

④命门火衰，元气暴脱，上逆作呃——配伍附子、人参、丁香等。

消食药

麦芽

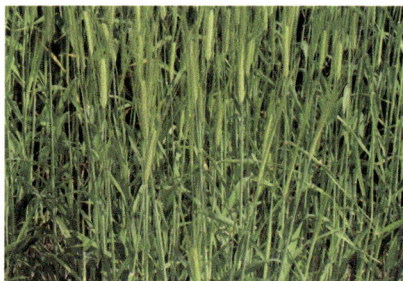

植物

【基源】

麦芽是禾本科植物大麦的成熟果实经发芽干燥的炮制加工品，全国大部分地区均产。

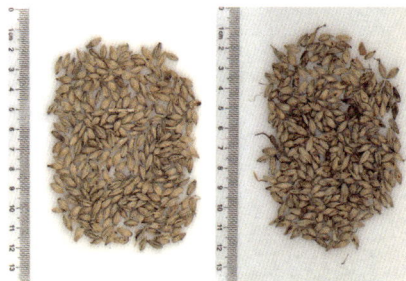

生麦芽药材（饮片）　　炒麦芽药材（饮片）

【药性】

甘，平。归脾、胃、肝经。

【功效与应用】

1. 消食和中

①饮食积滞——配伍山楂、神曲、鸡内金等。

②脾虚食少，食后脘胀——健脾丸。

2. 回乳消胀

断乳，乳房胀痛——炒麦芽煎服。

3. 疏肝解郁

肝气郁滞——配伍川楝子、柴胡等。

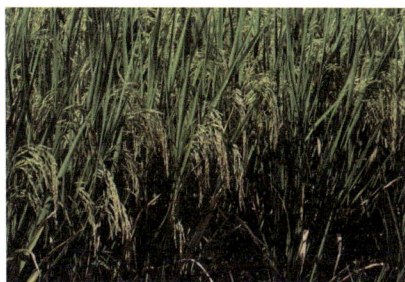

植物

【基源】

稻芽是禾本科植物稻的成熟果实经发芽干燥的炮制加工品，全国大部分地区均产。

【药性】

甘，温。归脾、胃经。

【功效与应用】

1. 消食和中

饮食积滞——配伍麦芽等。

2. 健脾开胃

脾虚食少——谷神丸。

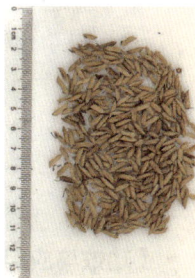

药材（饮片）

山楂

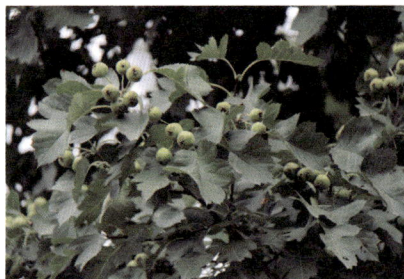

植物

【基源】

山楂是蔷薇科植物山里红或山楂的干燥成熟果实，主产于山东、河南、河北、辽宁。

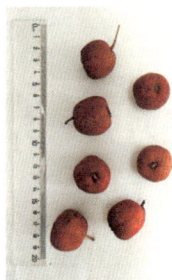
药材

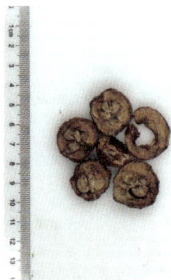
净山楂饮片

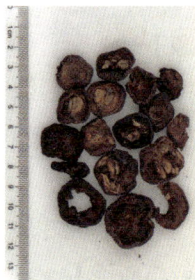
炒山楂饮片

【药性】

酸、甘，微温。归脾、胃、肝经。

【功效与应用】

1. 消食化积

肉食积滞——匀气散。

2. 行气散瘀

①泻痢腹痛——配伍木香、槟榔等。

②疝气痛——配伍橘核、荔枝核等。

③血瘀腹痛，痛经——单用以糖水煎服。

④胸痹心痛——配伍川芎、桃仁、红花等。

3. 化浊降脂

高脂血症——配伍丹参、三七、葛根等。

神曲

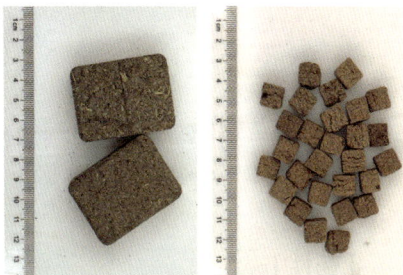

神曲药材（饮片）　炒神曲药材（饮片）

【基源】

神曲是辣蓼、青蒿、杏仁等药加入面粉混合后经发酵而成的曲剂，全国大部分地区均产。

【药性】

甘、辛，温。归脾、胃经。

【功效与应用】

消食和胃

饮食积滞——配伍山楂、麦芽、木香等。

鸡内金

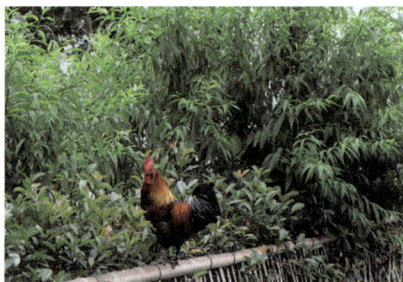

动物

【基源】

鸡内金是雉科动物家鸡的干燥沙囊内壁，全国大部分地区均产。

【药性】

甘，平。归脾、胃、小肠、膀胱经。

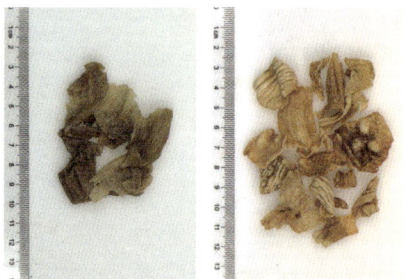

鸡内金药材（饮片）　　炒鸡内金药材（饮片）

【功效与应用】

1. 消食健胃

①饮食积滞——配伍山楂、麦芽等。

②小儿疳积——配伍白术、山药、使君子等。

2. 涩精止遗

①遗精——单味炒焦研末，温酒送服。

②遗尿——鸡脤胵散。

3. 通淋化石

砂淋，石淋，胆结石——配伍金钱草等。

莱菔子

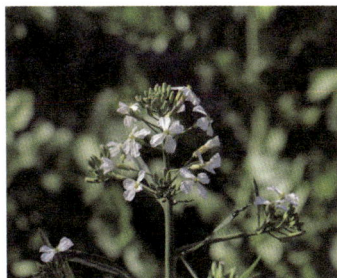

植物

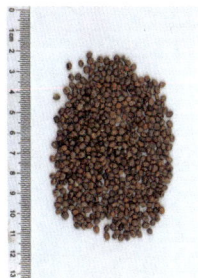

药材（饮片）

【基源】

莱菔子是十字花科植物萝卜的干燥成熟种子，全国大部分地区均产。

【药性】

辛、甘，平。归肺、脾、胃经。

【功效与应用】

1. 消食除胀

食积气滞——保和丸、大安丸。

2. 降气化痰

咳喘痰多——三子养亲汤。

驱虫药

图解「临床中药学」（彩图极简版）

使君子

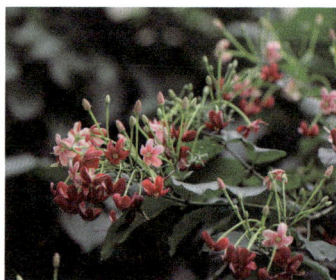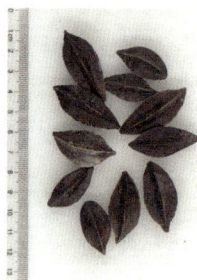

植物　　　　　　　　　药材（饮片）

【基源】

使君子是使君子科植物使君子的干燥成熟果实，主产于四川。

【药性】

甘，温。归脾、胃经。

【功效与应用】

杀虫消积

①蛔虫病——使君子散。

②蛲虫病——配伍百部、槟榔、大黄等。

③小儿疳疾——肥儿丸、使君子丸。

苦楝皮

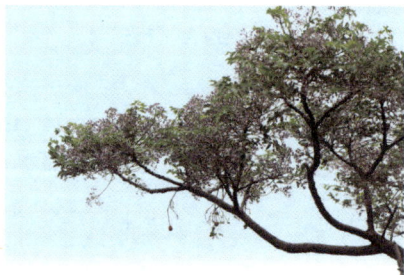

植物

【基源】

苦楝皮是楝科植物川楝或楝的干燥树皮及根皮，主产于四川、湖北、安徽、江苏、河南。

【药性】

苦，寒；有毒。归肝、脾、胃经。

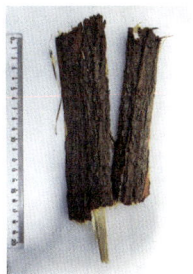
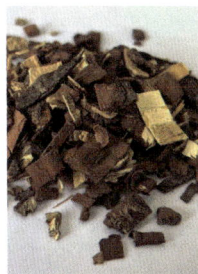

药材　　　　　　　饮片

【功效与应用】

1. 杀虫

①蛔虫病——化虫丸。

②蛲虫病——楝榴二皮饮。

2. 疗癣

疥癣，湿疮——单用本品研末，用醋或猪脂调涂患处。

槟榔

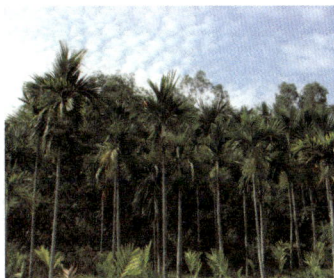
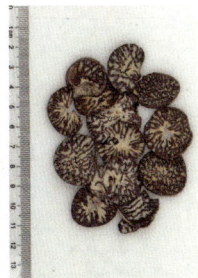

植物　　　　　　　药材（饮片）

【基源】

槟榔是棕榈科植物槟榔的干燥成熟种子，我国广东、云南的产量较多，国外以菲律宾、印度及印度尼西亚的产量为多。

【药性】

苦、辛，温。归胃、大肠经。

【功效与应用】

1. 杀虫

①蛔虫病，蛲虫病——配伍使君子、苦楝皮等。

②绦虫病——圣功散。

③姜片虫病——配伍乌梅、甘草等。

2. 消积

①食积气滞——木香槟榔丸。

②泻痢后重——芍药汤。

3. 行气利水

①水肿——疏凿饮子。

②脚气肿痛——鸡鸣散。

4. 截疟

疟疾——截疟七宝饮。

鹤草芽

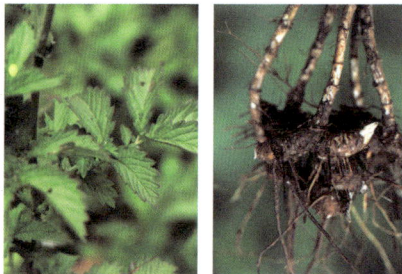

植物

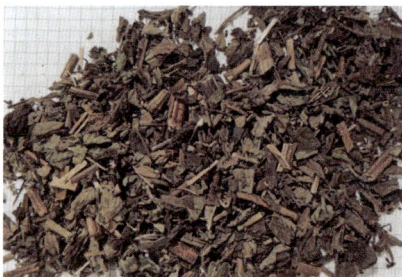

药材（饮片）

【基源】

鹤草芽是蔷薇科植物龙芽草（即仙鹤草）的冬芽，全国大部分地区均产。

【药性】

苦、涩，凉。归肝、小肠、大肠经。

【功效与应用】

杀虫

绦虫病——单用本品研粉，晨起空腹顿服。

南瓜子

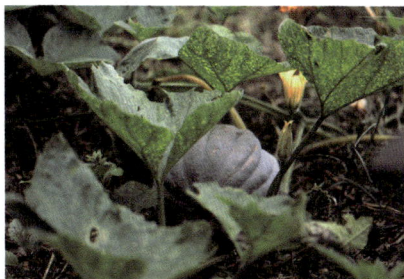

植物

【基源】

南瓜子是葫芦科植物南瓜的干燥种子，主产于浙江、江西、河北、山东。

【药性】

甘，平。归胃、大肠经。

【功效与应用】

杀虫

绦虫病——配伍槟榔等。

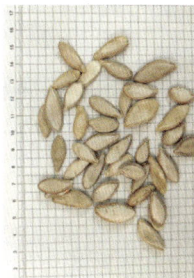

药材（饮片）

鹤虱

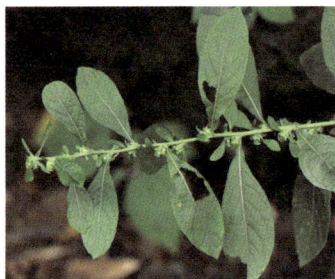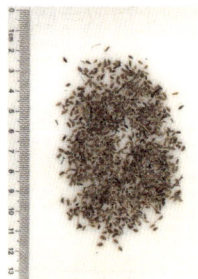

植物　　　　　　　药材（饮片）

【基源】

鹤虱是菊科植物天名精或伞形科植物野胡萝卜的干燥成熟果实，前者为本草书籍所记载的正品，主产于河南、山西、陕西、甘肃、贵州，习称"北鹤虱"，后者主产于江苏、浙江、安徽，习称"南鹤虱"。

【药性】

苦、辛，平；有小毒。归脾、胃经。

【功效与应用】

杀虫消积

①虫积腹痛——安虫散、化虫丸。

②小儿疳疾——下虫丸、化虫丸。

止血药

图解「临床中药学」（彩图极简版）

大蓟

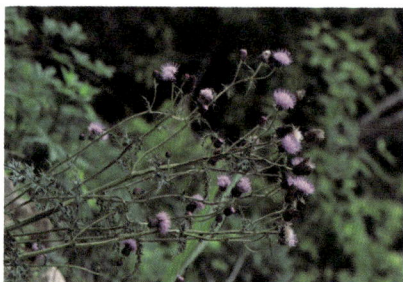

植物

【基源】

大蓟是菊科植物蓟的干燥地上部分，全国大部分地区均产。

【药性】

甘、苦，凉。归心、肝经。

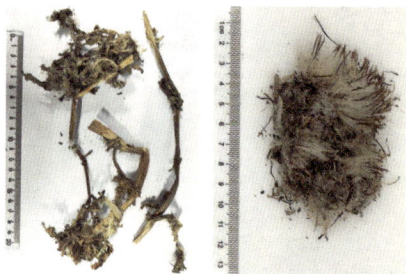

药材　　　　　饮片

【功效与应用】

1. 凉血止血

①吐血、咳血、衄血等上部出血，以及妇女肝经血热之崩漏下血——单用鲜大蓟根或大蓟叶捣汁内服。

②血热出血——十灰散。

③外伤出血——单用研末外敷。

2. 散瘀解毒消痈

痈肿疮毒——单用鲜品捣烂外敷或配伍清热解毒药。

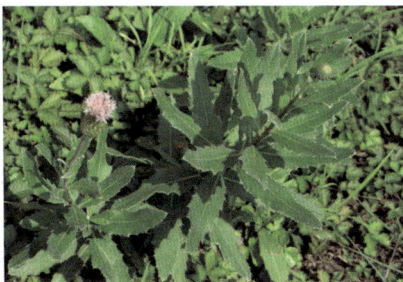

植物

小蓟

【基源】

小蓟是菊科植物刺儿菜的干燥地上部分，全国大部分地区均产。

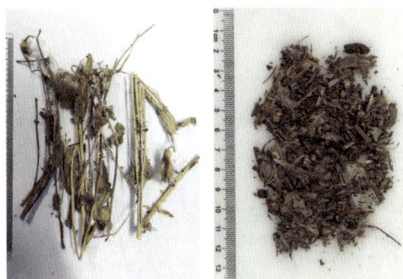

药材   饮片

【药性】

甘、苦，凉。归心、肝经。

【功效与应用】

1. **凉血止血**

血热之吐血、衄血、便血、尿血、崩漏——单用捣烂内服、外敷，或使用十灰散、小蓟饮子。

2. **散瘀解毒消痈**

痈肿疮毒——单用或配伍蒲公英、紫花地丁等。

槐花

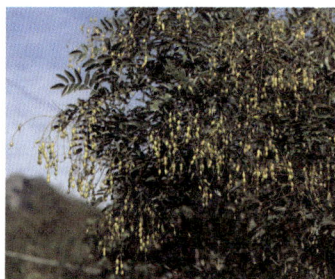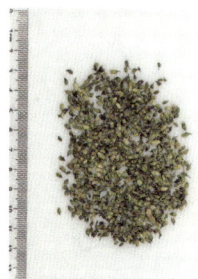

植物   药材（饮片）

【基源】

槐花是豆科植物槐的干燥花及花蕾，全国大部分地区均产。

【药性】

苦，微寒。归肝、大肠经。

【功效与应用】

1.**凉血止血**

血热之便血、痔血、血痢、崩漏、吐血、衄血——槐花散、榆槐脏连丸。

2.**清肝泻火**

肝热目赤，头痛眩晕——单用煎汤代茶饮或配伍夏枯草、决明子、菊花等。

地榆

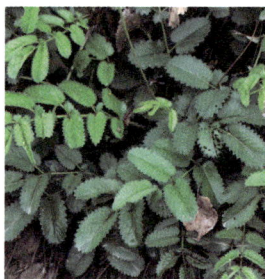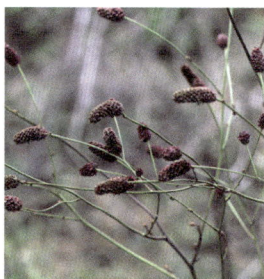

植物

【基源】

地榆是蔷薇科植物地榆或长叶地榆的干燥根，地榆主产于黑龙江、吉林、辽宁、内蒙古、山西，长叶地榆主产于安徽、江苏、浙江、江西。

【药性】

苦、酸、涩，微寒。归肝、大肠经。

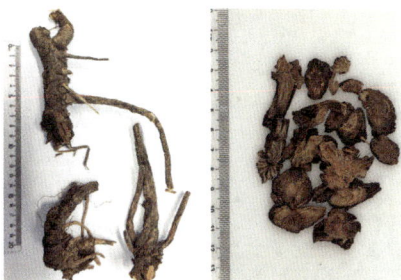

药材　　　　饮片

【功效与应用】

1. 凉血止血

①血热便血——配伍生地黄、黄芩、槐花等。

②痔疮出血，血色鲜红——槐角丸。

③血痢——配伍马齿苋、仙鹤草、当归等。

④崩漏下血——配伍茜草、苎麻根、黄芩等。

2. 解毒敛疮

①水火烫伤——单用研末麻油调敷或配伍紫草、冰片等。

②热毒疮痈——单用鲜品内服、外敷。

③湿疹及皮肤溃烂——单用浓煎外洗或配伍土茯苓、白鲜皮等。

白茅根

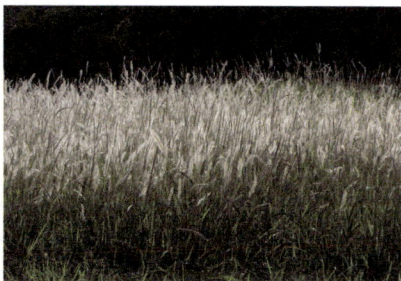

植物

【基源】

白茅根是禾本科植物白茅的干燥根茎，全国大部分地区均产。

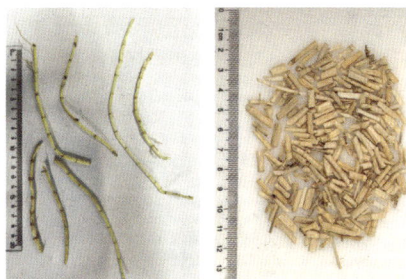

药材　　　　　　　饮片

【药性】

甘，寒。归肺、胃、膀胱经。

【功效与应用】

1. 凉血止血

①衄血，吐血——单用或配伍凉血止血药。

②血热咳血——配伍藕，取鲜品煮汁服。

③尿血——配伍小蓟、黄芩、血余炭等。

2. **清热利尿**

①热病烦渴——配伍芦根、天花粉等。

②胃热呕吐——配伍麦冬、竹茹、半夏等。

③肺热咳嗽——配伍桑白皮、地骨皮等。

④湿热黄疸——配伍茵陈、栀子等。

⑤水肿尿少，热淋涩痛——单用或配伍清热利尿药。

侧柏叶

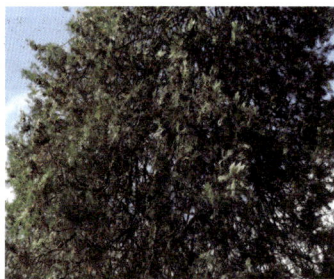 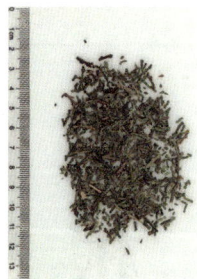

植物　　　　　　　　药材（饮片）

【基源】

侧柏叶是柏科植物侧柏的干燥枝梢及叶，全国大部分地区均产。

【药性】

苦、涩，寒。归肺、肝、脾经。

【功效与应用】

1. 凉血止血

①血热妄行之吐血、衄血——四生丸。

②尿血，血淋——配伍蒲黄、小蓟、白茅根等。

③崩漏下血——配伍槐花、地榆。

④中焦虚寒之吐血——柏叶汤。

2. 化痰止咳

肺热咳嗽，咳痰黄稠——单用或配伍浙贝母、瓜蒌等。

3. 生发乌发

①头发不生——单用研末和麻油涂之。

②须发落焦，枯燥不荣——配伍生地黄、制何首乌、黄精等。

苎麻根 🌱

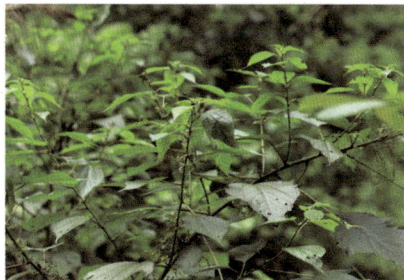

植物

【基源】

苎麻根是荨麻科植物苎麻的干燥根和根茎，主产于江苏、山东、山西。

【药性】

甘，寒。归心、肝经。

【功效与应用】

1. 凉血止血

血热出血所致的咳血、吐血、衄血、崩漏、紫癜及外伤出血——单用或配伍止血药。

2. 安胎

①妊娠胎动，下血腹痛——单用煎汤。

②劳损动胎，腹痛下血——配伍地黄、阿胶、当归等。

3. 清热解毒

①痈疽发背，乳痈初起微赤——单用捣烂外敷。

②丹毒——煮浓汁外洗。

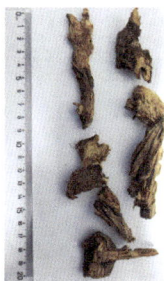

药材　　　　　饮片

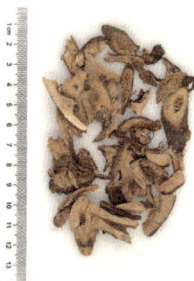

三七

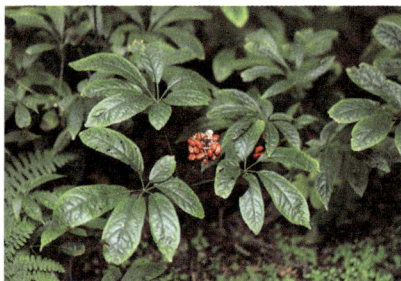

植物

【基源】

三七是五加科植物三七的干燥根和根茎，主产于云南、广西。

【药性】

甘、微苦，温。归肝、胃经。

【功效与应用】

1. 散瘀止血

①吐血，衄血，崩漏——单用，米汤调服。

②咳血，吐血，衄血，尿血，便血——配伍花蕊石、血余炭等。

③外伤出血——单用研末外掺或配伍龙骨、血竭、象皮等。

2. **消肿定痛**

①血滞胸腹刺痛——配伍延胡索、川芎、郁金等。

②无名痈肿，疼痛不已——单用研末，米醋调涂。

③痈疽溃烂——配伍乳香、儿茶、没药等。

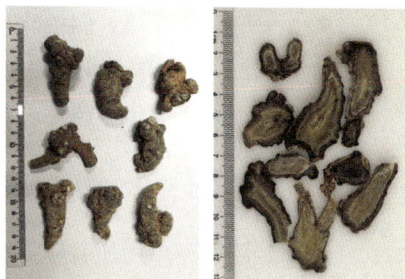

药材　　　　　饮片

茜草

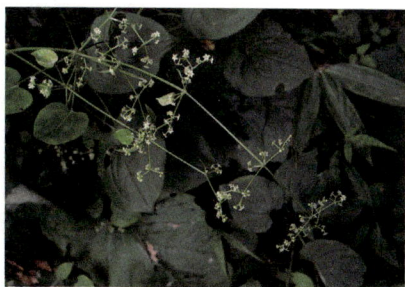

植物

【基源】

茜草是茜草科植物茜草的干燥根及根茎，主产于陕西、河北、山东、河南、安徽。

【药性】

苦，寒。归肝经。

【功效与应用】

1. **凉血止血**

①吐血不止——单用研末煎服。

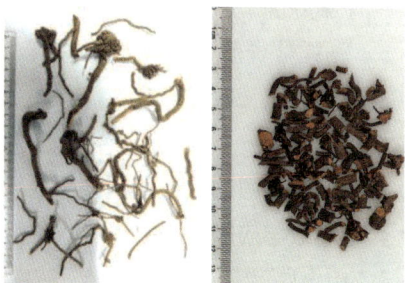

药材　　　　　饮片

②衄血——配伍黄芩、侧柏叶等。

③血热崩漏——配伍生地黄、生蒲黄等。

④血热尿血——配伍小蓟、白茅根等。

⑤气不摄血之崩漏下血——固冲汤。

2. 祛瘀通经

①瘀阻经闭——单用加酒煎服或配伍桃仁、红花、当归等。

②风湿痹证——单用浸酒服或配伍鸡血藤、海风藤、延胡索等。

③跌打损伤——单用泡酒服或配伍三七、乳香、没药等。

蒲黄

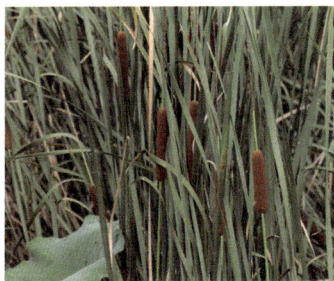 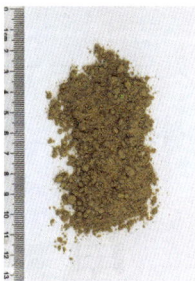

植物　　　　　　　　　药材（饮片）

【基源】

蒲黄是香蒲科植物水烛香蒲、东方香蒲或同属植物的干燥花粉，主产于浙江、江苏、山东、安徽、湖北。

【药性】

甘，平。归肝、心包经。

【功效与应用】

1. 止血

①吐血，衄血，尿血，崩漏——单用冲服或配伍止血药。

②鼻衄不止——配伍黄芩、竹茹等。

③月经过多，漏下不止——配伍艾叶、侧柏叶、山茱萸等。

④外伤出血——单用外掺伤口。

2. 化瘀

①跌打损伤——单用蒲黄末，温酒服。

②心腹刺痛，产后瘀阻腹痛，痛经——失笑散。

3. 利尿通淋

血淋涩痛——配伍生地黄、冬葵子、石韦等。

白及

植物

【基源】

白及是兰科植物白及的干燥块茎，主产于贵州、四川、湖南、湖北。

【药性】

苦、甘、涩，微寒。归肺、胃、肝经。

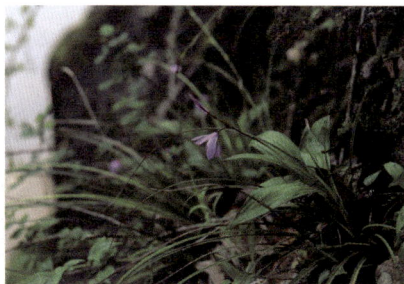

药材

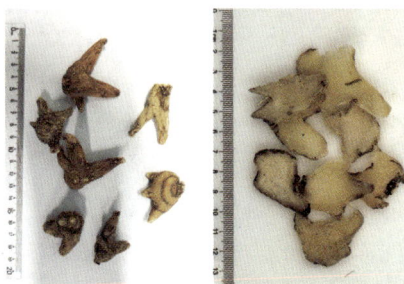

饮片

【功效与应用】

1. 收敛止血

①诸内出血证——单用研末，糯米汤调服。

②咳血——配伍藕节、枇杷叶等。

③吐血——配伍茜草、生地黄、牛膝等。

④外伤或金创出血——单用研末外掺或水调外敷，或配伍白蔹、黄芩、龙骨等研细末，掺疮口上。

2. 消肿生肌

①疮疡初起——单用研末外敷或使用内消散。

②疮痈已溃，久不收口——生肌干脓散。

③手足皲裂——单用研末，麻油调涂。

④烧烫伤——单用研末，用油调敷或用白及粉、凡士林调膏外用。

仙鹤草

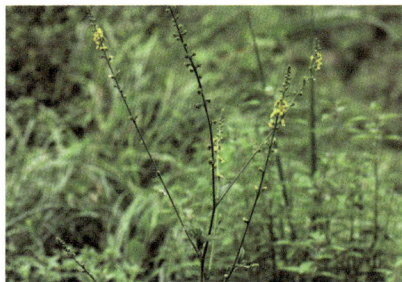

植物

【基源】

仙鹤草是蔷薇科植物龙芽草的干燥地上部分，主产于浙江、江苏、湖北。

【药性】

苦、涩，平。归心、肝经。

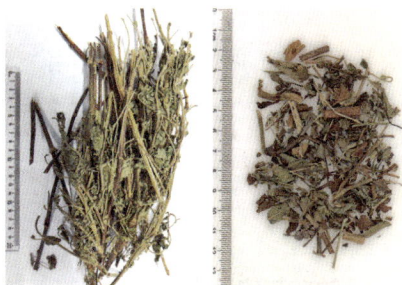

药材　　　　　饮片

【功效与应用】

1. 收敛止血

①血热妄行之出血证——配伍生地黄、侧柏叶、牡丹皮等。

②虚寒性出血证——配伍党参、炮姜、艾叶等。

2. 截疟

疟疾寒热——单用研末吞服或水煎服。

3. 止痢

血痢，久泻久痢——单用或配伍赤石脂、禹余粮等。

4. 解毒

①痈肿疮毒——单用或配伍清热解毒药。

②阴痒带下——配伍苦参、白鲜皮、黄柏等煎汤外洗。

5. 补虚

①劳力过度所致的脱力劳伤——配伍大枣。

②气血亏虚，神疲乏力，头晕目眩——配伍党参、熟地黄、龙眼肉等。

紫珠叶

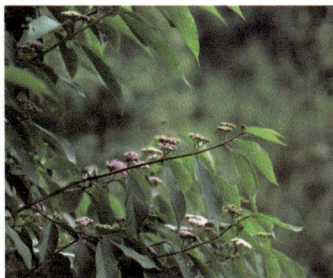 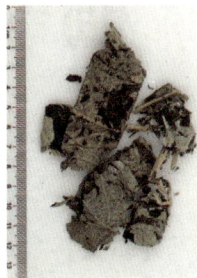

植物 　　　　　　　　药材（饮片）

【基源】

紫珠叶是马鞭草科植物杜虹花的干燥叶，主产于广东、广西。

【药性】

苦、涩，凉。归肝、肺、胃经。

【功效与应用】

1. 凉血收敛止血

①咯血，吐血，衄血——配伍大蓟、白及等。

②尿血，血淋——配伍小蓟、白茅根等。

③便血，痔血——配伍地榆、槐花等。

④外伤出血——单用捣敷或研末敷掺，或用紫珠叶液浸湿纱布，覆盖并压迫局部。

2. 散瘀解毒消肿

①热毒疮疡——单用鲜品捣敷、内服或配伍清热解毒药物。

②水火烫伤——单用研末敷于患处，或煎煮滤取药液，浸湿纱布后外敷。

棕榈炭

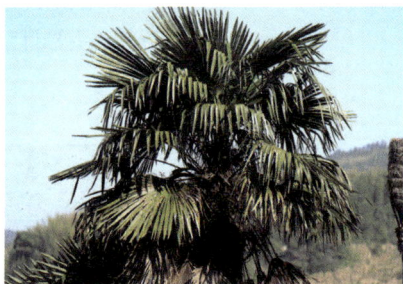

植物

【基源】

棕榈炭是棕榈科植物棕榈的干燥叶柄煅炭，主产于湖南、四川、江苏、浙江。

【药性】

苦、涩，平。归肝、肺、大肠经。

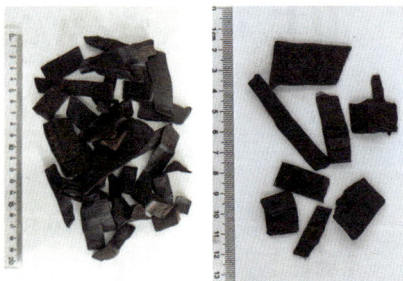

药材　　　　饮片

【功效与应用】

收敛止血

①出血而无瘀滞——单用或配伍血余炭、仙鹤草、侧柏叶等。

②血热妄行之吐血、咳血——十灰散。

③虚寒性崩漏下血——配伍艾叶、炮姜等。

血余炭

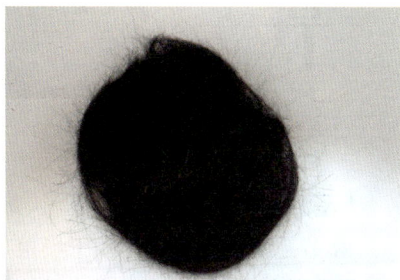

人发

【基源】

血余炭为人发制成的炭化物，全国大部分地区均产。

【药性】

苦，平。归肝、胃经。

【功效与应用】

1. 收敛止血

①出血证——单用温水调服，外用掺敷出血部位。

②咳血，吐血——化血丹。

③血淋——配伍蒲黄、生地黄、甘草等。

④便血——配伍地榆、槐花等。

⑤崩漏——单用或配伍艾叶、藕节等。

2. 化瘀，利尿

小便不利——滑石白鱼散。

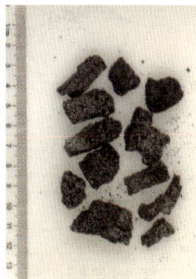

药材（饮片）

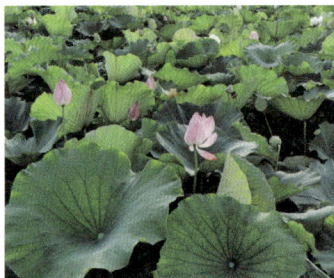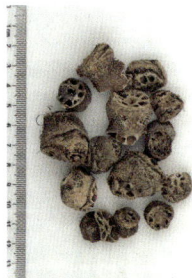

藕节

植物　　　　　　　　　　　药材（饮片）

【基源】

藕节是睡莲科植物莲的干燥根茎节部，主产于浙江、安徽、江苏。

【药性】

甘、涩，平。归肝、肺、胃经。

【功效与应用】

收敛止血

①吐血，衄血——鲜藕捣汁。

②血淋，尿血——小蓟饮子。

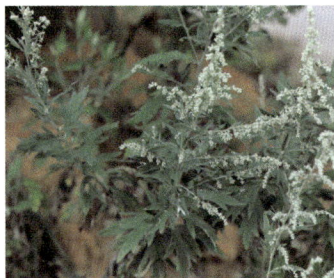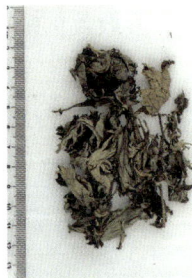

艾叶

植物　　　　　　　　　　　药材（饮片）

【基源】

艾叶是菊科植物艾的干燥叶，主产于山东、安徽、湖北、河北。

【药性】

辛、苦，温；有小毒。归肝、脾、肾经。

【功效与应用】

1. 温经止血

①下元虚冷、冲任不固所致的崩漏下血——单用水煎服或使用胶艾汤。

②血热妄行之出血证——配伍清热凉血止血药。

2. 散寒止痛，调经

①下焦虚寒，月经不调，经行腹痛，宫冷不孕，带下——艾附暖宫丸。

②脘腹冷痛——单用或配伍温中散寒之品。

3. 安胎

胎动不安，胎漏下血——单用酒煎服或配伍桑寄生、阿胶等。

4. 外用祛湿止痒

皮肤瘙痒——单用。

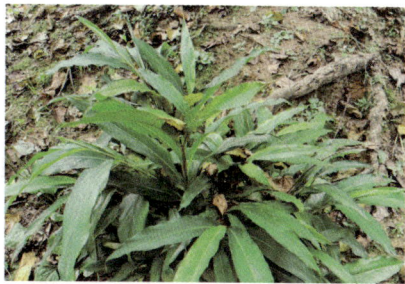

炮姜

植物

【基源】

炮姜是姜科植物姜的干燥根茎的炮制加工品，全国大部分地区均可加工炮制。

【药性】

辛，热。归脾、胃、肾经。

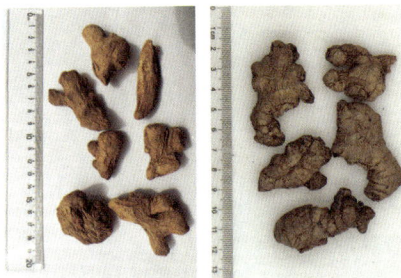

药材　　　　　　　　饮片

【功效与应用】

1. 温经止血

①血痢不止——单用研末，米饮下。

②虚寒性吐血、便血——配伍人参、黄芪、附子等。

③冲任虚寒，崩漏下血——配伍艾叶、乌梅、棕榈炭等。

2. 温中止痛

①中寒水泻——单用研末饮服。

②脾虚冷泻不止——配伍厚朴、附子等。

③寒凝脘腹冷痛——二姜丸。

④产后血虚寒凝，小腹疼痛——生化汤。

灶心土

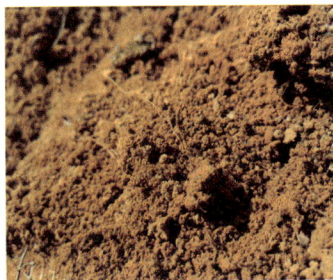

黏土

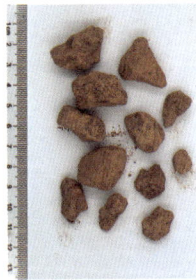

药材（饮片）

【基源】

灶心土是烧木柴或杂草的土灶内底部中心的焦黄土块，全国大部分农村地区均产。

【药性】

辛，温。归脾、胃经。

【功效与应用】

1. 温中止血

①脾气虚寒不能统血之出血病证——单用水淘汁，和蜜服。

②中焦虚寒之便血、吐血、衄血、崩漏——黄土汤。

2. 止呕

①脾胃虚寒、胃气不降之呕吐——配伍干姜、半夏、白术等。

②反胃，妊娠呕吐——单用研细，米饮送服。

3. 止泻

①脾胃久泻——配伍附子、干姜、白术等。

②胎前下痢，产后不止——以山楂、黑糖为丸，本品煎汤代水送服。

活血化瘀药

图解『临床中药学』（彩图极简版）

川芎

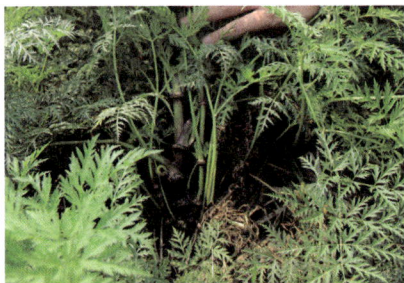
植物

【基源】

川芎是伞形科植物川芎的干燥根茎，主产于四川。

【药性】

辛，温。归肝、胆、心包经。

【功效与应用】

1. 活血行气

①肝郁气滞，胁肋作痛——柴胡疏肝散。

②心脉瘀阻，胸痹心痛——配伍丹参、红花、降香等。

③肝血瘀阻，积聚痞块，胸胁刺痛——血府逐瘀汤。

④跌仆损伤，瘀肿疼痛——配伍乳香、没药、三七等。

⑤月经不调，经闭痛经——血府逐瘀汤。

⑥寒凝血瘀之经行腹痛、经闭——温经汤。

⑦产后瘀阻腹痛，恶露不行——生化汤。

2. 祛风止痛

①外感风寒头痛——川芎茶调散。

②风热头痛——川芎散。

③风湿头痛——羌活胜湿汤。

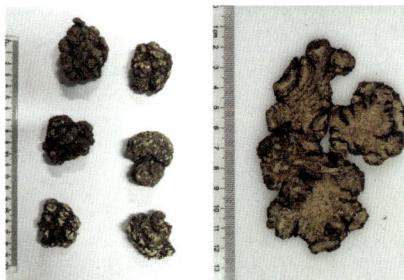
药材　　　　饮片

④血瘀头痛——通窍活血汤。

⑤风湿痹阻，肢节疼痛——蠲痹汤。

延胡索

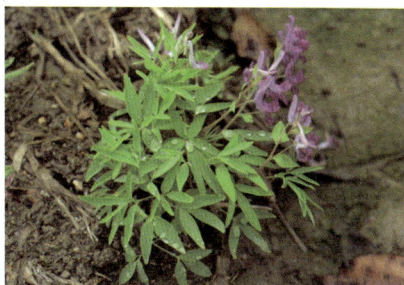

植物

【基源】

　　延胡索是罂粟科植物延胡索的干燥块茎，主产于浙江。

【药性】

　　辛、苦，温。归肝、脾、心经。

【功效与应用】

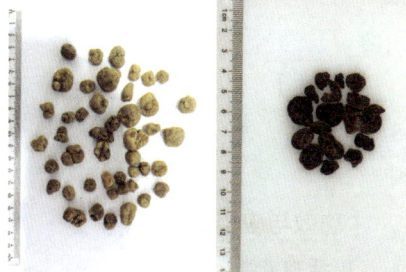

药材　　　　　　　饮片

活血，行气，止痛

①寒滞胃痛——安中散。

②肝郁气滞血瘀导致的胸胁脘腹疼痛——金铃子散。

③心血瘀阻之胸痹心痛——配伍丹参、桂枝、薤白、瓜蒌等。

④经闭痛经，产后瘀阻——延胡索散。

⑤寒疝腹痛，睾丸肿胀——橘核丸。

⑥风湿痹痛——配伍秦艽、桂枝等。

⑦跌打损伤，瘀血肿痛——单用为末，以酒调敷。

郁金

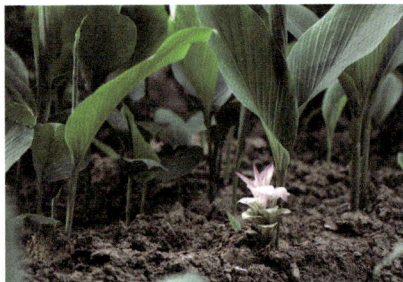

植物

【基源】

郁金是姜科植物温郁金、姜黄、广西莪术或蓬莪术的干燥块根，主产于四川、浙江、广西、云南。

【药性】

辛、苦，寒。归肝、胆、心、肺经。

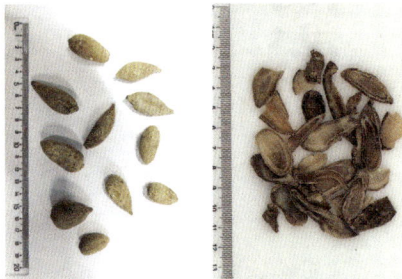

药材   饮片

【功效与应用】

1. 活血止痛

①气血瘀滞之胸痹疼痛、胁肋胀痛——颠倒木金散。

②肝郁化热，经前腹痛——宣郁通经汤。

③癥瘕痞块——配伍干漆、硝石等。

2. 行气解郁

①湿温病浊邪蒙蔽清窍，胸脘痞闷，神志不清——菖蒲郁金汤。

②痰热蒙蔽心窍，癫痫发狂——白金丸。

3. 清心凉血

①肝郁化热、迫血妄行之血热吐衄、妇女倒经——生地黄汤。

②热结下焦、伤及血络之血尿、血淋——郁金散。

4. 利胆退黄

①湿热黄疸——配伍茵陈、栀子等。

②肝胆结石，胆胁胀痛——配伍金钱草、大黄、虎杖等。

姜黄

植物

【基源】

姜黄是姜科植物姜黄的干燥根茎，主产于四川。

【药性】

辛、苦，温。归肝、脾经。

【功效与应用】

1. 活血行气

①心血瘀滞之心胸刺痛——姜黄散。

②肝胃寒凝气滞之胸胁疼痛——推气散。

③气滞血瘀之痛经闭经、产后腹痛——姜黄散。

④跌打损伤，瘀肿疼痛——姜黄汤。

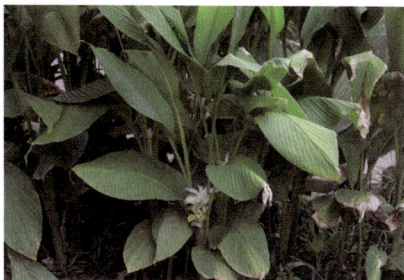

药材

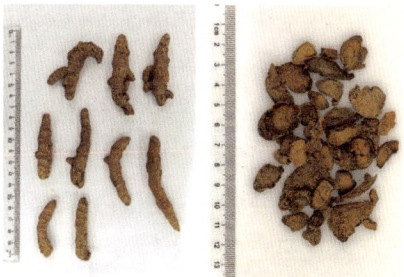

饮片

2. 通经止痛

风湿肩臂疼痛——三痹汤。

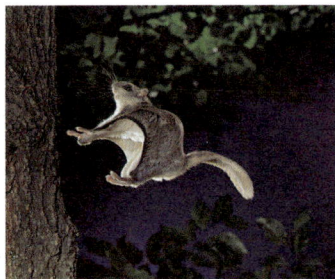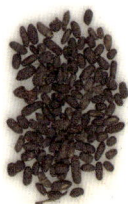

五灵脂

动物　　　　　　　　　　药材（饮片）

【基源】

五灵脂是鼯鼠科动物复齿鼯鼠的干燥粪便，主产于河北、山西、甘肃。

【药性】

苦、咸、甘，温。归肝经。

【功效与应用】

1. 活血止痛

①瘀血阻滞之诸痛证——失笑散。

②胸痹心痛——配伍川芎、丹参、乳香等。

③脘腹胁痛——配伍延胡索、香附、没药等。

④痛经闭经，产后瘀滞腹痛——配伍当归、益母草等。

⑤骨折肿痛——配伍白及、乳香、没药等。

2. 化瘀止血

妇女崩漏，月经过多，色紫块多，少腹刺痛——单用炒研末，温酒送服或配伍化瘀止血药。

乳香

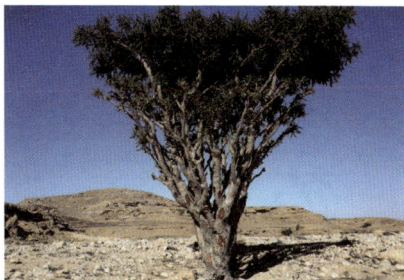
植物

【基源】

乳香是橄榄科植物乳香树及同属植物树皮渗出的树脂，主产于埃塞俄比亚、索马里。

【药性】

辛、苦，温。归心、肝、脾经。

【功效与应用】

1. 活血定痛

①跌打损伤——七厘散。

②疮疡肿毒初起，局部皮肤红肿热痛——仙方活命饮。

③痈疽、瘰疬、痰核，或肿块坚硬不消——醒消丸。

④疮疡溃破，久不收口——配伍没药研末外用。

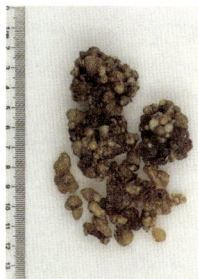
药材（饮片）

2. 消肿生肌

①胃脘疼痛——手拈散。

②胸痹心痛——配伍丹参、川芎等。

③痛经经闭，产后瘀阻腹痛——活络效灵丹。

④风湿痹痛，肢体麻木疼痛——蠲痹汤。

没药

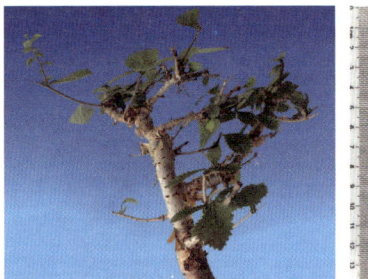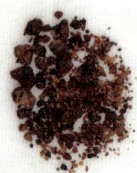

植物　　　　　　　　　　药材（饮片）

【基源】

没药是橄榄科植物地丁树或哈地丁树的干燥树脂，主产于索马里、埃塞俄比亚。

【药性】

辛、苦，平；归心、肝、脾经。

【功效与应用】

活血定痛，消肿生肌

跌打损伤，瘀滞疼痛，痈疽肿痛，疮疡溃后久不收口，多种瘀滞痛证——配伍乳香等。

丹参

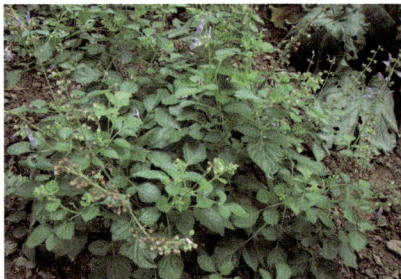

植物

【基源】

丹参是唇形科植物丹参的干燥根及根茎，主产于四川、山东、河北。

【药性】

苦，微寒。归心、肝经。

【功效与应用】

1. 活血祛瘀

瘀血阻滞之月经不调、痛经、闭经、产后腹痛——单用研末，用酒调服，或使用宁坤至宝丹。

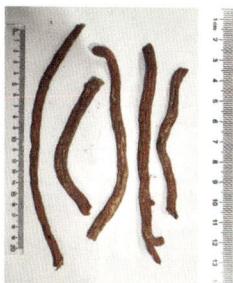 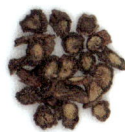

药材　　　　　　饮片

2. 通经止痛

①瘀阻心脉，胸痹心痛——丹参饮。

②癥瘕积聚——配伍三棱、莪术、皂角刺等。

③跌打损伤——活络效灵丹。

④风湿痹痛——配伍牛膝、杜仲、桑寄生等。

3. 凉血消痈

热毒瘀阻之疮痈肿痛——配伍金银花、连翘、紫花地丁等。

4. 清心除烦

①热入营血，高热神昏，烦躁不寐——清营汤。

②心血不足之心悸失眠——天王补心丹。

红花

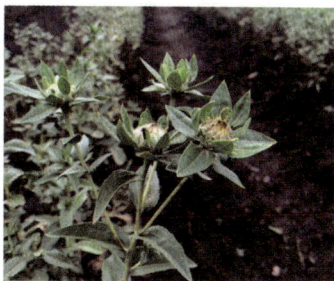 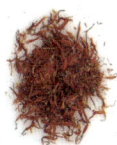

植物　　　　　　药材（饮片）

【基源】

红花是菊科植物红花的干燥花，主产于河南、新疆、四川。

【药性】

辛，温。归心、肝经。

【功效与应用】

1. 活血通经

①妇人腹中血气刺痛——红蓝花酒。

②经闭痛经——桃红四物汤。

③产后瘀滞腹痛——配伍丹参、蒲黄、牡丹皮等。

2. 散瘀止痛

①胸痹心痛——配伍桂枝、瓜蒌、丹参等。

②瘀滞腹痛——血府逐瘀汤。

③胁肋刺痛——复元活血汤。

④跌仆损伤——单用制为红花油、红花酊涂擦，或使用七厘散。

⑤疮疡肿痛——配伍当归、赤芍、重楼等。

⑥瘀热郁滞之斑疹色暗——当归红花饮。

桃仁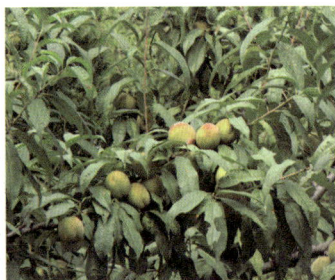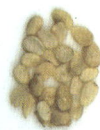

植物　　　　　　　　　　药材（饮片）

【基源】

桃仁是蔷薇科植物桃或山桃的干燥成熟种子，主产于北京、山东、陕西、河南、辽宁。

【药性】

苦、甘，平。归心、肝、大肠、肺经。

【功效与应用】

1. 活血祛瘀

①瘀血阻滞之经闭痛经——桃红四物汤。

②产后瘀滞腹痛——生化汤。

③瘀血蓄积之癥瘕痞块——桂枝茯苓丸。

④下焦蓄血证，少腹急结，小便自利，其人如狂，甚则烦躁谵语，至夜发热——桃核承气汤。

⑤跌打损伤，瘀肿疼痛——复元活血汤。

2. 润肠通便

①肺痈——苇茎汤。

②肠痈——大黄牡丹汤。

③肠燥便秘——润肠丸。

3. 止咳平喘

咳嗽气喘——单用煮粥食用或配伍苦杏仁等。

益母草

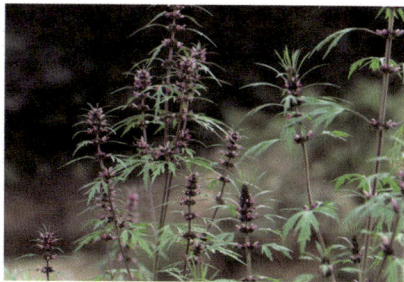

植物

【基源】

益母草是唇形科植物益母草的新鲜或干燥地上部分，我国大部分

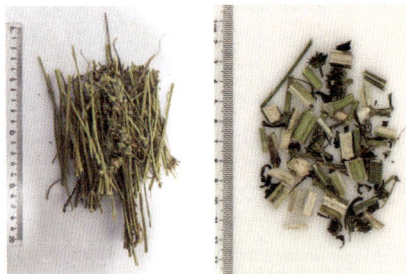

药材   饮片

地区均产。

【药性】

苦、辛，微寒。归肝、心包、膀胱经。

【功效与应用】

1. 活血调经

①血瘀痛经、经闭——单用熬膏服，益母草流浸膏、益母草膏。

②产后恶露不尽、瘀滞腹痛、难产、胎死腹中——单用煎汤或熬膏或配伍当归、川芎、乳香等。

③跌打损伤、瘀滞肿痛——配伍川芎、当归等。

2. 利尿消肿

①水瘀互结之水肿尿少——单用或配伍白茅根、泽兰等。

②血热及瘀滞之血淋、尿血——配伍车前子、石韦、木通等。

3. 清热解毒

疮痈肿毒——单用外洗或外敷或配伍黄柏、蒲公英、苦参等内服。

泽兰

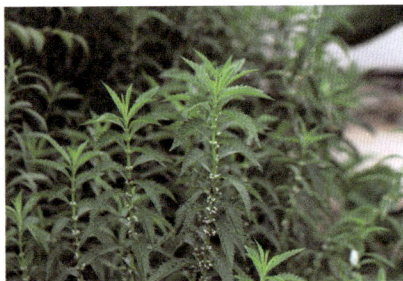

植物

【基源】

泽兰是唇形科植物毛叶地瓜儿苗的干燥地上部分，全国大部分地区均产。

【药性】

苦、辛,微温。归肝、脾经。

【功效与应用】

1. 活血通经

①经闭痛经,产后瘀滞腹痛——配伍当归、赤芍、茺蔚子等。

②血瘀之月经不调——配伍当归、川芎、白芍等。

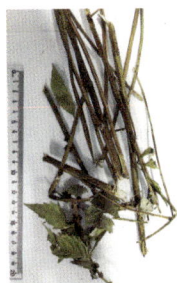 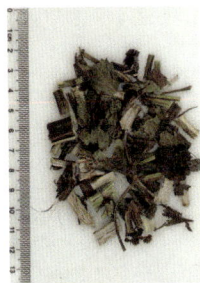

药材　　　　　　　饮片

2. 祛瘀消痈

①跌打伤痛,瘀肿疼痛——单用捣碎或配伍当归、红花、桃仁等。

②胸胁损伤疼痛——配伍丹参、郁金、延胡索等。

③疮痈肿毒——单用捣碎外敷或配伍金银花、黄连、赤芍等。

3. 利水消肿

①产后水肿——配伍防己等份为末,用醋汤调服。

②大腹水肿——配伍白术、茯苓、防己等。

牛膝

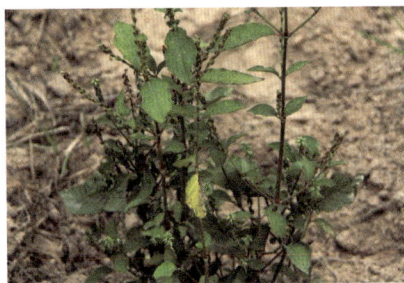

植物

【基源】

牛膝是苋科植物牛膝(怀牛膝)的干燥根,主产于河南。

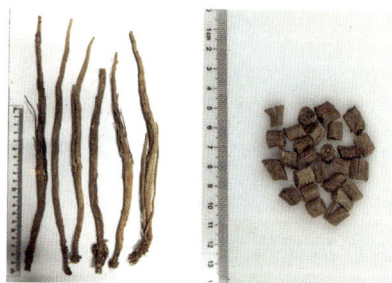

药材　　　　　　　　　饮片

【药性】

苦、甘、酸，平。归肝、肾经。

【功效与应用】

1. 逐瘀痛经

①瘀阻导致的经闭痛经、产后腹痛——血府逐瘀汤。

②胞衣不下——配伍当归、瞿麦、冬葵子等。

③跌仆伤痛，瘀肿疼痛——配伍续断、当归、红花等。

2. 补肝肾，强筋骨

①肝肾亏虚之腰膝酸痛、筋骨无力——配伍杜仲、续断、补骨脂等。

②痹痛日久，腰膝酸痛——独活寄生汤。

③湿热成痿，足膝痿软——三妙丸。

3. 利尿通淋

①热淋、血淋、砂淋——配伍冬葵子、瞿麦、滑石等。

②水肿，小便不利——加味肾气丸。

4. 引血下行

①气火上逆、迫血妄行之吐血衄血——配伍生地黄、郁金、栀子等。

②胃火上炎之齿龈肿痛、口舌生疮——玉女煎。

③阴虚阳亢之头痛眩晕——镇肝息风汤。

鸡血藤

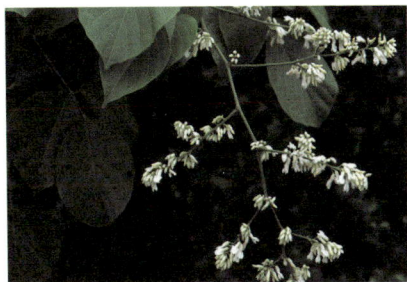
植物

【基源】

鸡血藤是豆科植物密花豆的干燥藤茎，主产于广西。

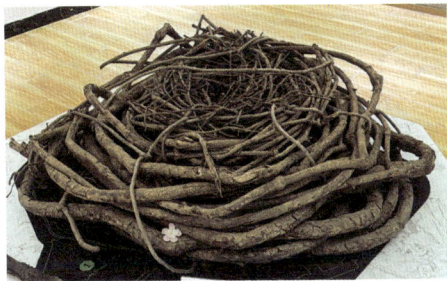
药材

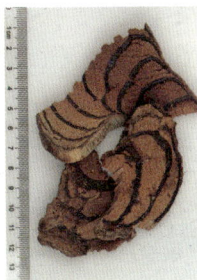
饮片

【药性】

苦、甘，温。归肝、肾经。

【功效与应用】

1.活血补血，调经止痛

①血瘀之月经不调、痛经、闭经——配伍当归、川芎、香附等。

②血虚之月经不调、痛经、闭经——配伍当归、熟地黄、白芍等。

2.舒筋活络

①风湿痹痛，肢体麻木——配伍独活、威灵仙、桑寄生等。

②中风，手足麻木，肢体瘫痪——配伍黄芪、当归等。

王不留行

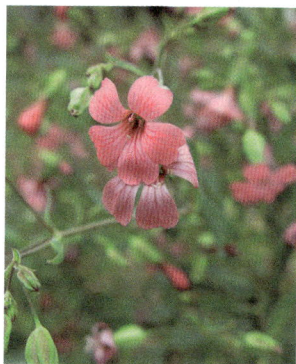

植物

【基源】

王不留行是石竹科植物麦蓝菜的干燥成熟种子，主产于河北、山东、辽宁。

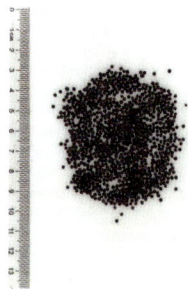

药材（饮片）

【药性】

苦、平。归肝、胃经。

【功效与应用】

1. 活血通经

①经行不畅，经闭，痛经——配伍当归、川芎、香附等。

②妇人难产或胎死腹中——配伍酢浆草、五灵脂、刘寄奴等。

2. 下乳消肿

①气血不畅，乳汁不通——配伍木通、通草等。

②产后气血亏虚，乳汁稀少——配伍黄芪、当归等。

③乳痈肿痛——配伍蒲公英、夏枯草、瓜蒌等。

3. 利尿通淋

淋证涩痛——配伍石韦、瞿麦、冬葵子等。

土鳖虫

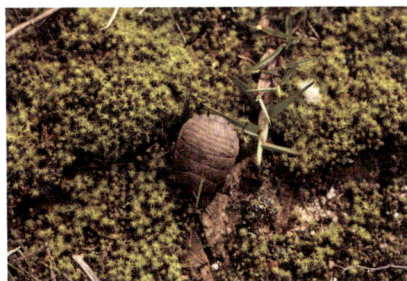

动物

【基源】

土鳖虫是鳖蠊科昆虫地鳖或冀地鳖的雌虫干燥体，主产于江苏、浙江、湖北、河北、河南。

【药性】

咸，寒；有小毒。归肝经。

【功效与应用】

1. 续筋接骨

①筋伤骨折，局部瘀血肿痛——单用研末调敷，或研末用黄酒冲服。

②骨折筋伤后期，筋骨软弱无力——配伍续断、杜仲、骨碎补等。

2. 破血逐瘀

①血瘀经闭，产后瘀阻腹痛——下瘀血汤。

②正气虚损、瘀血内停之干血劳，或妇人经闭不行——大黄䗪虫丸。

③癥瘕痞块——鳖甲煎丸。

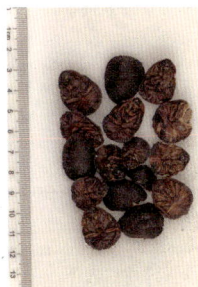

药材（饮片）

自然铜

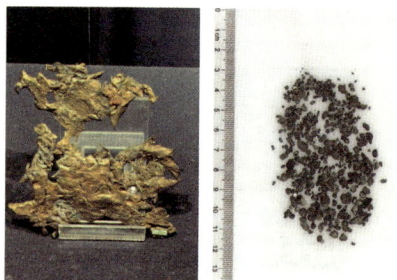

矿物　　　　　　药材（饮片）

【基源】

自然铜是硫化物类矿物黄铁矿族黄铁矿，主含二硫化铁（FeS_2），主产于四川、云南、广东、湖南。

【药性】

辛，平。归肝经。

【功效与应用】

散瘀止痛，续筋接骨

跌打损伤，筋伤骨折，瘀肿疼痛——配伍乳香、没药、当归等或使用八厘散。

苏木

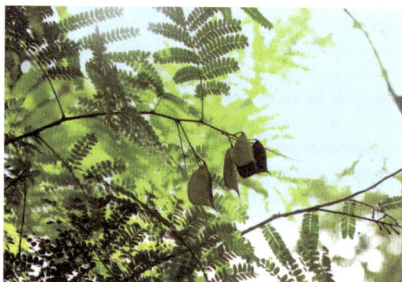

植物

【基源】

苏木是豆科植物苏木的干燥心材，主产于广西、广东、台湾、云南、四川。

【药性】

甘、咸，平。归心、肝、脾经。

【功效与应用】

活血祛瘀，消肿止痛

①跌打损伤，筋伤骨折，瘀滞肿痛——八厘散。

②血滞之经闭、痛经，产后瘀滞腹痛——配伍川芎、当归、红花等。

③心腹瘀痛——配伍丹参、川芎、延胡索等。

④痈肿疮毒——配伍金银花、连翘、白芷等。

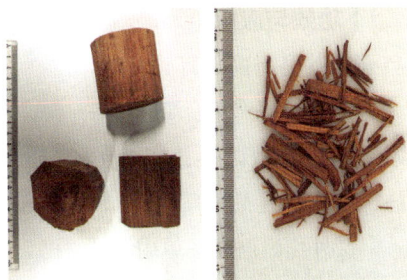
药材　　　　　　　饮片

刘寄奴

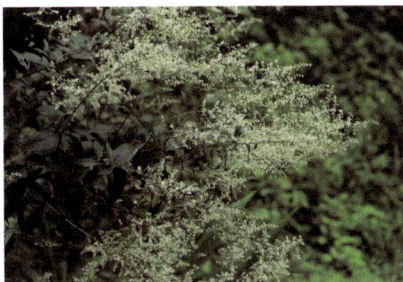
植物

【基源】

刘寄奴是菊科植物奇蒿或白苞蒿的干燥地上部分，主产于江苏、浙江、江西。

【药性】

苦，温。归心、肝、脾经。

【功效与应用】

1. 散瘀止痛，疗伤止血

①跌打损伤，瘀滞肿痛——单用研末，以酒调服，或配伍骨碎补、苏木、延胡索等。

②外伤出血——单用鲜品，捣烂外敷，或配伍茜草、五倍子等。

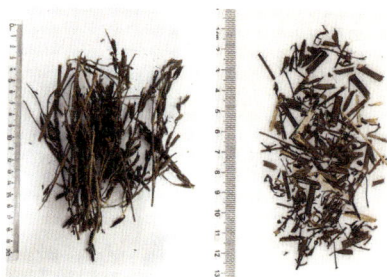

药材　　　　　饮片

2. 破血通经

血瘀经闭，产后瘀滞腹痛——配伍桃仁、当归、川芎等。

3. 消食化积

食积腹痛，腹痛泻痢——单用煎服或配伍山楂、麦芽、鸡内金等。

骨碎补

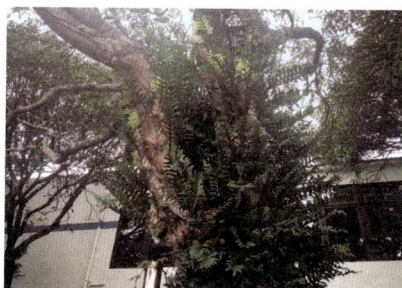

植物

【基源】

骨碎补是水龙骨科植物槲蕨的干燥根茎，主产于湖北、江西、四川。

【药性】

苦，温。归肝、肾经。

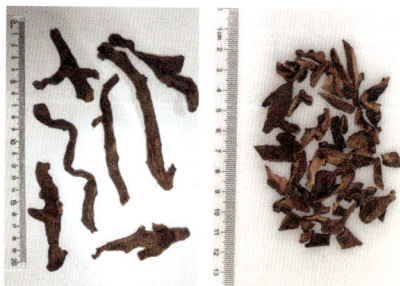

药材　　　　　饮片

【功效与应用】

1. 活血疗伤止痛

跌仆闪挫，筋骨折伤——单用浸酒服并外敷，亦可水煎服，或配伍乳香、没药、自然铜等。

2. 补肾强骨

①肾虚腰痛脚弱——配伍补骨脂、牛膝等。

②肾虚耳鸣、耳聋、牙痛——配伍熟地黄、山茱萸等。

③肾虚久泻——单用研末，入猪肾中煨熟食之，或配伍补骨脂、益智、吴茱萸等。

3. 外用消风祛斑

斑秃，白癜风——单用。

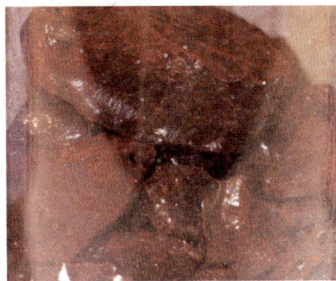 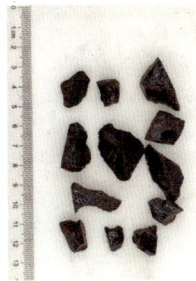

植物　　　　　　　　药材（饮片）

【基源】

血竭由棕榈科植物麒麟竭果实渗出的树脂经加工制成，主产于印度尼西亚、马来西亚，我国广东、台湾亦产。

【药性】

甘、咸，平。归心、肝经。

【功效与应用】

1. 活血定痛

①跌打损伤，筋骨疼痛——七厘散。

②产后瘀滞腹痛，痛经闭经，心腹刺痛——配伍当归、莪术、三棱等。

2. 化瘀止血

外伤出血——单用研末外敷或使用七厘散。

3. 生肌敛疮

疮疡不敛——单用研末外敷或配伍乳香、没药等。

莪术

植物

【基源】

莪术是姜科植物蓬莪术、广西莪术或温郁金的干燥根茎，主产于四川、广西、浙江。

【药性】

辛、苦，温。归肝、脾经。

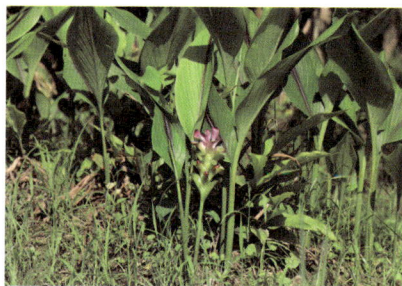

药材

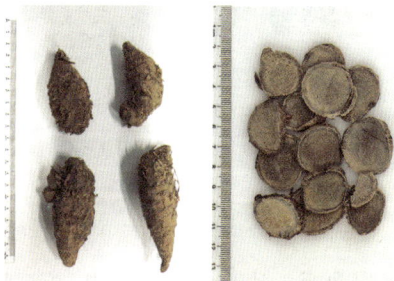

饮片

【功效与应用】

1. 破血行气

①癥瘕积聚，以及气滞、血瘀、食停、寒凝所致的诸痛证——配

伍三棱等。

②经闭腹痛，腹中癥块——配伍三棱、当归、香附等。

③胁下癥块——配伍丹参、三棱、鳖甲等。

④血瘀之经闭、痛经——配伍当归、红花、牡丹皮等。

⑤胸痹心痛——配伍丹参、川芎等。

⑥体虚而久瘀不消——配伍黄芪、党参等。

2. **消积止痛**

①食积气滞，脘腹胀痛——配伍枳实、青皮、槟榔等。

②脾虚食积，脘腹胀痛——配伍党参、白术、茯苓等。

三棱

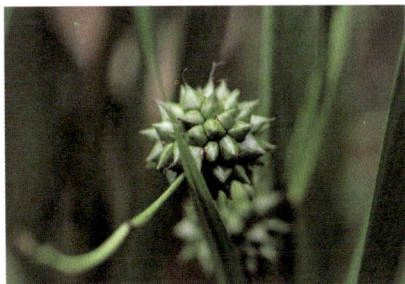
植物

【基源】

三棱是黑三棱科植物黑三棱的干燥块茎，主产于江苏、河南、山东、江西。

【药性】

辛、苦，平。归肝、脾经。

【功效与应用】

破血行气，消积止痛

与莪术所治病证相同且常相须为用。

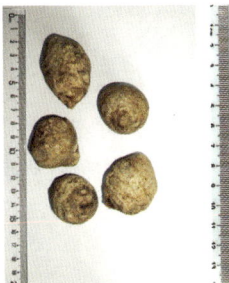
药材

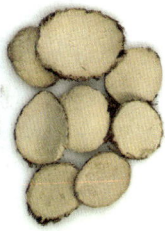
饮片

水蛭

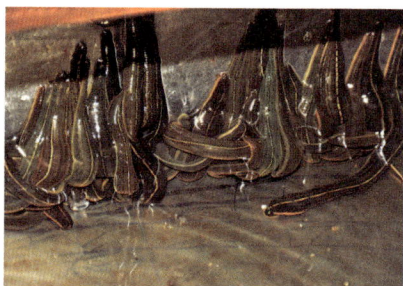
动物

【基源】

水蛭是水蛭科动物蚂蟥、水蛭或柳叶蚂蟥的干燥全体，全国大部分地区均产。

【药性】

咸、苦，平；有小毒。归肝经。

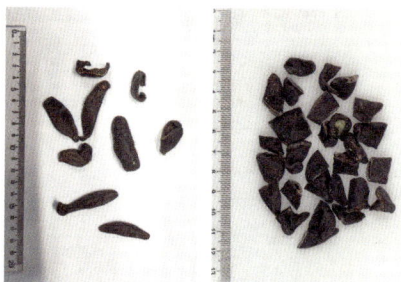
药材　　　　饮片

【功效与应用】

1. 破血通经

①血滞经闭，癥瘕痞块——抵当汤。

②血滞经闭，癥瘕痞块，兼体虚——化癥回生丹。

2. 逐瘀消癥

①中风偏瘫——配伍地龙、当归、红花等。

②跌打损伤——配伍苏木、自然铜、刘寄奴等。

③瘀血内阻，心腹疼痛，大便不通——配伍大黄、虎杖、牵牛子等。

化痰止咳平喘药

图解『临床中药学』（彩图极简版）

半夏

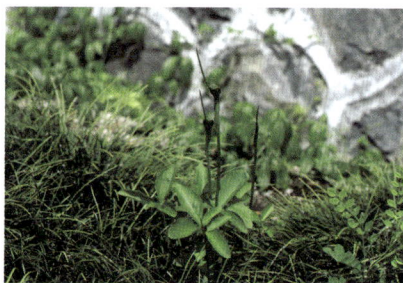

植物

【基源】

半夏是天南星科植物半夏的干燥块茎，主产于四川、湖北、河南、安徽、贵州。

【药性】

辛，温；有毒。归脾、胃、肺经。

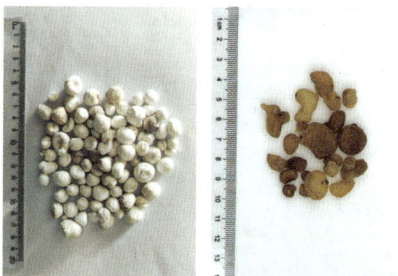

药材　　　　　　姜半夏饮片

【功效与应用】

1. 燥湿化痰

①痰湿阻肺之咳嗽声重、痰白质稀——二陈汤。

②寒饮咳喘，痰多清稀，夹有泡沫，形寒背冷——小青龙汤。

③痰饮眩悸，风痰眩晕——半夏白术天麻汤。

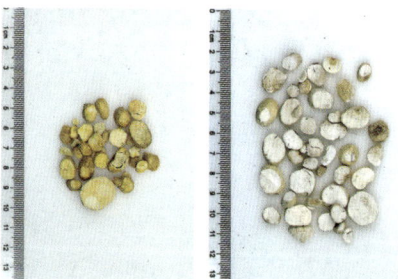

法半夏饮片　　　　清半夏饮片

2. 降逆止呕

①痰饮或胃寒呕吐——小半夏汤。

②胃热呕吐——黄连。

③胃阴虚呕吐——配伍石斛、麦冬等。

④胃气虚呕吐——大半夏汤。

⑤痰饮内阻，胃气不和，夜寐不安——半夏秫米汤。

3. 消痞散结

①寒热互结，心下痞满——半夏泻心汤。

②痰热结胸，症见胸脘痞闷拒按、痰黄稠、苔黄腻、脉滑数——小陷胸汤。

③梅核气——半夏厚朴汤。

4. 散结消肿止痛

①瘿瘤痰核——配伍海藻、香附、青皮等。

②痈疽发背或乳疮初起——单用研末，用鸡子白调涂。

③毒蛇咬伤——生品研末单用或鲜品捣敷。

天南星

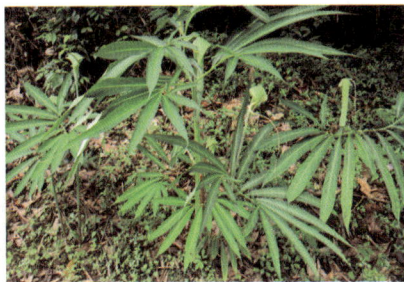

植物

【基源】

天南星是天南星科植物天南星、异叶天南星或东北天南星的干燥块茎，天南星主产于河南、河北、四川，异叶天南星主产于江苏、浙江，东北天南星主产于辽宁、吉林。

【药性】

苦、辛，温；有毒。归肺、肝、脾经。

【功效与应用】

1. 燥湿化痰

①风痰眩晕——配伍半夏、天麻等。

②痰热咳嗽，咳痰黄稠——配伍黄芩、瓜蒌等。

2. 祛风止痉

①风痰留滞经络，半身不遂，手足顽麻，口眼㖞斜——青州白丸子。

②破伤风，角弓反张，痰涎壅盛——玉真散。

③癫痫——配伍半夏、全蝎、僵蚕等。

3. 散结消肿

①痈肿——如意金黄散。

②蛇虫咬伤——配伍雄黄外敷。

③瘰疬痰核——配伍半夏、浙贝母等。

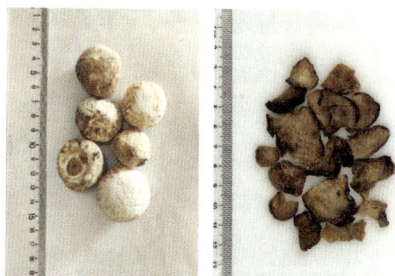

药材　　　　饮片

芥子

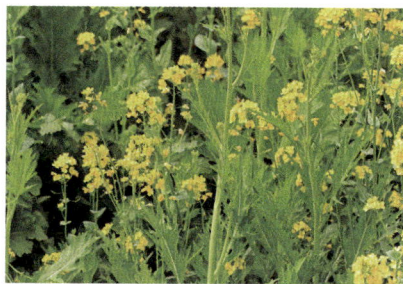

植物

【基源】

芥子是十字花科植物白芥或芥的干燥成熟种子，主产于河南、安徽。

【药性】

辛，温。归肺经。

【功效与应用】

1. 温肺豁痰，利气散结

①寒痰壅肺，气逆咳喘，痰多清稀，胸闷——三子养亲汤。

②胸胁积水，咳喘，胸满胁痛——控涎丹。

③冷哮——配伍细辛、甘遂、麝香等。

2. 通络止痛

①痰厥头痛、眩晕——配伍马钱子、没药、肉桂等。

②痰湿流注，阴疽肿毒——阳和汤。

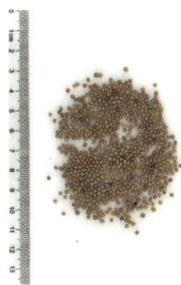

药材（饮片）

旋覆花

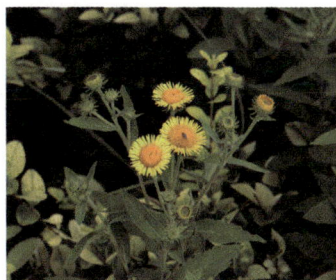

植物

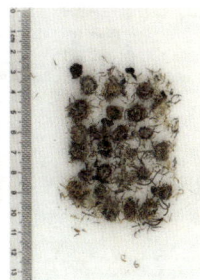

药材（饮片）

【基源】

旋覆花是菊科植物旋覆花或欧亚旋覆花的干燥头状花序，全国大部分地区均产。

【药性】

苦、辛、咸，微温。归肺、脾、胃、大肠经。

【功效与应用】

1. 降气，消痰，行水

①外感风寒，痰湿内蕴，咳嗽痰多——配伍麻黄、半夏等。

②痰饮内停、浊阴上犯导致的咳喘气促、胸膈痞闷——配伍桑白皮、槟榔等。

③痰热咳喘——配伍瓜蒌、黄芩、浙贝母等。

④顽痰胶结，难以咳出，胸中满闷——配伍浮海石、蛤壳等。

2. 止呕

①痰浊中阻、胃气上逆导致的噫气、呕吐、胃脘痞硬——旋覆代赭汤。

②胃热呕逆——配伍黄连、竹茹等。

白附子

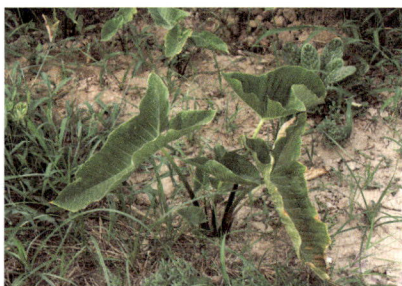

植物

【基源】

白附子是天南星科植物独角莲的干燥块茎，主产于河南、甘肃、湖北。

【药性】

辛，温；有毒。归胃、肝经。

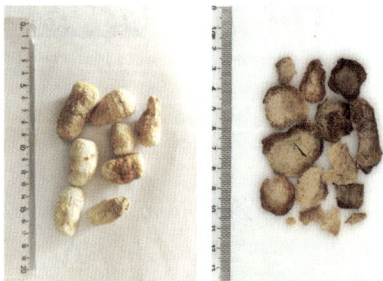

药材

饮片

【功效与应用】

1. 燥湿化痰，祛风止痉

①中风痰壅，口眼㖞斜，语言謇涩——配伍全蝎、僵蚕等。

②风痰壅盛——配伍半夏、天南星等。

③破伤风——配伍防风、天麻、天南星等。

2. 止痛

①痰厥头痛、眩晕——配伍半夏、天南星等。

②偏头痛——配伍白芷等。

3. 解毒散结

瘰疬痰核，毒蛇咬伤——可磨汁内服并外敷。

白前

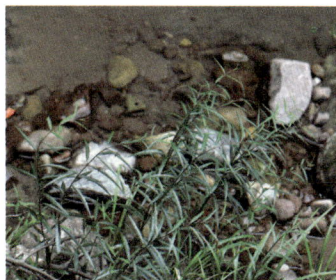 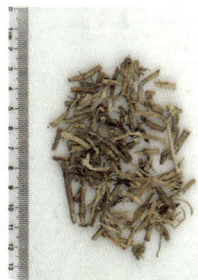

植物　　　　　　　　药材（饮片）

【基源】

白前是萝藦科植物柳叶白前或芫花叶白前的干燥根茎和根，主产于浙江、江苏、安徽、湖北。

【药性】

辛、苦，微温。归肺经。

【功效与应用】

降气，止咳，祛痰

①浮肿，喉中痰鸣——配伍紫菀、半夏、京大戟等。

②肺热咳喘——配伍桑白皮、葶苈子等。

③肺气阴两虚导致的久咳——配伍黄芪、北沙参等。

川贝母

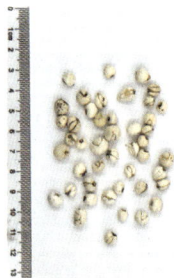

药材（饮片）

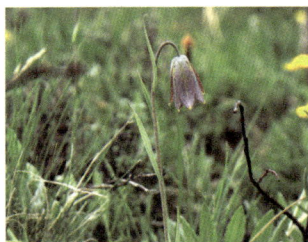

【基源】

川贝母是百合科植物川贝母、暗紫贝母、甘肃贝母、梭砂贝母、太白贝母或瓦布贝母的干燥鳞茎，主产于四川、青海、甘肃、云南、西藏。

【药性】

苦、甘，微寒。归肺、心经。

【功效与应用】

1.清热润肺，化痰止咳

①阴虚劳嗽——配伍北沙参、麦冬等。

②肺热燥咳，干咳少痰——二母散。

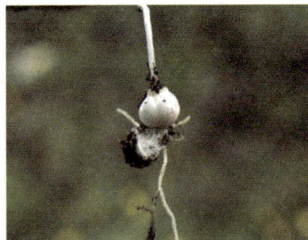

植物

2. 散结消痈

①痰火郁结之瘰疬——消瘰丸。

②热毒壅结之疮疡、乳痈——配伍蒲公英、天花粉、连翘等。

③肺痈，咳吐脓血，胸闷咳嗽——配伍桔梗、紫菀等。

浙贝母

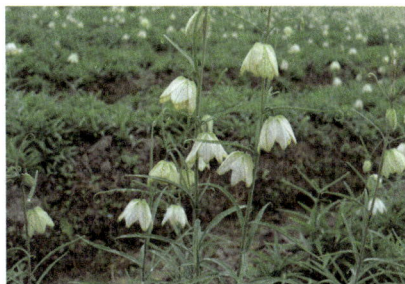

植物

【基源】

浙贝母是百合科植物浙贝母的干燥鳞茎，主产于浙江。

【药性】

苦、甘、微寒。归肺、心经。

【功效与应用】

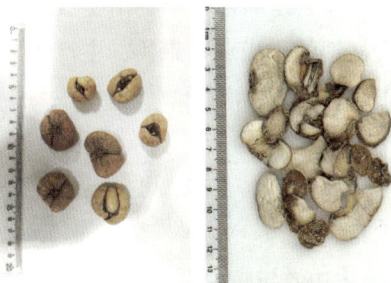

药材　　　　　饮片

1. 清热化痰止咳

①风热咳嗽——配伍桑叶、牛蒡子等。

②痰火咳嗽——配伍瓜蒌、知母等。

2. 解毒散结消痈

①痰火郁结之瘰疬结核——消瘰丸。

②瘿瘤——配伍海藻、昆布等。

③肺痈——配伍鱼腥草、金荞麦、桃仁等。

④疮毒，乳痈——配伍连翘、蒲公英等。

瓜蒌

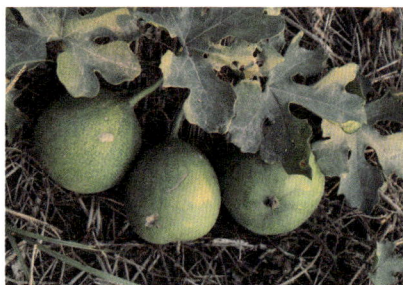

植物

【基源】

瓜蒌是葫芦科植物栝楼或双边栝楼的干燥成熟果实，主产于山东、浙江、河南。

【药性】

甘、微苦，寒。归肺、胃、大肠经。

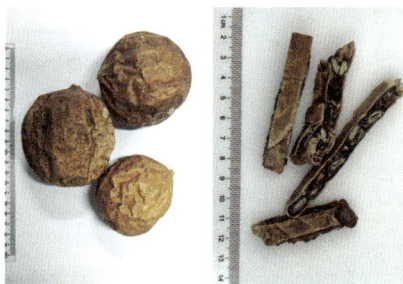

药材　　　　　饮片

【功效与应用】

1. 清热涤痰

①肺热咳嗽，痰浊黄稠——清气化痰丸。

②燥热伤肺，干咳少痰，咳吐不利——配伍川贝母、天花粉、桑叶等。

2. 宽胸散结

①胸痹心痛，结胸痞满——栝楼薤白白酒汤。

②肠痈腹痛——配伍败酱草、大血藤等。

③乳痈初起，红肿热痛——配伍蒲公英、天花粉、乳香等。

④肺痈，咳吐脓血——配伍鱼腥草、芦根、桔梗等。

3. 润燥滑肠

大便秘结——配伍火麻仁、郁李仁、生地黄等。

桔
梗

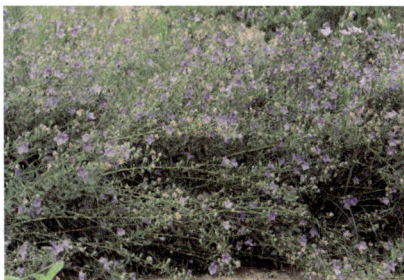

植物

【基源】

桔梗是桔梗科植物桔梗的干燥根，全国大部分地区均产。

【药性】

苦、辛，平。归肺经。

【功效与应用】

1. 宣肺，祛痰

①风寒咳嗽痰多，咳痰不爽——杏苏散。

②风热咳嗽痰多，咳痰不爽——桑菊饮。

③肺中有寒，痰多质稀——配伍半夏、干姜、款冬花等。

④肺热痰黄、质稠——配伍瓜蒌、浙贝母等。

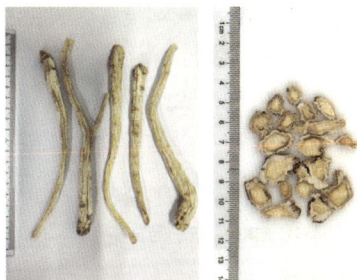

药材　　　　　　饮片

2. 利咽

①外邪犯肺，咽痛失音——桔梗汤。

②咽喉肿痛，热毒壅盛——配伍射干、马勃、板蓝根等。

3. 排脓

肺痈，咳嗽胸痛，咳痰腥臭——桔梗汤。

竹茹

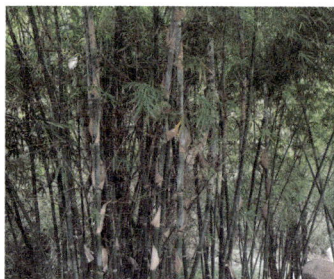
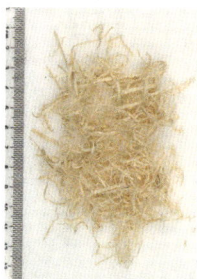

植物　　　　　　　　　药材（饮片）

【基源】

竹茹是禾本科植物青秆竹、大头典竹或淡竹的茎秆的干燥中间层，主产于江苏、浙江、江西、四川。

【药性】

甘，微寒。归肺、胃、心、胆经。

【功效与应用】

1. 清热化痰，除烦

①肺热咳嗽，痰黄质稠——配伍黄芩、桑白皮等。

②胸闷痰多，心烦不寐，或惊悸不宁——温胆汤。

③中风痰迷，舌强不语——配伍生姜汁、胆南星、牛黄等。

2. 止呕

①胃热呕逆——竹茹饮。

②胃虚有热之呕吐——橘皮竹茹汤。

③怀胎蕴热，恶阻呕逆，胎动不安——配伍黄芩、苎麻根、枇杷叶等。

竹沥

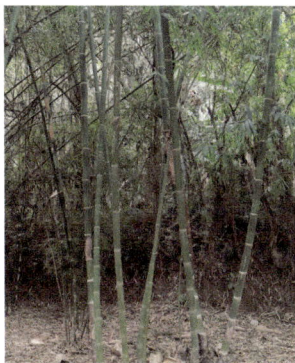

植物

【基源】

竹沥的基源同竹茹，系新鲜的淡竹和青秆竹等竹经火烤灼而流出的淡黄色澄清液汁，主产于江苏、浙江、江西、四川。

【药性】

甘，寒。归心、肺、肝经。

【功效与应用】

1. **清热豁痰**

肺热痰壅，咳逆胸闷，咳痰黄稠——配伍半夏、黄芩等。

2. **定惊利窍**

①中风口噤——配伍姜汁饮用。

②小儿惊风——配伍胆南星、牛黄等。

③痰火内盛、阳亢化风之癫痫抽搐——配伍胆南星、黄连等。

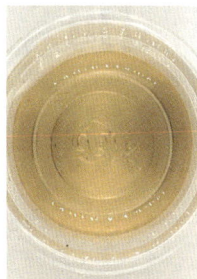

药材（饮片）

天竺黄

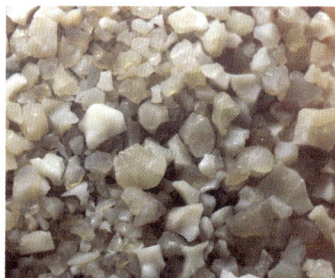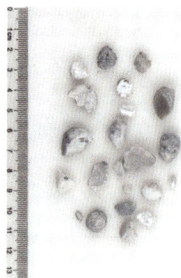

植物　　　　　　　　　　药材（饮片）

【基源】

天竺黄是禾本科植物青皮竹或华思劳竹等秆内的分泌液干燥后的块状物，主产于我国云南、广东、广西，进口天竺黄主产于印度尼西亚、泰国、马来西亚。

【药性】

甘，寒。归心、肺、肝经。

【功效与应用】

清热豁痰，清心定惊

①热病之神昏谵语——配伍牛黄、连翘、竹叶卷心等。

②中风痰壅，痰热癫痫——配伍黄连、石菖蒲、郁金等。

③小儿痰热惊痫、抽搐、夜啼——抱龙丸。

前胡

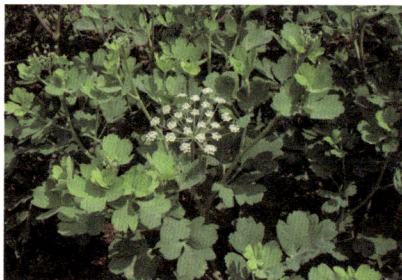

植物

【基源】

前胡是伞形科植物白花前胡的干燥根，主产于浙江、湖南、四川。

【药性】

苦、辛，微寒。归肺经。

【功效与应用】

降气化痰，散风清热

①痰热咳喘，咳痰黄稠——配
伍苦杏仁、桑白皮、浙贝母等。

②外感风热，身热头痛，咳
嗽痰多——配伍桑叶、牛蒡子、
桔梗等。

③风寒咳嗽——杏苏散。

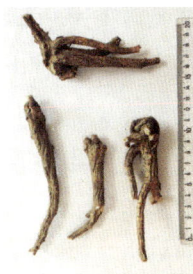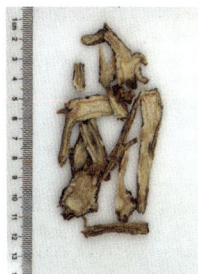

药材　　　　　　　　饮片

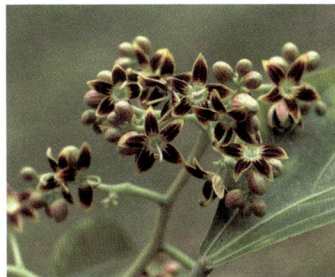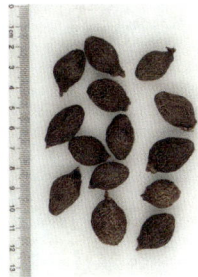

植物　　　　　　　药材（饮片）

【基源】

胖大海是梧桐科植物胖大海的干燥成熟种子，主产于泰国、越南、
柬埔寨。

【药性】

甘，寒。归肺、大肠经。

【功效与应用】

1. 清热润肺，利咽开音

①肺热郁闭之咽痛、声哑、喉燥干咳——配伍甘草等。

②外感风热，咳嗽声嘶——海蝉散。

③肺热伤津，咳嗽痰稠，咳吐不利，或干咳无痰——配伍桑白皮、地骨皮等。

④咽干便燥——配伍桑白皮、地骨皮等。

2. 润肠通便

热结便秘，头痛目赤——单味泡服。

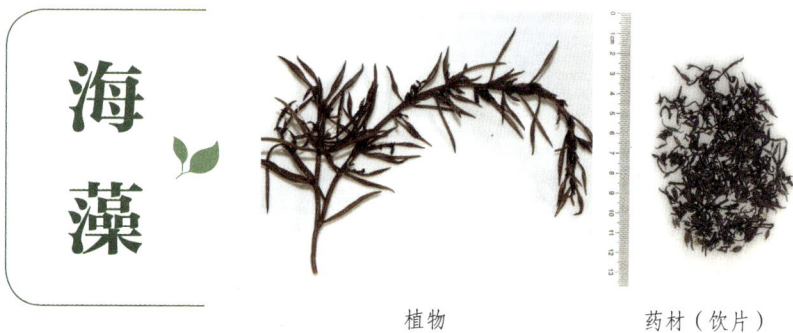

海藻

植物 药材（饮片）

【**基源**】

海藻是马尾藻科植物海蒿子或羊栖菜的干燥藻体，主产于辽宁、山东、浙江、福建、广东。

【**药性**】

苦、咸，寒。归肝、胃、肾经。

【**功效与应用**】

1. 消痰软坚散结

①痰湿凝滞、气血瘀阻之瘿瘤，项下结块，渐大不痛——海藻玉壶汤。

②痰火郁结之瘰疬结核——内消瘰疬丸。

③瘰疬坚而不溃，热毒偏盛——配伍玄参、黄连、三棱等。

④寒凝气滞之睾丸肿胀——配伍橘核、荔枝核、延胡索等。

2. 利水消肿

痰饮水肿——配伍茯苓、猪苓、泽泻等。

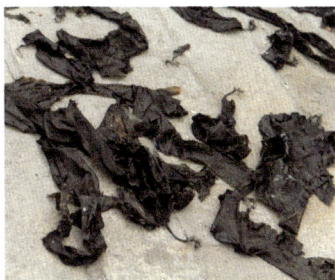 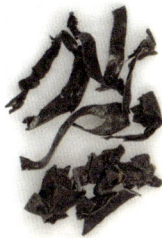

昆布

植物　　　　　　　药材（饮片）

【基源】

昆布是海带科植物海带或翅藻科植物昆布的干燥叶状体，主产于辽宁、山东、浙江、福建。

【药性】

咸，寒。归肝、胃、肾经。

【功效与应用】

1. 消痰，软坚散结

①瘿瘤初起，或肿或硬而未破——海藻玉壶汤。

②瘿瘤初起，或肿或硬而未破，兼肝火旺——配伍芦荟、青皮、川芎等。

③瘿瘤日久，气血虚弱——配伍人参、当归、熟地黄等。

④瘰疬初起，恶寒发热——配伍羌活、防风、海藻、连翘等。

⑤肝气郁结、气血不足之瘰疬——配伍人参、当归、香附等。

⑥瘰疬遍生下颏或至颊车，坚而不溃，热毒偏盛——配伍玄参、黄连、三棱等。

⑦睾丸肿硬疼痛——配伍橘核、荔枝核、延胡索等。

2. 利水消肿

痰饮水肿——配伍防己、大腹皮、车前子等。

浮海石

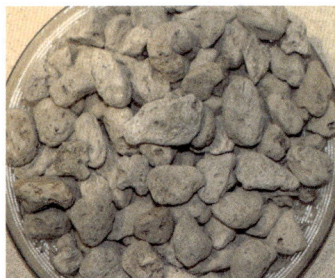

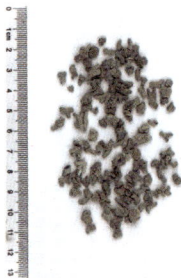

动物　　　　　　　　　药材（饮片）

【基源】

浮海石是胞孔科动物脊突苔虫的干燥骨骼，主产于浙江、江苏、福建等沿海地区。

【药性】

咸，寒。归肺、肾经。

【功效与应用】

1. 清肺化痰

①痰热胶结，咳痰色黄，质稠难咳，咳久不愈——配伍瓜蒌、浙贝母、胆南星等。

②肝火灼肺，久咳，痰中带血——配伍青黛、栀子、瓜蒌等。

2. 软坚散结

瘰疬，瘿瘤——配伍牡蛎、浙贝母、海藻等。

3. 利尿通淋

血淋，石淋——配伍小蓟、蒲黄、木通等。

黄药子

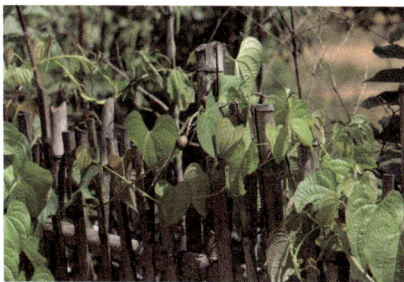

植物

【基源】

黄药子是薯蓣科植物黄独的干燥块茎，主产于湖南、湖北、江苏。

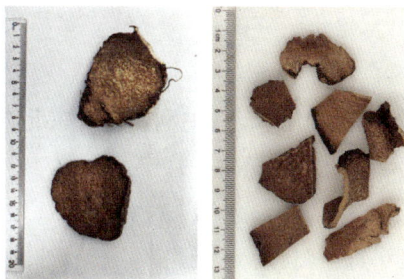

药材　　　　　　　饮片

【药性】

苦，寒；有毒。归肺、肝、心经。

【功效与应用】

1. 化痰散结消瘿

瘿瘤——配伍海藻、牡蛎等。

2. 清热凉血解毒

①疮疡肿毒——配伍金银花、紫花地丁等。

②热毒咽喉肿痛——配伍射干、山豆根、大青叶等。

③毒蛇咬伤——配伍半枝莲、白花蛇舌草、重楼等。

④血淋，石淋——配伍小蓟、蒲黄、木通等。

苦杏仁

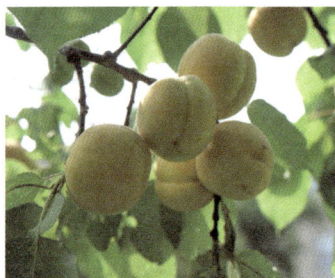

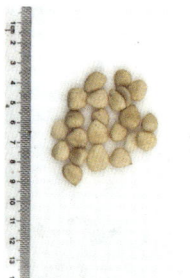

植物　　　　　　　　　药材（饮片）

【基源】

苦杏仁是蔷薇科植物山杏、西伯利亚杏、东北杏或杏的干燥成熟种子，主产于山西、河北、内蒙古、辽宁。

【药性】

苦，微温；有小毒。归肺、大肠经。

【功效与应用】

1. 降气止咳平喘

①风寒咳喘，鼻塞胸闷——三拗汤。

②风热咳嗽，发热口干——桑菊饮。

③外感凉燥，恶寒，咳嗽痰稀——杏苏散。

④邪热壅肺，发热喘咳——麻杏甘石汤。

⑤燥热咳嗽，干咳无痰或少痰（轻）——桑杏汤。

⑥燥热咳嗽，干咳无痰或少痰（重），身热甚，咳逆而喘——清燥救肺汤。

2. 润肠通便

①肠燥便秘——五仁丸。

②血虚便秘——润肠丸。

3. 宣发肺气

湿温初起及暑温夹湿之湿重于热——三仁汤。

紫苏子

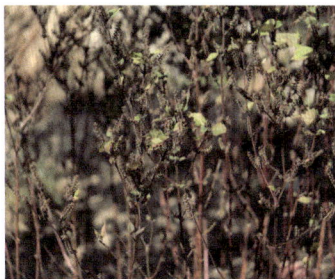

植物

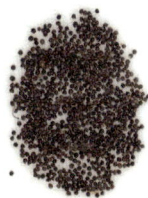

药材（饮片）

【基源】

紫苏子是唇形科植物紫苏的干燥成熟果实，主产于湖北、江苏、河南、浙江、河北。

【药性】

辛，温。归肺、大肠经。

【功效与应用】

1. 降气化痰，止咳平喘

①痰壅气逆之咳喘痰多、食少胸痞——三子养亲汤。

②上盛下虚之久咳痰喘、胸膈满闷——苏子降气汤。

③风寒外束、痰热内蕴之咳喘、痰多色黄——定喘散。

2. 润肠通便

肠燥便秘——配伍火麻仁、苦杏仁、瓜蒌仁等。

百部

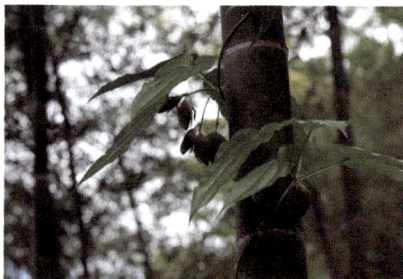

植物

【基源】

百部是百部科植物直立百部、蔓生百部或对叶百部的干燥块根，主产于安徽、山东、江苏、浙江、湖北、四川。

【药性】

甘、苦，微温。归肺经。

【功效与应用】

1. 润肺下气止咳

①风寒咳嗽，微恶风发热——配伍荆芥、紫菀、桔梗等。

②风热咳嗽，发热不甚——配伍桑叶、菊花、桔梗等。

③肺热咳嗽，咳痰黄稠——配伍石膏、浙贝母、紫菀等。

④小儿顿咳，痉咳剧烈，痰涎稠黏——配伍黄芩、苦杏仁、桑白皮等。

⑤肺痨咳嗽，骨蒸潮热，咳嗽咯血——月华丸。

2. 杀虫灭虱

①蛲虫病——单味浓煎。

②阴道滴虫病，外阴瘙痒——配伍蛇床子、苦参、龙胆等坐浴外洗。

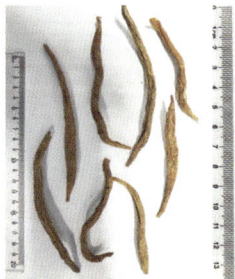

药材

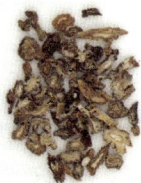

饮片

紫菀

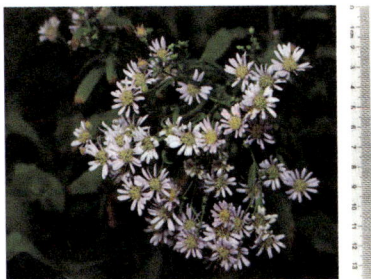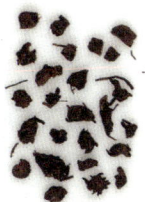

植物　　　　　　　　药材（饮片）

【基源】

紫菀是菊科植物紫菀的干燥根和根茎，主产于河北、安徽。

【药性】

辛、苦，温。归肺经。

【功效与应用】

润肺下气，止咳化痰

①外感风寒，咳嗽咽痒——止嗽散。

②肺热咳嗽，咳痰黄稠——配伍黄芩、桑白皮、浙贝母等。

③阴虚劳嗽，痰中带血——配伍阿胶、知母、川贝母等。

④肺气衰弱，寒咳喘息——配伍党参、黄芪、干姜等。

款冬花

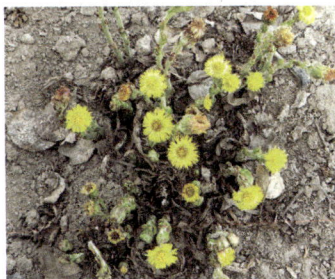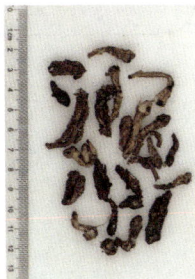

植物　　　　　　　　药材（饮片）

【基源】

款冬花是菊科植物款冬的干燥花蕾，主产于内蒙古、陕西、甘肃、青海、山西。

【药性】

辛、微苦，温。归肺经。

【功效与应用】

润肺下气，化痰止咳

①外感风寒，痰饮内停，气逆喘咳——射干麻黄汤。

②肺热咳喘——配伍知母、浙贝母、桑白皮等。

③肺气虚弱，咳嗽不已——配伍人参、黄芪等。

④阴虚燥咳——配伍北沙参、麦冬、阿胶等。

⑤喘咳日久，痰中带血——配伍百合等。

⑥肺痈，咳吐脓痰——配伍薏苡仁、桔梗、芦根等。

枇杷叶

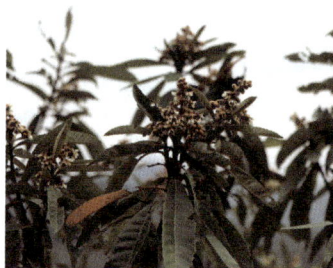 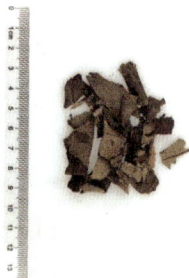

植物　　　　　　　　　药材（饮片）

【基源】

枇杷叶是蔷薇科植物枇杷的干燥叶，主产于广东、浙江。

【药性】

苦，微寒。归肺、胃经。

【功效与应用】

1. 清肺止咳

①风热咳嗽——配伍桑叶、牛蒡子、前胡等。

②肺热咳喘，痰黄质稠——配伍桑白皮、黄芩、前胡等。

③燥热伤肺，咳喘少痰，或干咳无痰——清燥救肺汤。

④阴伤肺燥，干咳气急，或痰中带血——配伍阿胶、百合等。

2. 降逆止呕

胃热呕吐呃逆，烦热口渴——配伍生姜、陈皮、竹茹等。

马兜铃

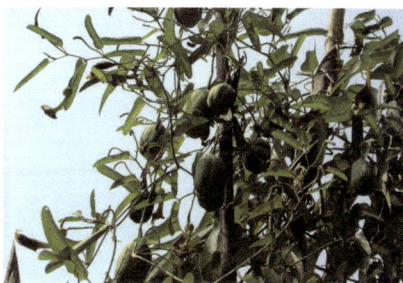

植物

【基源】

马兜铃是马兜铃科植物北马兜铃或马兜铃的干燥成熟果实，主产于河北、山东、陕西。

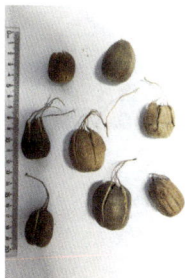
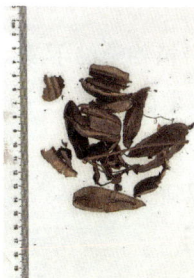

药材　　　　　饮片

【药性】

苦，微寒。归肺、大肠经。

【功效与应用】

1. 清肺降气，止咳平喘

①痰热壅肺，咳喘胸满，痰黄质稠——配伍桑白皮、葶苈子、半夏等。

②肺热阴虚，咳喘痰少，咽干口渴——配伍麦冬、天冬、知母等。

③虚火内炽，痰中带血——补肺阿胶汤。

2. 清肠消痔

肠热痔血，痔疮肿痛——单用内服、熏洗，或配伍槐角、地榆等熏洗局部。

桑白皮

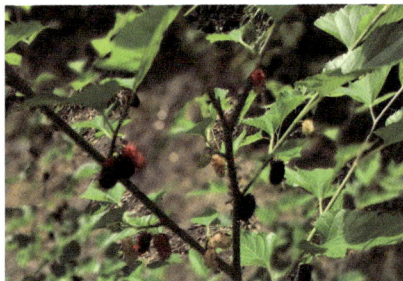

植物

【基源】

桑白皮是桑科植物桑的干燥根皮，全国大部分地区均产。

【药性】

苦，微寒。归肺、大肠经。

【功效与应用】

1. 泻肺平喘

①肺热壅盛，喘咳，痰黄而稠——泻白散。

②肺虚有热，咳喘气短，日晡潮热，自汗盗汗——补肺汤。

③水饮停肺，胀满喘息——配伍麻黄、苦杏仁、葶苈子等。

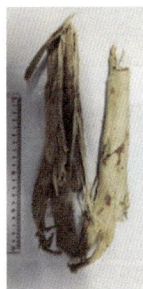

药材

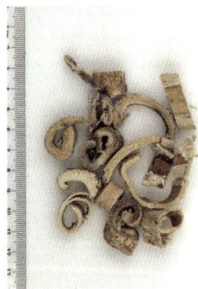

饮片

2. 利水消肿

水肿胀满尿少，面目肌肤浮肿——五皮散。

葶苈子

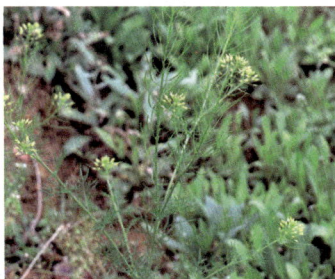 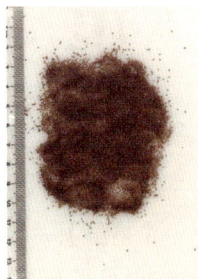

植物　　　　　　　　药材（饮片）

【基源】

葶苈子是十字花科植物播娘蒿或独行菜的干燥成熟种子，主产于河北、辽宁、内蒙古、江西、安徽。

【药性】

苦，微寒。归肺、大肠经。

【功效与应用】

1. 泄肺平喘

①痰涎壅盛，喘咳痰多，胸胁胀满，不得平卧——配伍葶苈大枣泻肺汤等。

②肺痈，痰火壅肺，热毒壅盛，咳吐腥臭脓痰——配伍桔梗、金银花、薏苡仁等。

2. 行水消肿

①肺气壅闭、水饮停聚之水肿胀满、小便不利——配伍牵牛子、茯苓皮、大腹皮等。

②痰热结胸，饮停胸胁——大陷胸丸。

③湿热蕴阻，腹水肿满——己椒苈黄丸。

白果

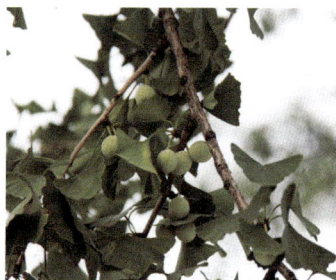
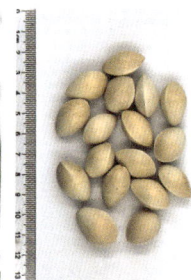

植物　　　　　　　　　　药材（饮片）

【基源】

白果是银杏科植物银杏的干燥成熟种子，主产于河南、四川、广西、山东。

【药性】

甘、苦、涩，平；有毒。归肺、肾经。

【功效与应用】

1. 敛肺定喘

①风寒喘咳，且见恶寒发热——鸭掌散。

②外感风寒、内有蕴热之喘咳痰黄——定喘汤。

③肺热燥咳，喘闷无痰——配伍天冬、麦冬、款冬花等。

④肺肾两虚之喘咳、呼多吸少——配伍五味子、核桃仁等。

2. 收涩止带，缩尿

①下元虚衰、带脉失约之带下色清质稀——配伍莲子、山药等。

②脾虚湿热下注，带下色黄腥臭——易黄汤。

③小便白浊——配伍萆薢、益智等。

④肾气不固，梦遗滑精，或小便频数，遗尿——配伍熟地黄、山茱萸、覆盆子等。

安神药

图解「临床中药学」（彩图极简版）

朱砂

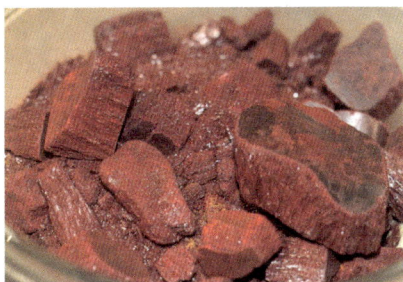
矿物

【基源】

朱砂是硫化物类矿物辰砂族辰砂，主含硫化汞（HgS），主产于贵州、湖南、四川。

【药性】

甘，微寒；有毒。归心经。

【功效与应用】

1. 清心镇惊，安神

①心火亢盛，内扰神明，心神不宁，惊悸怔忡，烦躁不眠——黄连安神丸。

②心火亢盛，阴血不足，失眠多梦，心中烦热，心悸怔忡——朱砂安神丸。

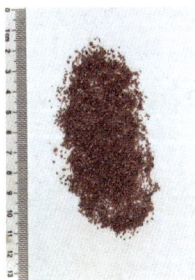
药材（饮片）

③热入心包或痰热内闭，高热烦躁，神昏谵语，惊厥抽搐——安宫牛黄丸。

④癫痫——磁朱丸。

⑤小儿惊风——牛黄散。

2. 明目

心肾不交，视物昏花，耳鸣耳聋，心悸失眠——磁朱丸。

3. 解毒

①热毒疮疡肿毒——太乙紫金锭。

②咽喉肿痛，口舌生疮——冰硼散。

③喉痹——万应吹喉散。

磁石

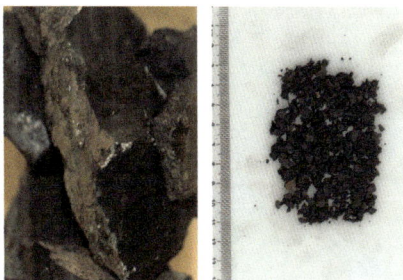

矿物　　　　　药材（饮片）

【基源】

磁石是氧化物类矿物尖晶石族磁铁矿，主含四氧化三铁（Fe_3O_4），主产于辽宁、河北、山东、江苏。

【药性】

咸，寒。归心、肝、肾经。

【功效与应用】

1. 镇惊安神

心神不宁，惊悸，失眠，癫痫——磁朱丸。

2. 平肝潜阳

①肝阳上亢，头晕目眩，急躁易怒——配伍石决明、珍珠、牡蛎等。

②肝阳上亢，头晕目眩，急躁易怒，阴虚甚——配伍熟地黄、白芍、龟甲等。

③肝阳上亢，头晕目眩，急躁易怒，热甚——配伍钩藤、菊花、夏枯草等。

3. 聪耳明目

①肾虚耳鸣、耳聋——耳聋左慈丸。

②肝肾不足，视物昏花——配伍枸杞子、菊花、女贞子等。

4. 纳气平喘

肾气不足、摄纳无权之虚喘——配伍五味子、核桃仁、蛤蚧等。

龙骨

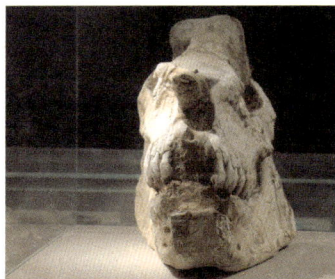 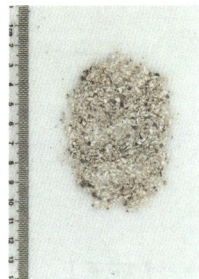

动物　　　　　　　药材（饮片）

【基源】

龙骨是古代哺乳动物，如三趾马类、犀类、鹿类、牛类、象类等的骨骼的化石或象类门齿的化石，主产于山西、内蒙古、陕西。

【药性】

甘、涩，平。归心、肝、肾经。

【功效与应用】

1. 镇惊安神

①心神不宁，心悸失眠，健忘多梦——使用孔圣枕中丹或配伍酸枣仁、柏子仁、琥珀等。

②痰热内盛，惊痫抽搐，癫狂发作——配伍牛黄、胆南星、羚羊角等。

2. 平肝潜阳

肝阴不足，肝阳上亢，头晕目眩，烦躁易怒——镇肝息风汤。

3. 收敛固涩

①肾虚遗精、滑精——金锁固精丸。

②心肾两虚，小便频数，遗尿——桑螵蛸散。

③气虚不摄，冲任不固，崩漏——固冲汤。

④表虚自汗，阴虚盗汗——配伍牡蛎、浮小麦、五味子等。

⑤亡阳证，大汗不止，脉微欲绝——配伍牡蛎、人参、附子等。

⑥湿疮流水，痒疹——配伍牡蛎等。

⑦疮疡溃久不敛——配伍白矾等。

琥珀

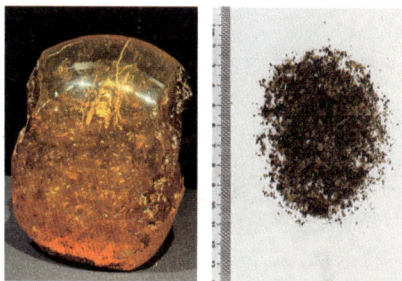

植物　　　　　　药材（饮片）

【基源】

琥珀由古松科松属植物的树脂埋藏地下经年久转化而成，主产于广西、云南、辽宁、河南。

【药性】

甘，平。归心、肝、膀胱经。

【功效与应用】

1. 镇惊安神

①心神不宁，心悸失眠，健忘——配伍石菖蒲、远志、茯神等。

②心血亏虚,惊悸怔忡,夜卧不安——配伍人参、当归、酸枣仁等。

③小儿惊风——配伍天竺黄、胆南星等。

2. 活血散瘀

①血滞经闭痛经——配伍水蛭、虻虫、大黄等。

②心血瘀阻,胸痹心痛——配伍三七等。

③癥瘕积聚——配伍三棱、大黄、鳖甲等。

3. 利尿通淋

①淋证,癃闭——单用,用灯心汤送服。

②石淋,热淋——配伍金钱草、海金沙、木通等。

③石淋,血尿——单用研末吞服。

酸枣仁

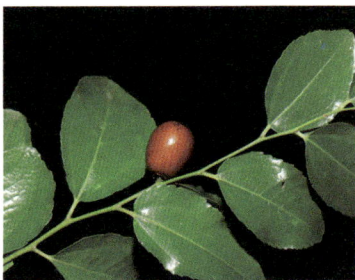

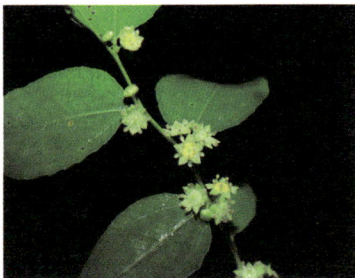

植物

【基源】

酸枣仁是鼠李科植物酸枣的干燥成熟种子,主产于辽宁、河北、山西、内蒙古、陕西。

【药性】

甘、酸,平。归肝、胆、心经。

【功效与应用】

1. 养心补肝，宁心安神

①心肝阴血亏虚，心失所养，虚烦不眠，惊悸多梦——酸枣仁汤。

②心脾气血亏虚，惊悸不安，体倦失眠——归脾汤。

③阴虚血少，心悸失眠，虚烦神疲，梦遗健忘，手足心热，口舌生疮，舌红少苔，脉细而数——天王补心丹。

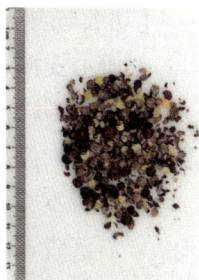
药材（饮片）

2. 敛汗

体虚自汗、盗汗——配伍五味子、山茱萸、黄芪等。

3. 生津

津伤口渴——配伍生地黄、麦冬、天花粉等。

柏子仁

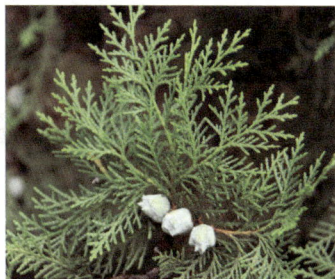
植物

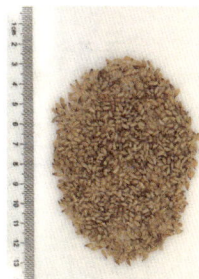
药材（饮片）

【基源】

柏子仁是柏科植物侧柏的干燥成熟种仁，主产于山东、河南、河北。

【药性】

甘，平。归心、肾、大肠经。

【功效与应用】

1. 养心安神

①心之阴血不足，心神失养，心悸怔忡，虚烦不眠，头晕健忘——配伍人参、五味子、酸枣仁等。

②心肾不交，心悸不宁，心烦少寐，梦遗健忘——配伍麦冬、熟地黄、石菖蒲等。

2. 润肠通便

阴虚血亏，老年、产后肠燥便秘——五仁丸。

3. 止汗

阴虚盗汗——配伍酸枣仁、牡蛎、麻黄根等。

灵芝

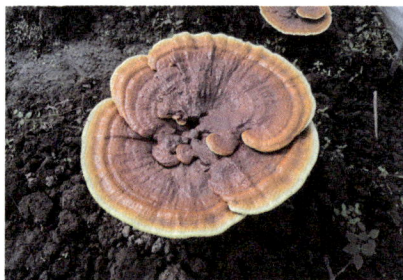

真菌

【基源】

灵芝是多孔菌科真菌赤芝或紫芝的干燥子实体，全国大部分地区均产。

【药性】

甘，平。归心、肺、肝、肾经。

【功效与应用】

1. 补气安神

①气血不足，心神失养，心神不宁，失眠多梦，惊悸，健忘，体

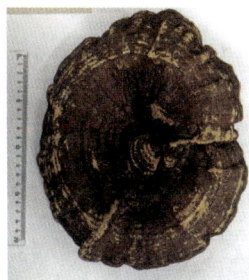
药材

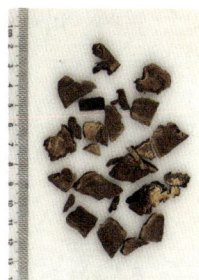
饮片

倦神疲，食少——单用或配伍当归、白芍、酸枣仁等。

②虚劳短气，不思饮食——配伍人参、山茱萸、山药等。

2. 止咳平喘

肺虚咳喘——单用或配伍黄芪、党参、五味子等。

首乌藤

植物

【基源】

首乌藤是蓼科植物何首乌的干燥藤茎，主产于河南、湖北、广东、广西、贵州。

【药性】

甘，平。归心、肝经。

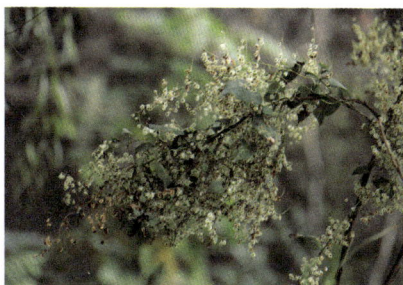
药材

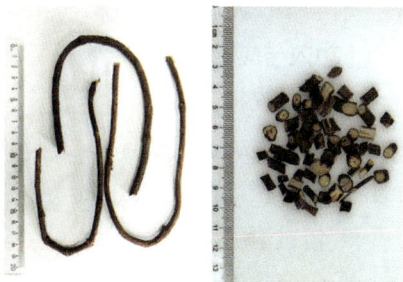
饮片

【功效与应用】

1. 养血安神，祛风通络

①失眠多梦，心神不宁——配伍合欢皮、酸枣仁、柏子仁等。

②血虚身痛——配伍鸡血藤、当归、川芎等。

2. 养血祛风止痒

风疹、疥癣之皮肤瘙痒——配伍羌活、独活、桑寄生等。

合欢皮

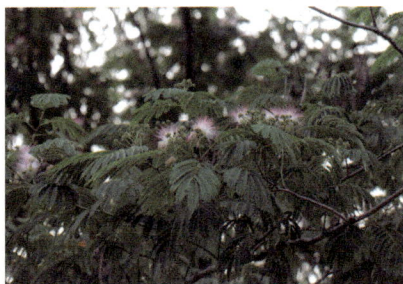

植物

【基源】

合欢皮是豆科植物合欢的干燥树皮，全国大部分地区均产。

【药性】

甘，平。归心、肝、肺经。

【功效与应用】

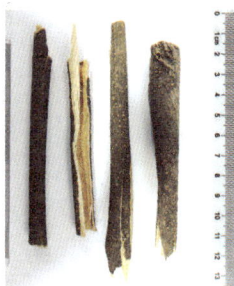 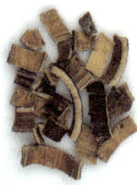

药材　　　　　　饮片

1. 解郁安神

情志不遂，忿怒忧郁，心神不安，烦躁不宁，抑郁失眠——单用或配伍酸枣仁、首乌藤、郁金等。

2. 活血消肿

①肺痈胸痛，咳吐脓血——配伍鱼腥草、冬瓜仁、芦根等。

②疮痈肿毒——配伍蒲公英、紫花地丁、连翘等。

③跌仆伤痛——配伍乳香、没药、骨碎补等。

远志

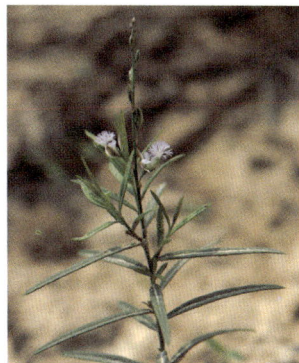
植物

【基源】

远志是远志科植物远志或卵叶远志的干燥根，主产于山西、陕西、河北、河南。

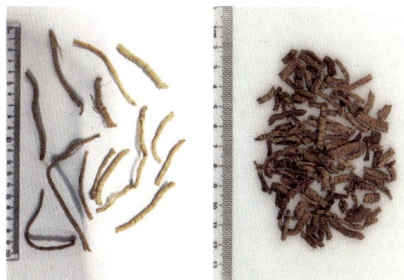
药材　　　　　饮片

【药性】

苦、辛，温。归心、肾、肺经。

【功效与应用】

1. 安神益智，交通心肾

①心肾不交，心神不宁，失眠多梦，健忘惊悸，神志恍惚——配伍茯神、龙齿、朱砂等。

②健忘证——开心散、不忘散。

2. 祛痰开窍

①癫痫昏仆，痉挛抽搐——配伍半夏、天麻、全蝎等。

②惊风发狂——配伍石菖蒲、郁金、白矾等。

3. 消散痈肿

疮疡肿毒，乳房肿痛——单用。

平肝息风药

图解「临床中药学」（彩图极简版）

石决明

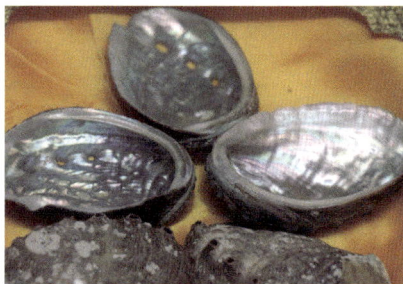

动物

【基源】

石决明是鲍科动物杂色鲍、皱纹盘鲍、羊鲍、澳洲鲍、耳鲍或白鲍的贝壳，前三种主产于我国广东、福建、山东等沿海地区，后三种主产于澳大利亚、新西兰等国。

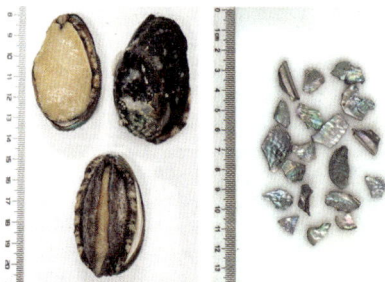

药材　　　　　　饮片

【药性】

咸，寒。归肝经。

【功效与应用】

1. 平肝潜阳

①头痛眩晕——配伍珍珠母、牡蛎等。

②筋脉拘急，手足蠕动，头晕目眩——阿胶鸡子黄汤。

③头晕头痛，烦躁易怒——羚羊角汤。

2. 清肝明目

①目赤肿痛——黄连羊肝丸。

②目涩昏暗，雀盲眼花——配伍熟地黄、枸杞子、菟丝子等。

③风热目赤，翳膜遮睛——配伍蝉蜕、菊花、木贼、蔓荆子等。

④目生翳障——石决明散。

3. 煅用收敛、止血、制酸

疮疡久溃不敛，外伤出血，胃痛泛酸——配伍煅牡蛎、赭石等。

牡蛎

动物

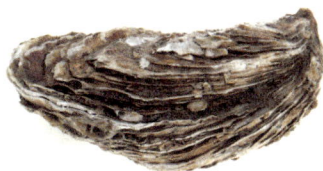

药材

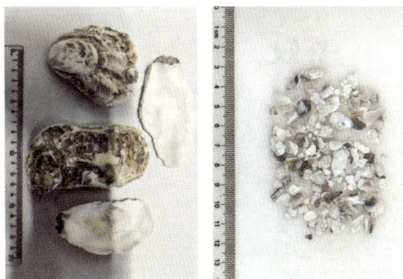

饮片

【基源】

牡蛎是牡蛎科动物长牡蛎、大连湾牡蛎或近江牡蛎的贝壳，主产于广东、福建、浙江、江苏、山东。

【药性】

咸，微寒。归肝、胆、肾经。

【功效与应用】

1. 平肝潜阳

①眩晕耳鸣——镇肝息风汤。

②四肢抽搐——大定风珠。

2. 重镇安神

心神不安，惊悸失眠——使用桂枝甘草龙骨牡蛎汤或配伍朱砂、琥珀、酸枣仁等。

3. 软坚散结

①瘰疬痰核——消瘰丸。

②癥瘕痞块——配伍鳖甲、丹参、莪术等。

4. 煅用收敛固涩

①自汗，盗汗——牡蛎散。

②肾虚遗精——金锁固精丸。

③尿频，遗尿——配伍桑螵蛸、金樱子、龙骨等。

④崩漏，带下——配伍山茱萸、山药等。

5. 制酸止痛

胃痛泛酸——配伍海螵蛸、瓦楞子、蛤壳等。

赭石

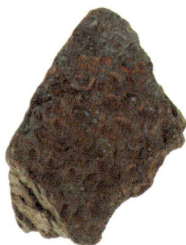 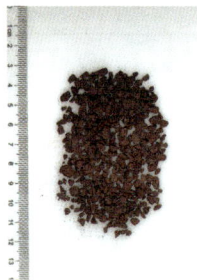

矿物　　　　　　药材（饮片）

【基源】

赭石是氧化物类矿物刚玉族赤铁矿，主含三氧化二铁（Fe_2O_3），主产于山西、河北、河南。

【药性】

苦，寒。归肝、心、肺、胃经。

【功效与应用】

1. 平肝潜阳

①头痛眩晕，耳鸣目胀——镇肝息风汤。

②头晕头痛，心烦难寐——配伍猪胆膏、珍珠母、冰片等。

③小儿急（慢）惊风，吊眼撮口，搐搦不定——醋煅水飞单用。

2. 重镇降逆

①呕吐，呃逆，噫气不止——旋覆代赭汤。

②气逆喘息——参赭镇气汤。

③肺热咳喘——配伍桑白皮、紫苏子等。

3. 凉血止血

①血热吐衄——寒降汤。

②崩漏下血——震灵丹。

珍珠母

动物

【基源】

珍珠母是蚌科动物三角帆蚌、褶纹冠蚌或珍珠贝科动物马氏珍珠贝的贝壳，前两种主产于全国的江河湖泊，后一种主产于海南、广东、广西等沿海地区。

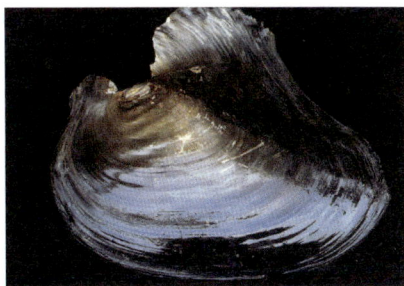

药材

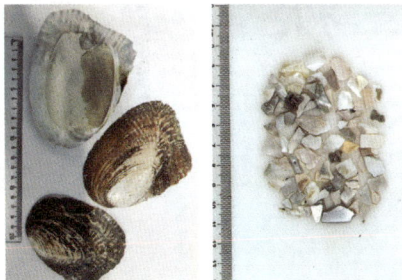

饮片

【药性】

咸，寒。归肝、心经。

【功效与应用】

1. 平肝潜阳

①头痛眩晕，耳鸣，心悸失眠——甲乙归藏汤。

②肝阳上亢，眩晕头痛——配伍石决明、牡蛎、磁石等。

③肝阳上亢，肝热烦躁——配伍钩藤、菊花、夏枯草等。

2. 安神定惊

①心神不宁，惊悸失眠——珍珠母丸。

②癫痫，惊风抽搐——配伍天麻、钩藤等。

3. 明目退翳

①目赤翳障——配伍石决明、菊花、车前子等。

②肝虚目暗，视物昏花——配伍枸杞子、女贞子、黑芝麻等。

③夜盲症——配伍苍术、猪肝、鸡肝等。

4. 燥湿收敛

湿疮瘙痒，溃疡久不收口，口疮——研细末外用。

蒺藜

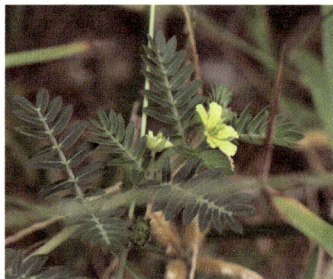 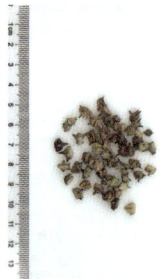

植物　　　　　　　　　药材（饮片）

【基源】

蒺藜是蒺藜科植物蒺藜的干燥成熟果实，主产于河南、河北、山东。

【药性】

辛、苦，微温；有小毒。归肝经。

【功效与应用】

1. 平肝疏肝

①肝阳上亢，头痛眩晕——配伍钩藤、珍珠母、菊花等。

②肝郁气滞，胸胁胀痛——配伍柴胡、香附、青皮等。

③乳闭胀痛——配伍王不留行等。

2. 祛风明目

风热上攻，目赤翳障——白蒺藜散。

3. 止痒

①风疹瘙痒——配伍防风、荆芥、地肤子等。

②白癜风——单用研末冲服或制成酊剂外用。

羚羊角

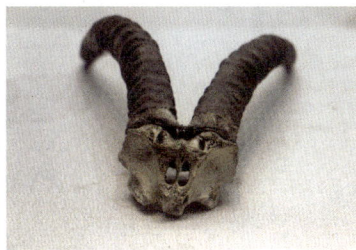

动物

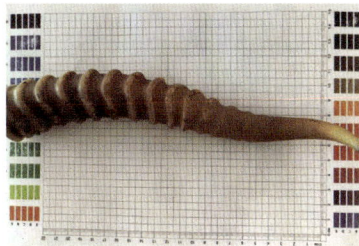

药材（饮片）

【基源】

羚羊角是牛科动物赛加羚羊的角，主产于新疆、青海、甘肃。

【药性】

咸，寒。归肝、心经。

【功效与应用】

1. 平肝息风

①高热神昏,痉厥抽搐——羚角钩藤汤。

②癫痫,惊悸——配伍钩藤、天竺黄、郁金等。

③肝阳上亢,头晕目眩——羚羊角汤。

2. 清肝明目

肝火上炎,目赤头痛——羚羊角散。

3. 清热解毒

①温热病,壮热神昏——紫雪丹。

②热毒发斑——配伍生地黄、赤芍、大青叶等。

牛黄

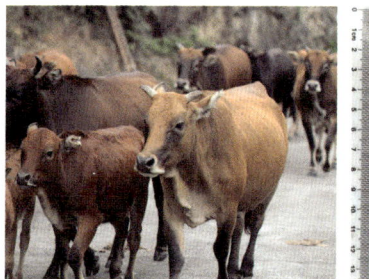 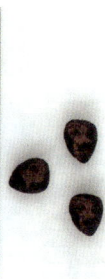

动物　　　　　　　　药材(饮片)

【基源】

牛黄是牛科动物牛的干燥胆结石,主产于北京、天津、陕西。

【药性】

苦,凉。归心、肝经。

【功效与应用】

1. 清心豁痰,开窍醒神

热病神昏,中风痰迷——安宫牛黄丸。

2. 凉肝息风

①小儿急惊风之壮热神昏、惊厥抽搐——牛黄抱龙丸。

②癫痫发狂——配伍全蝎、钩藤、胆南星等。

3. 清热解毒

①咽喉肿痛，口舌生疮，牙痛——牛黄解毒丸。

②咽喉肿痛、溃烂——珠黄散。

③痈肿疔疮，瘰疬——犀黄丸。

钩藤

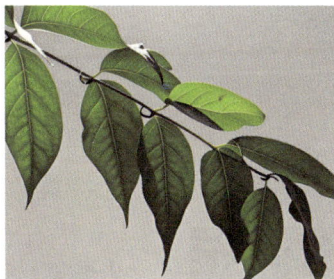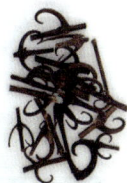

植物　　　　　　　　药材（饮片）

【基源】

钩藤是茜草科植物钩藤、大叶钩藤、毛钩藤、华钩藤或无柄果钩藤的干燥带钩茎枝，主产于长江以南，如福建、广东、广西等地。

【药性】

甘，凉。归肝、心包经。

【功效与应用】

1. 息风定惊

①小儿急惊风，壮热神昏，牙关紧闭，手足抽搐——钩藤饮子。

②温热病，热极生风，痉挛抽搐——羚角钩藤汤。

③小儿惊哭夜啼——配伍蝉蜕、薄荷等。

2. 清热平肝

①肝火上攻——配伍夏枯草、龙胆、栀子等。

②肝阳上亢——天麻钩藤饮。

③感冒夹惊，风热头痛——配伍蝉蜕、薄荷等。

天麻

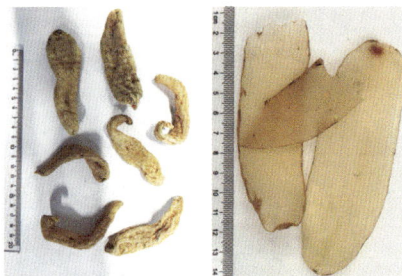

药材　　　　　饮片

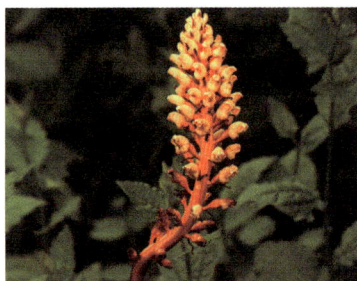

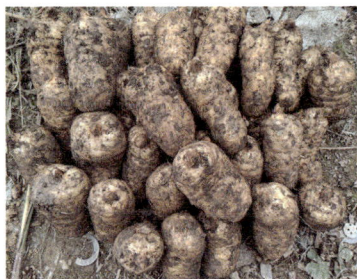

植物

【基源】

天麻是兰科植物天麻的干燥块茎，主产于四川、云南、贵州。

【药性】

甘，平。归肝经。

【功效与应用】

1. 息风止痉

①小儿急惊风——钩藤饮子。

②小儿脾虚慢惊——醒脾丸。

③小儿诸惊——天麻丸。

④破伤风，痉挛抽搐，角弓反张——玉真散。

2. 平抑肝阳

①肝阳上亢——天麻钩藤饮。

②风痰上扰——半夏白术天麻汤。

③头风头痛，头晕欲倒——天麻丸。

3. 祛风通络

①中风，手足不遂，筋骨疼痛——天麻丸。

②风湿痹痛，肢体麻木，关节屈伸不利——秦艽天麻汤。

地龙

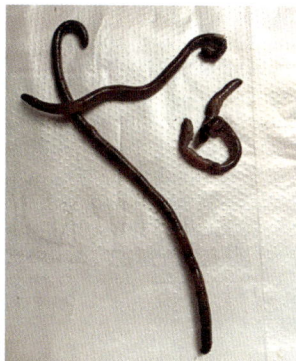

动物

【基源】

地龙是钜蚓科动物参环毛蚓、通俗环毛蚓、威廉环毛蚓或栉盲环毛蚓的干燥体，前一种习称"广地龙"，主产于广东、广西、福建；后三种习称"沪地龙"，主产于上海一带。

【药性】

咸，寒。归肝、脾、膀胱经。

【功效与应用】

1. 清热定惊

①温热病，热极生风，神昏，痉挛抽搐——配伍钩藤、牛黄、全蝎等。

②小儿惊风，高热，惊厥抽搐——研烂后同朱砂作丸服用。

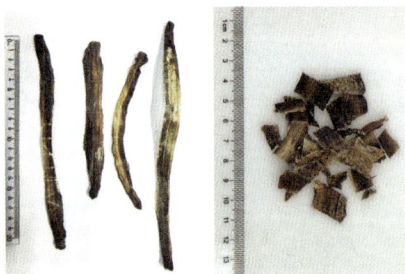

药材　　　　　　　饮片

③狂躁癫痫——单用鲜品，加食盐搅拌化水后服用。

2. 通络

①关节红肿热痛、屈伸不利——配伍防己、秦艽、忍冬藤等。

②风寒湿痹，肢体关节麻木、屈伸不利——小活络丹。

③气虚血滞之中风，半身不遂，口眼㖞斜——补阳还五汤。

3. 平喘

肺热喘咳，哮喘——配伍麻黄、苦杏仁、黄芩等。

4. 利尿

小便不利，尿闭不通——配伍车前子、木通、萹蓄等。

5. 降压

肝阳上亢型高血压——配伍钩藤、罗布麻叶等。

全蝎

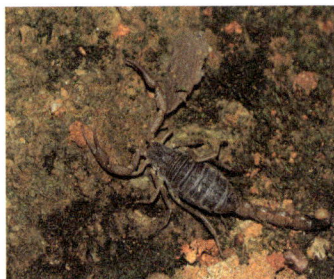
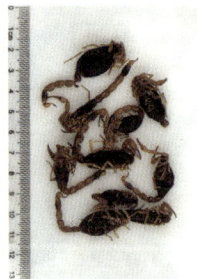

动物　　　　　　　药材（饮片）

【基源】

全蝎是钳蝎科动物东亚钳蝎的干燥体，主产于河南、山东、湖北。

【药性】

辛，平；有毒。归肝经。

【功效与应用】

1. 息风镇痉

①惊风，痉挛抽搐——止痉散。

②小儿急惊风，高热，神昏，抽搐——配伍羚羊角、钩藤、天麻等。

③小儿慢惊风，抽搐——配伍党参、白术、天麻等。

④痰迷之癫痫抽搐——配伍郁金、白矾等。

⑤破伤风之痉挛抽搐、角弓反张——五虎追风散、撮风散。

⑥风中经络，口眼㖞斜——牵正散。

2. 攻毒散结

①疮疡肿毒——配伍全蝎、栀子等。

②瘰疬结核——小金散。

3. 通络止痛

①风湿顽痹——配伍川乌、蕲蛇、没药等。

②顽固性偏正头痛——配伍天麻、蜈蚣、川芎等。

蜈蚣

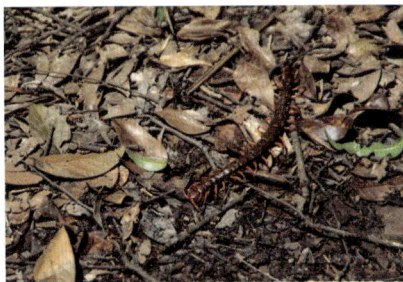

动物

【基源】

蜈蚣是蜈蚣科动物少棘巨蜈蚣的干燥体，主产于江苏、浙江、湖北。

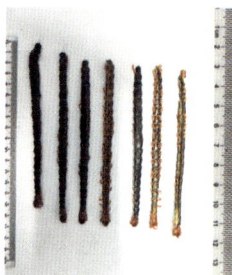
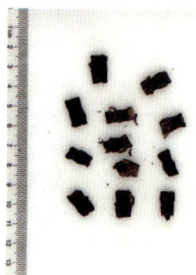

药材　　　　　　饮片

【药性】

辛，温；有毒，归肝经。

【功效与应用】

1. 息风镇痉

①痉挛抽搐——止痉散。

②小儿撮口，手足抽搐——撮风散。

③破伤风，角弓反张——蜈蚣星风散。

2. 攻毒散结

①疮疡肿毒——不二散。

②瘰疬结核——与茶叶共用，研为细末。

3. 通络止痛

①风湿顽痹——配伍独活、威灵仙、川乌等。

②顽固性偏正头痛——配伍天麻、川芎、僵蚕等。

僵蚕

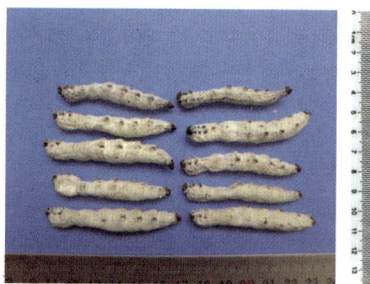
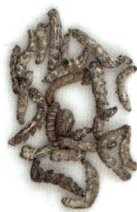

动物　　　　　　　药材（饮片）

【基源】

僵蚕是蚕蛾科昆虫家蚕4～5龄的幼虫感染（或人工接种）白僵

菌而致死的干燥体，主产于浙江、江苏、四川等养蚕区。

【药性】

咸、辛，平。归肝、肺、胃经。

【功效与应用】

1. 息风止痉

①小儿痰热，急惊风——千金散。

②小儿脾虚久泻，慢惊抽搐——醒脾散。

③破伤风，痉挛抽搐，角弓反张——撮风散。

2. 祛风止痛

①风中经络，口眼㖞斜，痉挛抽搐——牵正散。

②头痛，目赤肿痛，迎风流泪——白僵蚕散。

③咽喉肿痛，声音嘶哑——六味汤。

④风疹瘙痒——配伍蝉蜕、薄荷、防风等。

3. 化痰散结

①痰核瘰疬——配伍浙贝母、夏枯草、连翘等。

②痄腮，乳痈，疔疮——配伍金银花、板蓝根、蒲公英等。

开窍药

图解『临床中药学』（彩图极简版）

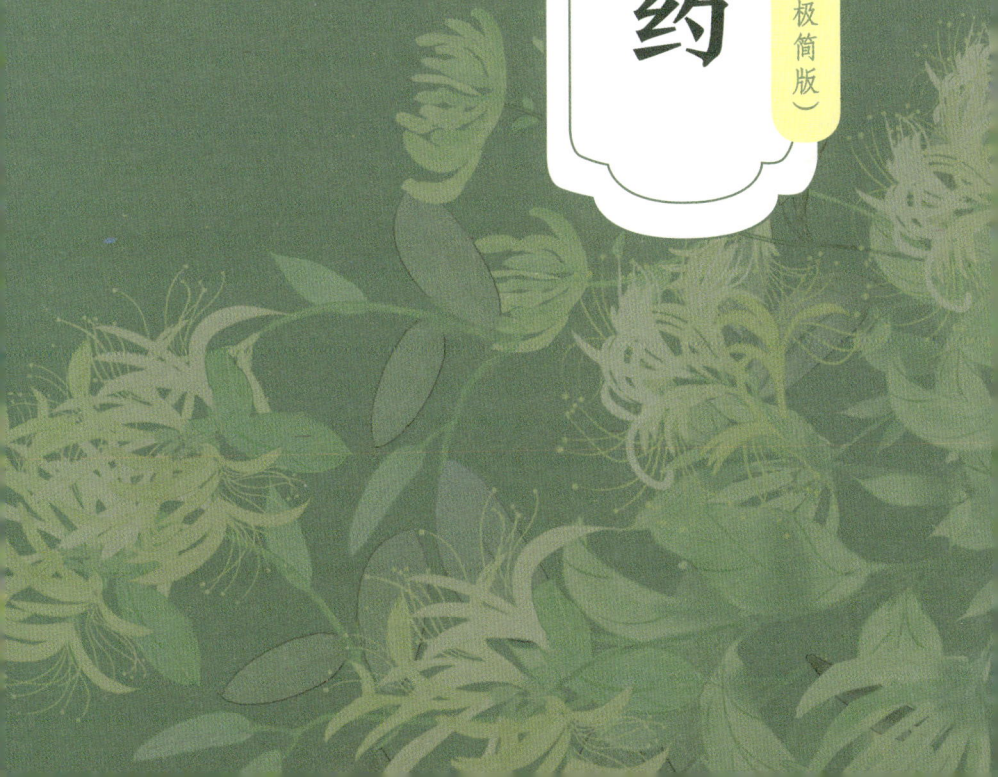

麝香

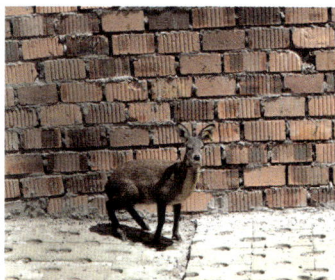

动物

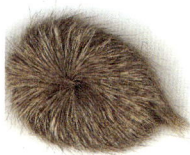

药材（饮片）

【基源】

麝香是鹿科动物林麝、马麝或原麝成熟雄体香囊中的干燥分泌物，主产四川、西藏、云南。

【药性】

辛，温。归心、脾经。

【功效与应用】

1. 开窍醒神

①热闭神昏——安宫牛黄丸、至宝丹。

②寒闭神昏——苏合香丸。

2. 活血通经

①血瘀经闭——配伍丹参、桃仁、红花等。

②癥瘕痞块——化癥回生丹。

③难产死胎，胞衣不下——香桂散。

3. 消肿止痛

①心腹暴痛——配伍川芎、三七、木香等。

②偏正头痛，日久不愈——通窍活血汤。

③跌仆肿痛，骨折扭挫——七厘散、八厘散，内服、外用均可。

④风寒湿痹，顽固不愈——配伍独活、威灵仙、桑寄生等。

⑤疮疡肿毒——醒消丸。

⑥瘰疬——小金丹。

⑦咽喉肿痛——六神丸。

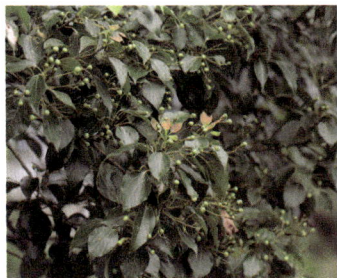

植物（或加工制成品）　　　药材（饮片）

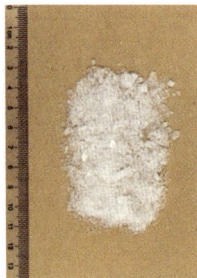

冰片

【基源】

冰片是龙脑香科植物龙脑香树脂加工品，或龙脑香树树干、树枝切碎，经蒸馏冷却而得的结晶，称"梅花冰片"，亦称"龙脑冰片"；菊科植物艾纳香的新鲜叶经提取加工制成的结晶，称"艾片（左旋龙脑）"；用松节油、樟脑等经化学方法合成的，称"冰片（合成龙脑）"；由樟科植物樟的新鲜枝、叶经提取加工制成的，称"天然冰片（右旋龙脑）"，龙脑香主产东南亚地区，艾纳香主产于我国广东、广西、云南，天然冰片主产于我国江西、湖南。

【药性】

辛、苦，微寒。归心、脾、肺经。

【功效与应用】

1. 开窍醒神

①热闭神昏——安宫牛黄丸。

②寒闭神昏——苏合香丸。

2. 清热止痛

①冠心病，心绞痛——速效救心丸、复方丹参滴丸。

②目赤肿痛——单用点眼，或使用八宝眼药水。

③咽喉肿痛，口舌生疮，牙龈肿痛——冰硼散，或研细末吹敷患处。

④风热喉痹——配伍灯心草、黄柏、白矾等研末吹敷患处。

⑤急、慢性化脓性中耳炎——溶于核桃油滴耳。

⑥疮疡溃后不敛——八宝丹、生肌散。

⑦烧烫伤——配伍朱砂、香油制成药膏外用。

苏合香

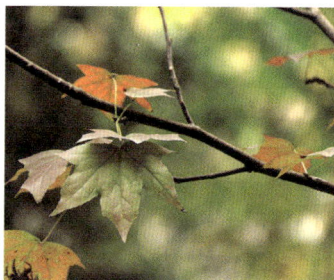

植物

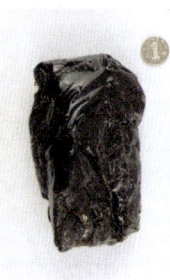

药材（饮片）

【基源】

苏合香由金缕梅科植物苏合香树的树干渗出的香树脂经加工精制而成，主产于土耳其、埃及、叙利亚，我国广西、云南亦产。

【药性】

辛，温。归心、脾经。

【功效与应用】

1. 开窍醒神

中风痰厥，猝然昏倒，惊痫——苏合香丸。

2. 辟秽止痛

①寒凝气滞、心脉不通之胸痹心痛——冠心苏合丸。

②痰浊寒凝之胸脘痞满冷痛——配伍檀香、冰片等。

石菖蒲

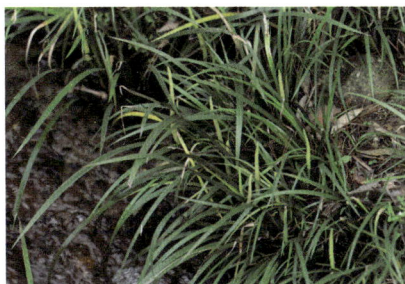

植物

【基源】

石菖蒲是天南星科植物石菖蒲的干燥根茎，主产于四川、浙江、江苏。

【药性】

辛、苦，温。归心、胃经。

【功效与应用】

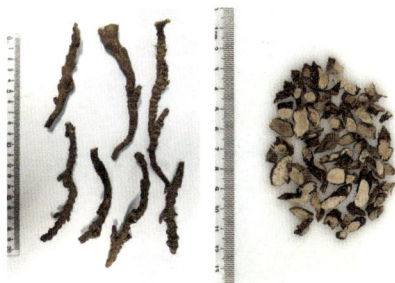

药材　　　　　　饮片

1. 开窍豁痰

①中风痰迷心窍，神昏失语——涤痰汤。

②痰热蒙蔽，神昏谵语——菖蒲郁金汤。

③痰热癫痫抽搐——清心温胆汤。

2. 醒神益智

①健忘——不忘散、开心散。

②失眠多梦，心悸怔忡——安神定志丸。

③耳鸣耳聋，头昏心悸——安神补心丸。

④头晕嗜睡，健忘，耳鸣耳聋——配伍茯苓、远志、龙骨等。

3. 化湿和胃

①湿浊中阻，脘痞不饥——配伍砂仁、苍术、厚朴等。

②身热吐利，胸脘痞闷，舌苔黄腻——连朴饮。

③湿热毒盛，噤口痢——开噤散。

补益药

图解「临床中药学」(彩图极简版)

人参

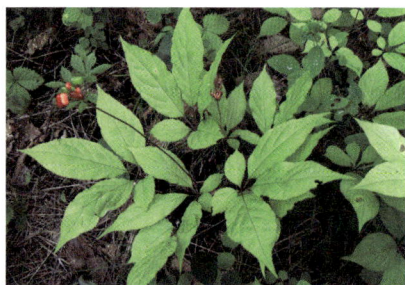

植物

【基源】

人参是五加科植物人参的干燥根和根茎，主产于吉林、辽宁、黑龙江。

【药性】

甘、微苦，微温。归脾、肺、心、肾经。

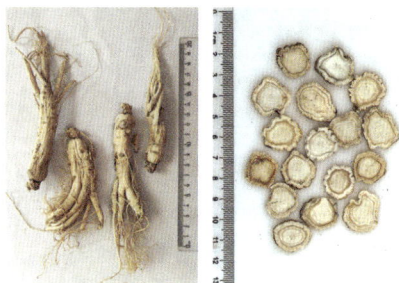

药材　　　　饮片

【功效与应用】

1.大补元气，复脉固脱

①元气虚极欲脱，气息微弱，汗出不止，脉微欲绝的危重证候——独参汤。

②气虚欲脱兼见汗出、四肢逆冷等亡阳征象者——参附汤。

③气虚欲脱兼见汗出身暖、渴喜冷饮、舌红干燥等亡阴征象者——生脉散。

2.补脾益肺

①脾气虚弱，倦怠乏力——四君子汤。

②不能统血导致失血——归脾汤。

③肺虚喘咳——补肺汤。

④肺肾两虚，短气虚喘或喘促日久——人参蛤蚧散、人参胡桃汤。

⑤阳痿宫冷——配伍鹿茸、肉苁蓉等。

3. 生津养血

①气虚津伤口渴，内热消渴——白虎加人参汤。

②气血亏虚，久病虚羸——八珍汤。

4. 安神益智

①心气虚弱，心悸怔忡，胸闷气短，失眠多梦，健忘——配伍黄芪、茯苓、酸枣仁等。

②心脾两虚，气血不足，心悸失眠，体倦食少——归脾汤。

③心肾不交，阴亏血少，虚烦不眠，心悸健忘——天王补心丹。

植物

党参

【基源】

党参是桔梗科植物党参、素花党参或川党参的干燥根，党参、素花党参主产于甘肃、四川，川党参主产于四川、湖北、陕西。

【药性】

甘，平。归脾、肺经。

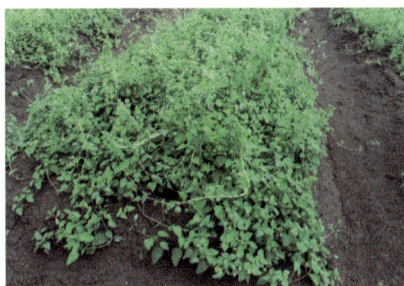
药材

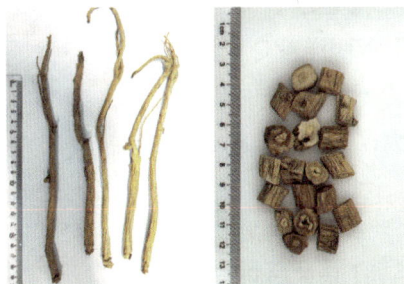
饮片

【功效与应用】

1. 补脾益肺

①脾气虚弱，倦怠乏力，食少便溏——配伍白术、茯苓等。

②肺气亏虚，咳嗽气短，声低懒言——配伍黄芪、蛤蚧等。

2. 养血生津

①气血两虚证（面色萎黄，头晕乏力，心悸气短）——配伍黄芪、当归、熟地黄等。

②气津两伤证（气短口渴，内热消渴）——配伍麦冬、五味子等。

西洋参

植物

【基源】

西洋参是五加科植物西洋参的干燥根，主产于美国、加拿大，我国亦有栽培。

【药性】

甘、微苦，凉。归心、肺、肾经。

【功效与应用】

1. 补气养阴

①气阴两脱证——配伍麦冬、五味子等。

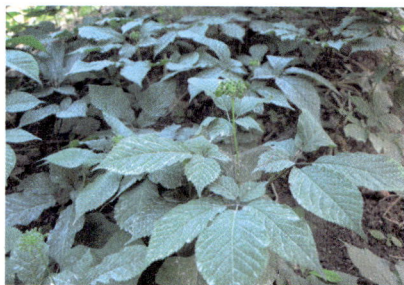

药材

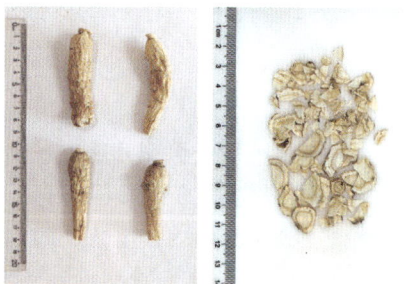

饮片

②火热耗伤肺之气阴（短气喘促，咳嗽痰少，痰中带血）——配伍玉竹、麦冬、川贝母等。

③心之气阴两虚（心悸心痛，失眠多梦）——配伍炙甘草、生地黄等。

④脾之气阴两虚（纳呆食滞，口渴思饮）——配伍太子参、山药、神曲等。

2. 清热生津

①热伤气津（身热汗多，口渴心烦，体倦少气，脉虚数）——清暑益气汤。

②消渴病之气阴两伤证——配伍黄芪、山药、天花粉等。

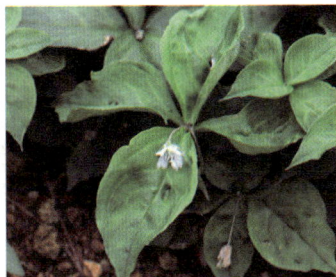 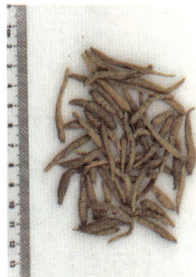

植物　　　　　　　　　药材（饮片）

【**基源**】

太子参是石竹科植物孩儿参的干燥块根，主产于江苏、山东。

【**药性**】

甘、微苦，平。归脾、肺经。

【**功效与应用**】

1. 益气健脾

脾虚体倦，食欲减退——配伍山药、石斛等。

2. 生津润肺

①病后虚弱，气阴不足，自汗口渴——配伍黄芪、五味子、麦冬等。

②肺燥干咳——配伍南沙参、麦冬、知母等。

黄芪

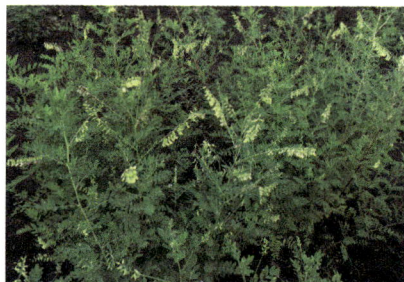

植物

【基源】

黄芪是豆科植物蒙古黄芪或膜荚黄芪的干燥根，主产于山西、甘肃、黑龙江、内蒙古。

【药性】

甘，微温。归脾、肺经。

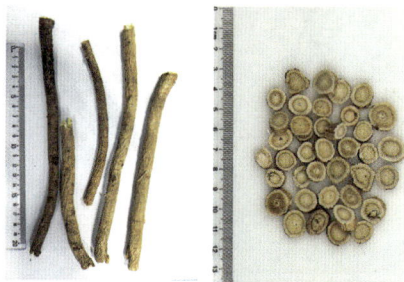

药材　　　　　　饮片

【功效与应用】

1. 补气升阳

①脾气虚弱，倦怠乏力，食少便溏——单用熬膏服，或配伍人参、白术等。

②久泻脱肛，内脏下垂——补中益气汤。

③肺气虚弱，咳喘气短——补肺汤。

2. 益卫固表

①脾肺气虚，卫气不固，表虚自汗——牡蛎散。

②卫气不固，表虚自汗，易感风邪——玉屏风散。

3. 利水消肿

脾虚水湿失运，浮肿尿少——配伍白术、茯苓等。

4. 生津养血

①脾虚不能统血所致的失血证——归脾汤。

②内热消渴——玉液汤。

③血虚萎黄，气血两虚——当归补血汤。

5. 行滞通痹

①中风后遗症——补阳还五汤。

②气虚血滞不行所致的痹痛，肌肤麻木——黄芪桂枝五物汤。

③气虚血滞所致的胸痹心痛——配伍红花、丹参、三七等。

6. 托毒排脓，敛疮生肌

①疮疡中期，正虚毒盛不能托毒外达，疮形平塌，根盘散漫，难溃难腐——托里透脓散。

②疮疡后期，气血亏虚，脓水清稀，疮口难敛——十全大补汤。

白术

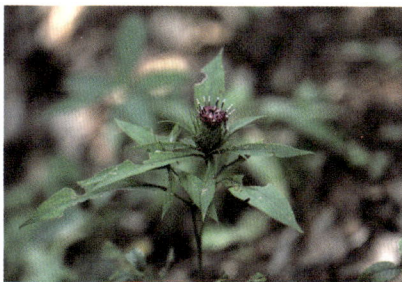

植物

【基源】

白术是菊科植物白术的干燥根茎，主产于浙江、安徽。

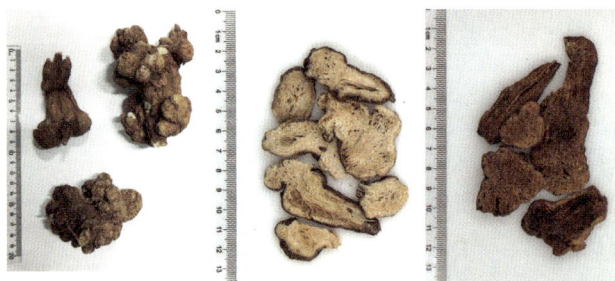

药材　　　　　白术饮片　　　　　炒白术饮片

【药性】

甘、苦，温。归脾、胃经。

【功效与应用】

1. 补气健脾，燥湿利水

①脾虚有湿，食少便溏或泄泻——四君子汤。

②脾虚中阳不振，痰饮内停——苓桂术甘汤。

③脾虚水肿——配伍茯苓、猪苓、泽泻等。

④脾虚湿浊下注，带下清稀——完带汤。

2. 止汗

气虚自汗——玉屏风散。

3. 安胎

①气虚兼内热，胎动不安——配伍黄芩等。

②气滞胸腹胀满——配伍紫苏梗、砂仁等。

③气血亏虚，胎动不安，滑胎——泰山磐石散。

④肾虚胎元不固——配伍杜仲、续断、阿胶等。

山药

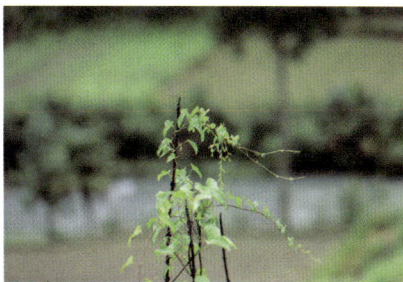

植物

【基源】

山药是薯蓣科植物薯蓣的干燥根茎，主产于河南、河北。

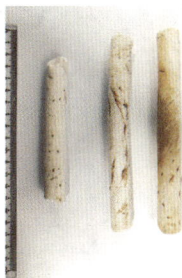
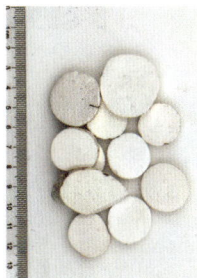
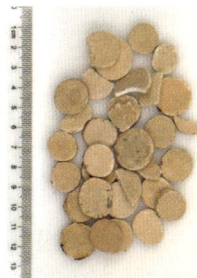

药材　　　　　山药饮片　　　　炒山药饮片

【药性】

甘，平。归脾、肺、肾经。

【功效与应用】

1. 益气养阴

①气虚重症——配伍人参、白术等。

②脾虚食少便溏——参苓白术散。

2. 补脾肺肾，涩精止带

①肺虚喘咳——配伍太子参、南沙参等。

②妇女带下——完带汤。

③肾虚遗精、带下、尿频——肾气丸、六味地黄丸。

④肾虚证——六味地黄丸。

⑤虚热消渴——玉液汤。

甘草

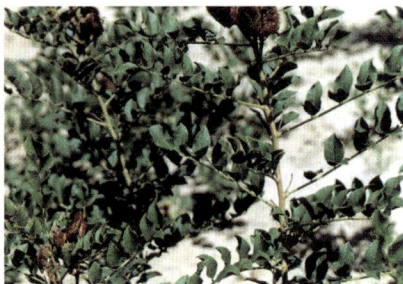

植物

【基源】

甘草是豆科植物甘草、胀果甘草或光果甘草的干燥根和根茎，主产于内蒙古、甘肃、黑龙江。

【药性】

甘，平。归心、肺、脾、胃经。

【功效与应用】

1. 补脾益气

①脾胃虚弱，倦怠乏力——四君子汤。

②心气不足，脉结代，心动悸——炙甘草汤。

2. 祛痰止咳

①风寒咳喘——三拗汤。

②肺热咳喘——麻杏甘石汤。

③寒痰咳喘——苓甘五味姜辛汤。

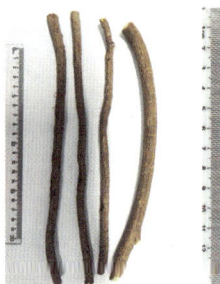

药材

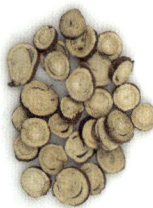

饮片

④湿痰咳嗽——二陈汤。

⑤肺虚咳嗽——配伍黄芪、太子参等。

3. 缓急止痛

脘腹、四肢挛急疼痛——芍药甘草汤。

4. 清热解毒

①热毒疮疡——配伍黄连、连翘等。

②咽喉肿痛——配伍连翘、黄芩、牛蒡子等。

5. 调和诸药

①防寒凉伤胃——白虎汤。

②防温燥伤阴——四逆汤。

③缓峻下之势，使泻不伤正——调胃承气汤。

④调和脾胃——十全大补汤。

⑤协调寒热，平调升降——半夏泻心汤。

刺五加

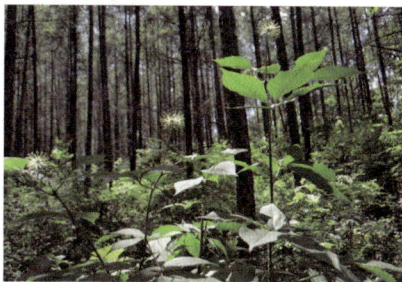

植物

【基源】

刺五加是五加科植物刺五加的干燥根和根茎或茎，主产于黑龙江。

【药性】

甘、微苦，温。归脾、肺、肾、心经。

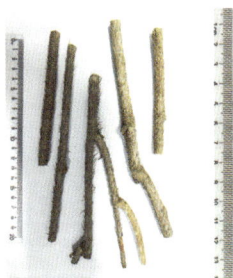
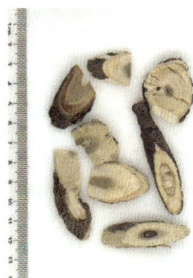

药材　　　　　　　饮片

【功效与应用】

1. 益气健脾

脾肺气虚，体虚乏力，食欲减退——配伍太子参、五味子、白术等。

2. 补肾安神

①肺肾两虚，久咳虚喘——配伍人参、蛤蚧、五味子等。

②肾虚，腰膝酸痛——单用，或配伍杜仲、桑寄生等。

③心脾不足，失眠多梦——配伍酸枣仁、远志、石菖蒲等。

大枣

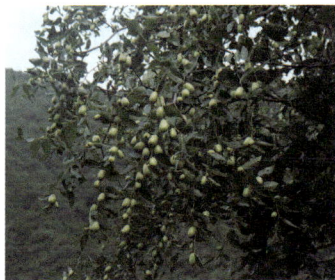
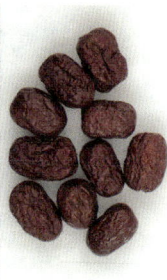

植物　　　　　　　　药材（饮片）

【基源】

大枣是鼠李科植物枣的干成熟果实，主产于河南、河北、山东、山西、陕西。

【药性】

甘，温。归脾、胃、心经。

【功效与应用】

1. 补中益气

脾虚食少，乏力便溏——配伍黄芪、党参、白术等。

2. 养血安神

①妇人脏躁，失眠——甘麦大枣汤。

②血虚面色萎黄，心悸失眠——配伍熟地黄、当归、酸枣仁等。

白扁豆

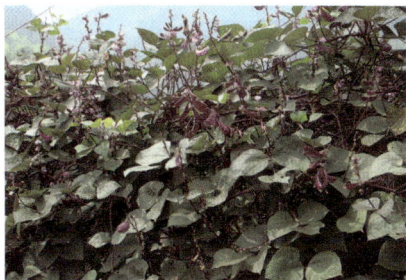

植物

【基源】

白扁豆是豆科植物扁豆的干燥成熟种子，全国大部分地区均有产出。

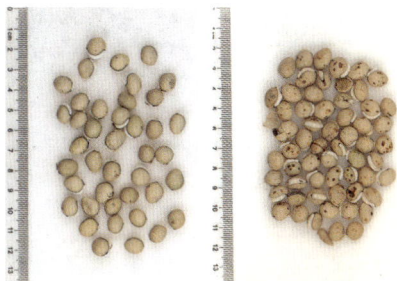

白扁豆药材（饮片） 炒白扁豆药材（饮片）

【药性】

甘，微温。归脾、胃经。

【功效与应用】

1. 健脾化湿

脾胃虚弱，食欲减退，大便溏泄，白带过多——参苓白术散。

2. 和中消暑

①暑湿吐泻，胸闷腹胀——配伍荷叶、滑石等。

②外感于寒、内伤于湿之阴暑证——香薷散。

绞股蓝

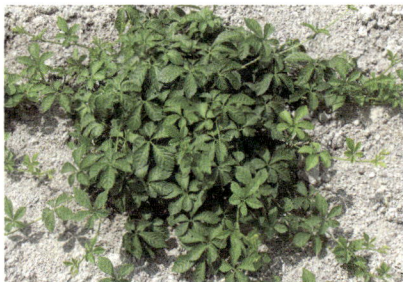

植物

【基源】

绞股蓝是葫芦科植物绞股蓝的干燥地上部分，主产于陕西、福建。

【药性】

甘、苦，寒。归脾、肺经。

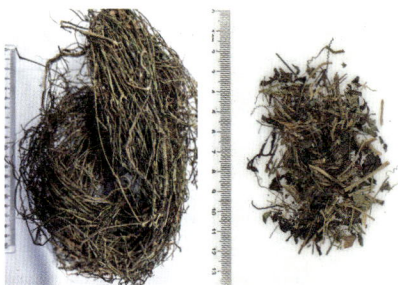

药材　　　　　饮片

【功效与应用】

1. 益气健脾

①脾胃气虚，体倦乏力，纳食不佳——配伍白术、茯苓等。

②脾胃气阴两伤，口渴咽干，心烦——配伍太子参、山药、南沙参等。

2. 化痰止咳，清热解毒

①气阴两虚，肺中燥热，咳嗽痰黏——配伍川贝母、百合等。

②肺气虚而痰湿内盛，咳嗽痰多——配伍半夏、陈皮等。

鹿茸

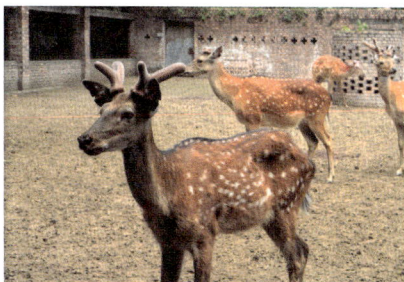

动物

【基源】

　　鹿茸是鹿科动物梅花鹿或马鹿的雄鹿未骨化密生茸毛的幼角，主产于吉林、辽宁、黑龙江。

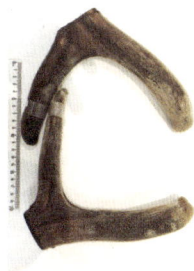 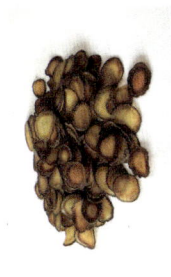

药材　　　　饮片

【药性】

　　甘、咸，温。归肾、肝经。

【功效与应用】

1. 补肾阳，益精血

①阳痿不举、小便频数——配伍山药浸酒服。

②精血耗竭，面色黧黑，耳聋目昏——配伍当归、熟地黄、枸杞子等。

③诸虚百损，五劳七伤，元气不足，见畏寒肢冷、阳痿早泄、宫冷不孕、小便频数等——参茸固本丸。

2. 强筋骨

①筋骨痿软或小儿发育迟缓——加味地黄丸。

②骨折后期，愈合不良——配伍骨碎补、续断、自然铜等。

3. 调冲任

①冲任虚寒，崩漏带下——配伍山茱萸、龙骨、续断等。

②白带量多清稀——内补丸。

4. 托疮毒

阴疽内陷不起，疮疡久溃不敛——配伍熟地黄、肉桂、芥子等。

紫河车

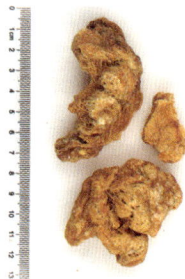

药材（饮片）

【基源】

紫河车是健康人的干燥胎盘。

【药性】

甘、咸，温。归肺、肝、肾经。

【功效与应用】

1. 温肾补精

①肾阳不足，精血亏虚，虚劳羸瘦，阳痿遗精，宫冷不孕——大

造丸。

②肺肾两虚，久咳虚喘，骨蒸劳嗽——配伍人参、蛤蚧、冬虫夏草等。

2. 益气养血

气血两虚，产后乳少，面色萎黄，食少气短——配伍人参、黄芪、当归等。

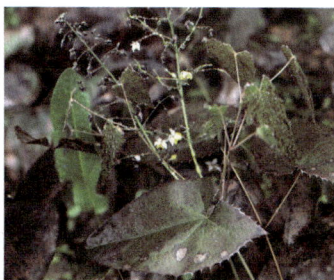 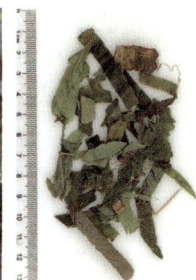

淫羊藿

植物　　　　　　　　药材（饮片）

【基源】

淫羊藿是小檗科植物淫羊藿、箭叶淫羊藿、柔毛淫羊藿或朝鲜淫羊藿的干燥叶，主产于山西、四川、湖北、吉林。

【药性】

辛、甘，温。归肝、肾经。

【功效与应用】

1. 补肾壮阳

①阳痿，腰膝冷痛——淫羊藿酒。

②肾虚阳痿遗精——配伍肉苁蓉、巴戟天、杜仲等。

2. 强筋骨，祛风湿

风寒湿痹，麻木拘挛——配伍威灵仙、巴戟天、附子等。

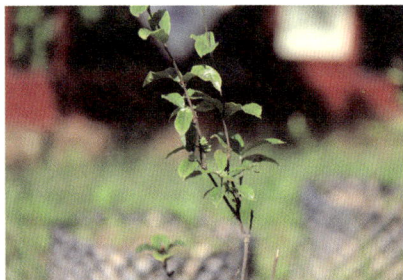

植物

【基源】

巴戟天是茜草科植物巴戟天的干燥根，主产于广东、广西。

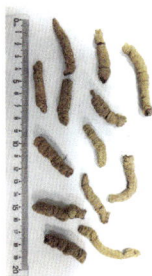 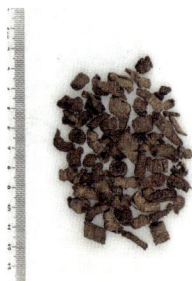

药材　　　　　　　　饮片

【药性】

辛、甘，微温。归肾、肝经。

【功效与应用】

1. 补肾阳

①虚羸阳道不举——配伍牛膝浸酒服。

②肾阳虚弱，阳痿不育——赞育丸。

③下元虚冷，宫冷不孕，月经不调，少腹冷痛——配伍肉桂、吴茱萸、艾叶等。

2. 强筋骨，祛风湿

①肾虚骨痿，腰膝酸软——配伍肉苁蓉、杜仲、菟丝子等。

②风冷腰胯疼痛，行步不利——配伍羌活、杜仲、五加皮等。

仙茅

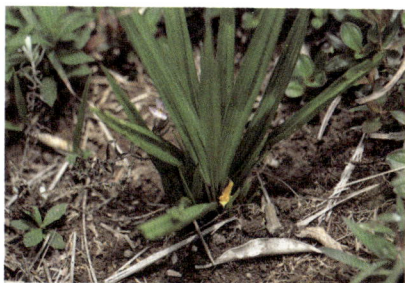

植物

【基源】

仙茅是石蒜科植物仙茅的干燥根茎，主产于四川、云南、广西、贵州。

【药性】

辛，热；有毒。归肾、肝、脾经。

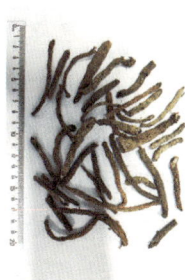 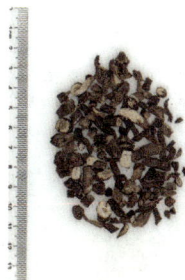

药材　　　　　　　　饮片

【功效与应用】

1. 补肾阳

肾阳不足,命门火衰,阳痿精冷,小便频数——配伍淫羊藿、巴戟天、沙苑子等。

2. 强筋骨,祛风湿

腰膝冷痛,筋骨痿软无力——配伍杜仲、独活、附子等。

肉苁蓉

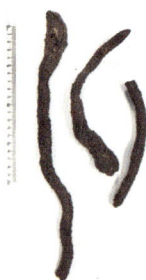

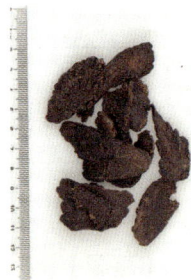

药材　　　　　　　饮片

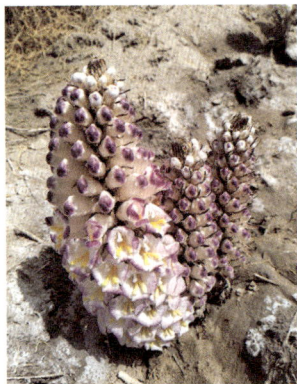

植物

【基源】

　　肉苁蓉是列当科植物肉苁蓉或管花肉苁蓉的干燥带鳞叶的肉质茎,主产于内蒙古、新疆、甘肃。

【药性】

　　甘、咸,温。归肾、大肠经。

【功效与应用】

1. 补肾阳,益精血

　　①男子五劳七伤,阳痿不起,小便余沥——配伍菟丝子、续断、杜仲等。

②肾虚骨痿，不能起动——金刚丸。

2. 润肠通便

①大便秘结——润肠丸。

②大便不通，小便清长，腰酸背冷——济川煎。

锁阳

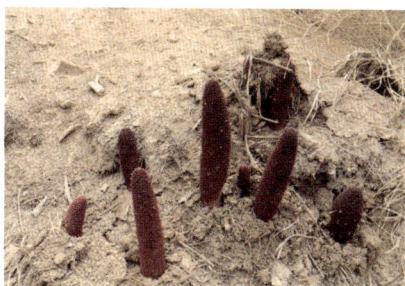
植物

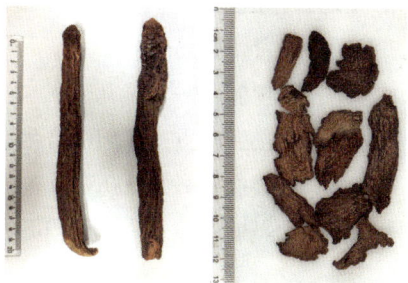
药材　　　　　　　　饮片

【基源】

锁阳是锁阳科植物锁阳的干燥肉质茎，主产于内蒙古、甘肃、新疆。

【药性】

甘，温。归肝、肾、大肠经。

【功效与应用】

1. 补肾阳，益精血

①阳痿，不孕——配伍巴戟天、补骨脂、菟丝子等。

②腰膝酸软，筋骨无力——虎潜丸。

2. 润肠通便

肠燥便秘——配伍肉苁蓉、火麻仁、生地黄等。

杜仲

植物

【基源】

杜仲是杜仲科植物杜仲的干燥树皮，主产于陕西、四川、云南、贵州、湖北。

【药性】

甘，温。归肝、肾经。

【功效与应用】

1. 补肝肾，强筋骨

①肾虚腰痛——青娥丸。

②风湿腰痛冷重——独活寄生汤。

③外伤腰痛——配伍川芎、苏木、丹参等。

④妇女经期腰痛——配伍当归、川芎、白芍等。

⑤肾虚阳痿，精冷不固，小便频数——配伍鹿茸、山茱萸、菟丝子等。

2. 安胎

肝肾亏虚，妊娠漏血，胎动不安——配伍续断、桑寄生、山药等。

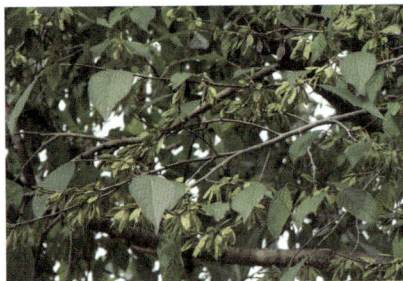

药材

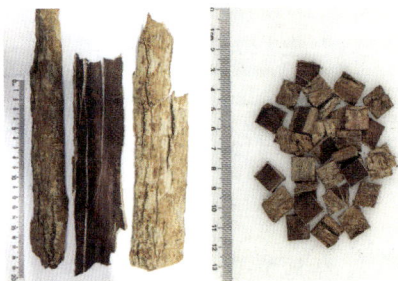

饮片

续断

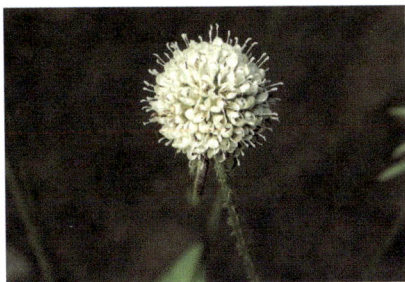

植物

【基源】

续断是川续断科植物川续断的干燥根，主产于湖北、四川、湖南、贵州。

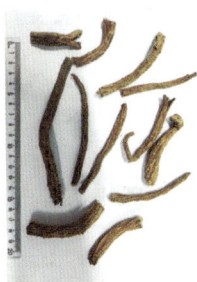
药材

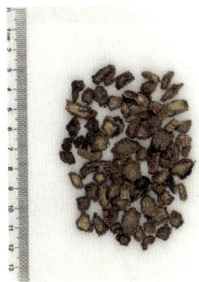
饮片

【药性】

苦、辛，微温。归肝、肾经。

【功效与应用】

1. 补肝肾

①肝肾亏虚，筋骨不健——配伍杜仲、牛膝、五加皮等。

②肝肾不足，寒湿痹痛——配伍桑寄生、狗脊、杜仲等。

2. 强筋骨，续折伤

①跌打损伤，瘀血肿痛，筋伤骨折——配伍桃仁、苏木等。

②脚膝折损愈后失补，筋缩疼痛——配伍当归、木瓜、白芍等。

3. **止崩漏**

①崩漏，月经过多——配伍黄芪、地榆、艾叶等。

②胎漏下血，胎动不安，滑胎证——寿胎丸。

补骨脂

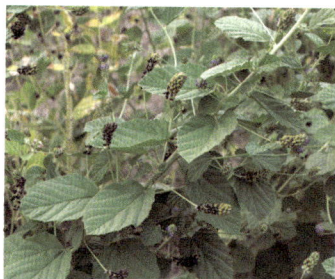

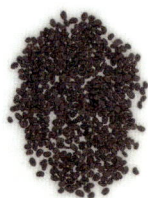

植物　　　　　　　　药材（饮片）

【基源】

补骨脂是豆科植物补骨脂的干燥成熟果实，主产于河南、四川、安徽、陕西。

【药性】

辛、苦，温。归肾、脾经。

【功效与应用】

1. **温肾助阳，固精缩尿**

①肾虚阳痿——配伍菟丝子、核桃仁、沉香等。

②肾阳虚衰、风冷侵袭之腰膝冷痛——青娥丸。

③滑精——配伍补骨脂、青盐等。

④小儿遗尿——破故纸散。

⑤肾气虚冷，小便无度——破故纸丸。

2. 纳气平喘

肾虚作喘——黑锡丹。

3. 温脾止泻

脾肾阳虚，五更泄泻——四神丸。

4. 外用消风祛斑

白癜风，斑秃——研末用酒浸制成酊剂。

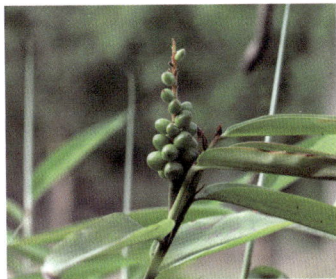

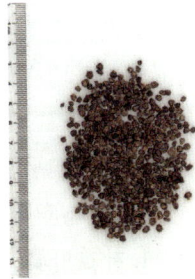

植物　　　　　　　药材（饮片）

【基源】

益智是姜科植物益智的干燥成熟果实，主产于海南、广东。

【药性】

辛，温。归脾、肾经。

【功效与应用】

1. 暖肾固精缩尿

①梦遗——三仙丸。

②下焦虚寒，小便频数——缩泉丸。

2. 温脾止泻摄唾

①脾胃虚寒，脘腹冷痛，呕吐泄泻——配伍干姜、吴茱萸、小茴香等。

②中气虚寒，食少，多涎唾——与理中丸、六君子汤等共用。

菟丝子

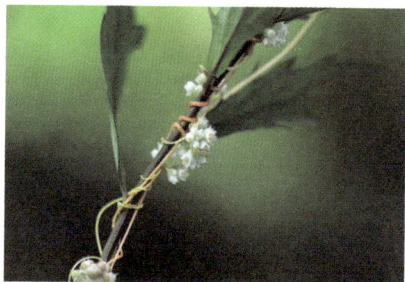

植物

【基源】

菟丝子是旋花科植物南方菟丝子或菟丝子的干燥成熟种子，全国大部分地区均有产出。

【药性】

辛、甘，平。归肝、肾、脾经。

【功效与应用】

1. 补益肝肾，固精缩尿

①肾虚腰痛——配伍牛膝、杜仲、山药等。

②阳痿遗精——五子衍宗丸。

③小便过多或失禁——配伍桑螵蛸、肉苁蓉、鹿茸等。

④遗精，白浊，尿有余沥——配伍沙苑子、芡实、萆薢等。

2. 安胎

肾虚胎漏，胎动不安——寿胎丸。

3. 明目

肝肾不足，目昏耳鸣——驻景丸。

4. 止泻

脾肾虚泻——配伍补骨脂、白术、肉豆蔻等。

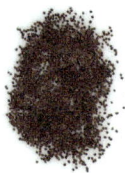

药材（饮片）

沙苑子

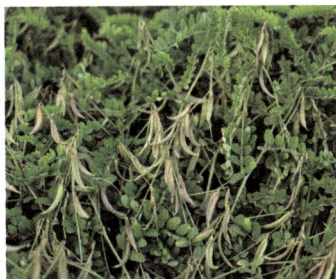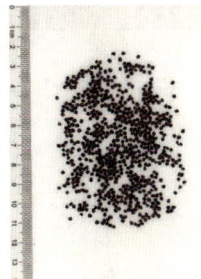

植物　　　　　药材（饮片）

【基源】

沙苑子是豆科植物扁茎黄芪的干燥成熟种子，主产于陕西、河北。

【药性】

甘，温。归肝、肾经。

【功效与应用】

1. 补肾助阳，固精缩尿

①肾虚遗精滑泄，白带过多——金锁固精丸。

②肾虚腰痛——配伍杜仲、续断、桑寄生等。

2. 养肝明目

肝肾不足，头晕目眩，目暗昏花——配伍枸杞子、菟丝子、菊花等。

蛤蚧

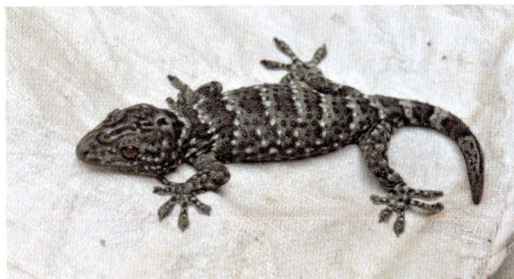

动物

【基源】

蛤蚧是壁虎科动物蛤蚧的干燥体，主产于广西，广东。

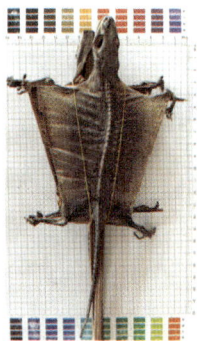

药材（饮片）

【药性】

咸，平。归肺、肾经。

【功效与应用】

1. 补肺益肾，纳气定喘

①虚劳咳嗽——配伍川贝母、紫菀、苦杏仁等。

②肺肾虚喘——人参蛤蚧散。

2. 助阳益精

肾虚阳痿，遗精——配伍益智、巴戟天、补骨脂等。

核桃仁

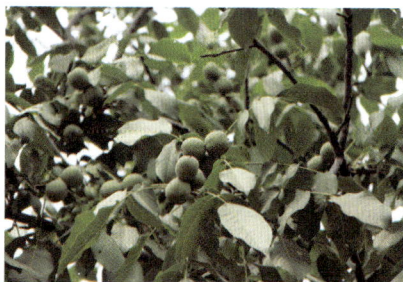

植物

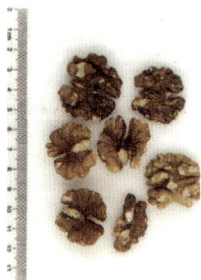

药材（饮片）

【基源】

核桃仁是胡桃科植物胡桃的干燥成熟种子，主产于陕西、山西、河北、内蒙古。

【药性】

甘，温。归肾、肺、大肠经。

【功效与应用】

1. 补肾

①肾亏腰酸，头晕耳鸣，尿有余沥——青娥丸。

②肾虚腰膝酸痛，两足痿弱——配伍杜仲、续断、补骨脂等。

2. 温肺

①虚喘证——人参胡桃汤。

②久嗽不止——配伍人参、苦杏仁等。

3. 润肠

肠燥便秘——配伍火麻仁、肉苁蓉、当归等。

冬虫夏草

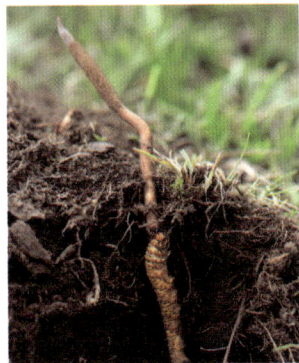

真菌

【基源】

　　冬虫夏草是麦角菌科真菌冬虫夏草菌寄生在蝙蝠蛾科昆虫幼虫上的子座和幼虫尸体的干燥复合体，主产于四川、西藏、青海。

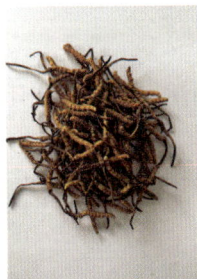

【药性】

甘，平。归肺、肾经。

【功效与应用】

1. 补肾益肺

肾虚精亏，阳痿遗精，腰膝酸痛——配伍淫羊藿、杜仲、巴戟天等。

2. 止血化痰

①劳嗽咯血，干咳痰黏——配伍北沙参、川贝

药材（饮片）

母、阿胶等。

②肺肾两虚，气虚作喘——配伍人参、黄芪、核桃仁。

韭菜子

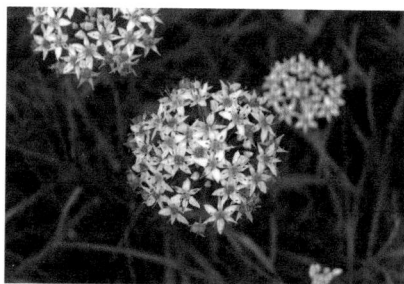

植物

【基源】

韭菜子是百合科植物韭菜的干燥成熟种子，全国大部分地区均产。

【药性】

辛、甘，温。归肝、肾经。

【功效与应用】

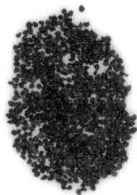

药材（饮片）

1. 温补肝肾

肝肾亏虚，腰膝酸痛——配伍仙茅、巴戟天、枸杞子等。

2. 壮阳固精

①肾阳虚衰，遗精遗尿——单用本品或与补骨脂、益智、菟丝子等配伍。

②肾阳不足，带脉失约，白浊带下——煮醋焙干研末，炼蜜为丸。

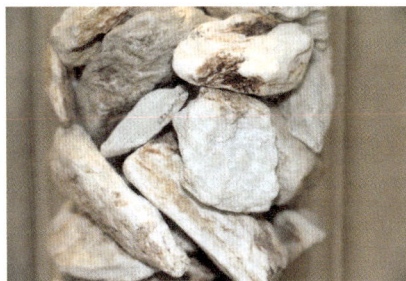

矿物

【基源】

阳起石是硅酸盐类矿物角闪石族透闪石，主含含水硅酸钙 $[Ca_2Mg_5(Si_4O_{11})_2(OH)_2]$，主产于湖北、河南、山西。

【药性】

咸，温。归肾经。

【功效与应用】

温肾壮阳

①阳痿阴汗——空心盐汤送服。

②下元虚冷，精滑不禁，便溏足冷——配伍钟乳石、附子等。

③精清精冷，无子——配伍鹿茸、菟丝子、肉苁蓉等。

④子宫虚寒不孕——配伍吴茱萸、艾叶、阿胶等。

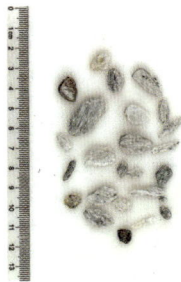

药材（饮片）

海狗肾

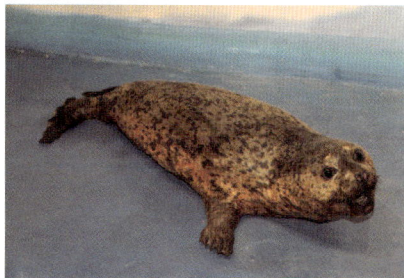

动物

【基源】

海狗肾是海狮科动物海狗或海豹科动物海豹的雄性外生殖器，海狗主要分布于北太平洋，偶见于我国黄海及东海海域，海豹主要分布于欧洲大西洋沿岸和北太平洋沿岸，偶见于我国渤海湾内沿海地区。

【药性】

咸，热。归肾经。

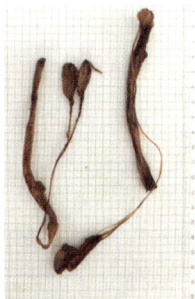

药材（饮片）

【功效与应用】

1. 暖肾壮阳

①肾阳亏虚，腰膝痿弱，阳痿不举，精寒不育，尿频便溏，腹中冷痛——配伍人参、鹿茸、附子等。

②精少不育——配伍鹿茸、紫河车、人参等。

2. 益精补髓

肾阳衰微，心腹冷痛——配伍吴茱萸、甘松、高良姜等。

海马

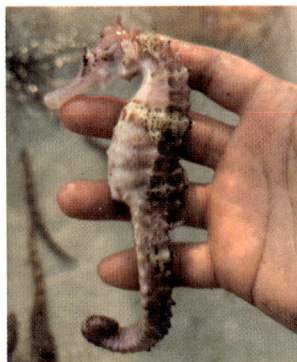

动物

【基源】

海马是海龙科动物线纹海马、刺海马、大海马、三斑海马或小海马（海蛆）的干燥体，主产于广东、福建、台湾。

【药性】

甘、咸，温。归肝、肾经。

【功效与应用】

1. 温肾壮阳

①肾虚阳痿，遗精遗尿——配伍鹿茸、人参、熟地黄等。

②夜尿频繁——配伍桑螵蛸、覆盆子、枸杞子等。

③肾虚作喘——配伍蛤蚧、核桃仁、人参等。

2. 散结消肿

①气滞血瘀之癥瘕积聚——配伍木香、大黄、莪术等。

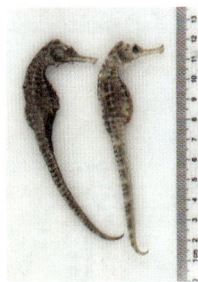

药材（饮片）

②气血不畅，跌打瘀肿——配伍血竭、当归、乳香等。

哈蟆油

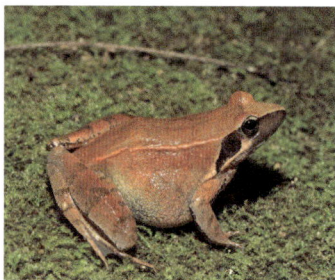

动物

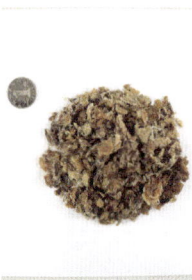

药材（饮片）

【基源】

哈蟆油是蛙科动物中国林蛙雌蛙的输卵管，主产于黑龙江、吉林、辽宁。

【药性】

甘、咸，平。归肺、肾经。

【功效与应用】

1. 补肾益精

病后体虚，盗汗神衰——配伍党参、黄芪、熟地黄等。

2. 养阴润肺

劳嗽咯血——配伍白木耳、人参、熟地黄、核桃仁等。

熟地黄

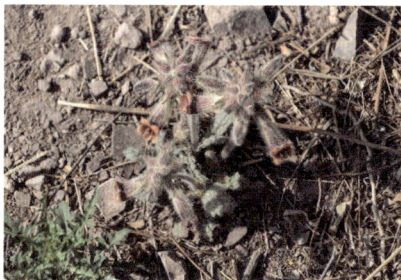

植物

【基源】

熟地黄是玄参科植物地黄块根的炮制加工品。

【**药性**】

甘，微温。归肝、肾经。

【**功效与应用**】

1. 补血滋阴

①血虚萎黄，眩晕，心悸失眠，月经不调，崩漏——四物汤。

②血虚心悸怔忡——配伍远志、酸枣仁等。

③血虚崩漏下血——胶艾汤。

④气血两虚——八珍汤。

2. 益精填髓

①腰膝酸软，遗精盗汗，耳鸣耳聋，消渴——六味地黄丸。

②虚火上炎，骨蒸潮热，颧红盗汗，耳鸣遗精——知柏地黄丸。

③肝肾不足，精血亏虚，须发早白——配伍何首乌、牛膝、菟丝子等。

④五迟五软——配伍龟甲、锁阳、狗脊等。

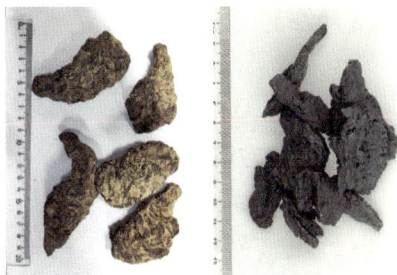

药材　　　　　　饮片

当归

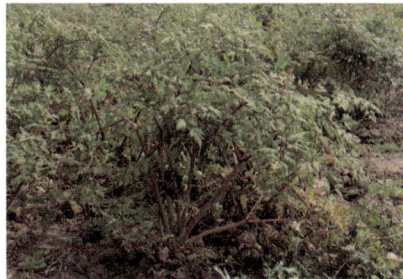

植物

【**基源**】

当归是伞形科植物当归的干燥根，主产于甘肃。

【药性】

甘、辛,温。归肝、心、脾经。

药材   饮片

【功效与应用】

1. 补血活血

①血虚萎黄,心悸失眠——四物汤。

②气血两虚——当归补血汤、人参养荣汤。

③血虚、血瘀、寒凝之腹痛——当归生姜羊肉汤、当归建中汤。

④跌打损伤,瘀血作痛——复元活血汤、活络效灵丹。

⑤疮疡初起,肿胀疼痛——仙方活命饮。

⑥痈疽溃后不敛——十全大补汤。

⑦脱疽溃烂,阴血伤败——四妙勇安汤。

⑧风寒痹痛,肢体麻木——蠲痹汤。

2. 调经止痛

①妇女月经不调,经闭,痛经——四物汤。

②血虚血瘀,月经不调——桃红四物汤。

③冲任虚寒,瘀血阻滞——温经汤。

④肝气郁滞——逍遥散。

⑤肝郁化火,热迫血行——丹栀逍遥散。

⑥气血两虚——八珍汤。

3. 润肠通便

血虚肠燥便秘——济川煎。

白芍

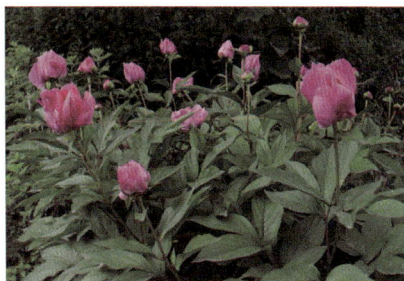
植物

【基源】

白芍是毛茛科植物芍药的干燥根，主产于浙江、安徽。

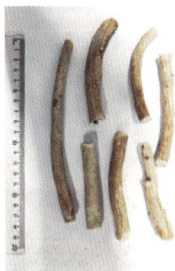
药材

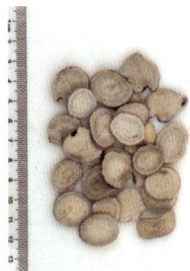
白芍饮片

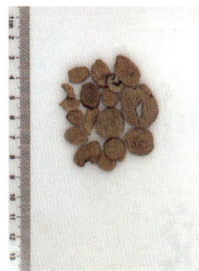
炒白芍饮片

【药性】

苦、酸，微寒。归肝、脾经。

【功效与应用】

1. 养血调经

①血虚面色萎黄，眩晕心悸，或月经不调，经行腹痛，崩中漏下——四物汤。

②血虚有热，月经不调——保阴煎。

③崩漏下血——配伍阿胶、艾叶等。

2. 敛阴止汗

①外感风寒，营卫不和，汗出恶风——桂枝汤。

②虚劳自汗不止——配伍黄芪、白术等。

③阴虚盗汗——配伍龙骨、牡蛎、浮小麦等。

3. 柔肝止痛

①血虚肝郁，胁肋疼痛——逍遥散。

②脾虚肝旺，腹痛泄泻——痛泻要方。

③痢疾腹痛——芍药汤。

④手足挛急作痛——芍药甘草汤。

4. 平抑肝阳

肝阳上亢，头痛眩晕——镇肝息风汤、建瓴汤。

阿胶

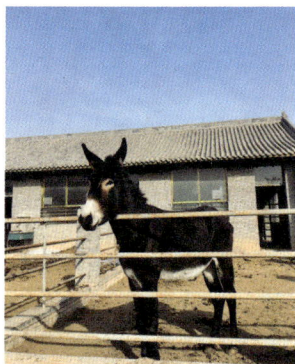

动物

【基源】

阿胶是马科动物驴的干燥皮或鲜皮经煎煮、浓缩制成的固体胶，主产于山东。

【药性】

甘，平。归肺、肝、肾经。

【功效与应用】

1. 补血

①血虚诸证——阿胶四物汤。

②气虚血少之心动悸、脉结代——炙甘草汤。

③肾阴亏虚证——黄连阿胶汤、大定风珠、小定风珠。

2. 滋阴润燥

①肺热阴虚，燥咳痰少，咽喉干燥，痰中带血——补肺阿胶汤。

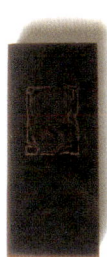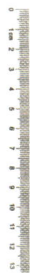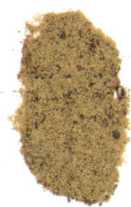

药材　　　　　　　饮片

②燥邪伤肺，干咳无痰，心烦口渴，鼻燥咽干——清燥救肺汤。

③肺肾阴虚，劳嗽咯血——月华丸。

3. 止血

①阴虚血热之吐血、衄血——生地黄汤。

②肺虚嗽血——阿胶散。

③血虚血寒，妇人崩漏下血——胶艾汤。

④中焦虚寒、脾不统血之吐血、衄血、便血或崩漏——黄土汤。

何首乌

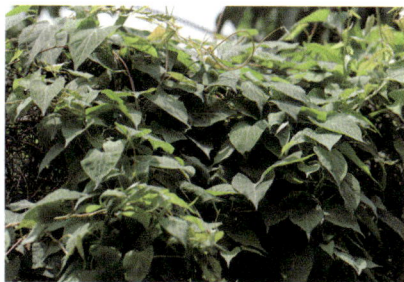

植物

【基源】

何首乌是蓼科植物何首乌的干燥块根，主产于河南、湖北、广东、广西、贵州。

【药性】

苦、甘、涩，微温。归肝、心、肾经。

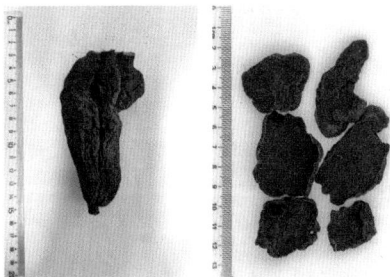

药材　　　　　　制何首乌饮片

【功效与应用】

1. 制用：补肝肾，益精血，乌须发，强筋骨

①血虚萎黄，失眠健忘——配伍熟地黄、当归、酸枣仁等。

②精血亏虚证——七宝美髯丹。

③肝肾亏虚，腰膝酸软，头晕目花，眩晕耳鸣——配伍桑椹、杜仲、黑芝麻等。

④月经不调，崩漏——配伍当归、白芍、熟地黄等。

2. 制用：化浊降脂

高脂血症——配伍女贞子、墨旱莲、生地黄等。

3. 生用：解毒消痈

①瘰疬结核——配伍夏枯草、土贝母等。

②遍身疮肿痒痛——配伍防风、苦参、薄荷等。

③湿热风毒，黄水淋漓——配伍苦参、白鲜皮等。

4. 生用：截疟

久疟体虚——何人饮。

5. 生用：润肠通便

肠燥便秘——配伍肉苁蓉、当归、火麻仁等。

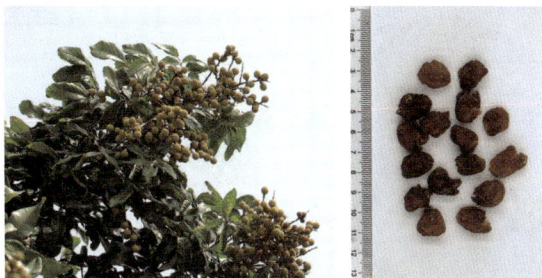

植物　　　　　　　　　药材（饮片）

龙眼肉

【基源】

龙眼肉是无患子科植物龙眼的假种皮，主产于广东、广西、福建。

【药性】

甘，温。归心、脾经。

【功效与应用】

补益心脾，养血安神

①心脾虚损，心悸怔忡，失眠健忘——归脾汤。

②年老体衰，产后、病后气血亏虚——玉灵膏。

北沙参

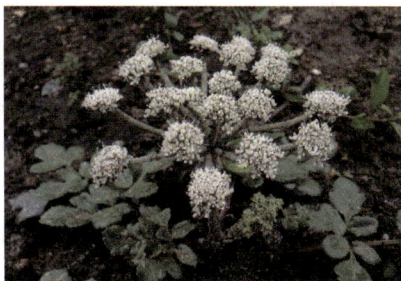

植物

【基源】

北沙参是伞形科植物珊瑚菜的干燥根，主产于山东、河北、辽宁。

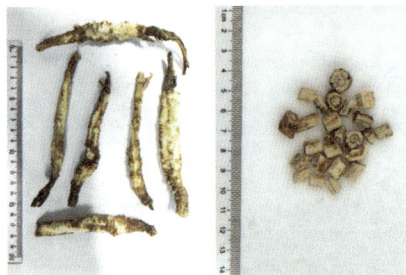

药材   饮片

【药性】

甘、微苦，微寒。归肺、胃经。

【功效与应用】

1. 养阴清肺

①阴虚肺燥，久咳劳嗽——沙参麦冬汤。

②阴虚劳热，咳嗽咯血——配伍知母、川贝母、麦冬、鳖甲等。

2. 益胃生津

①阴虚有热，胃脘隐痛——配伍石斛、玉竹、乌梅等。

②胃阴脾气俱虚——配伍山药、太子参、黄精等。

南沙参

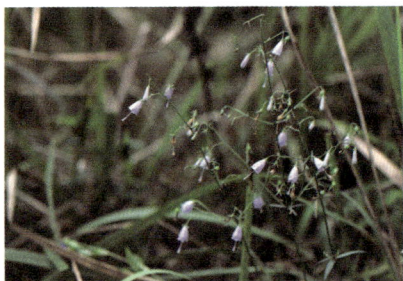

植物

【基源】

南沙参是桔梗科植物轮叶沙参或沙参的干燥根，主产于安徽、浙江、江苏、贵州。

【药性】

甘，微寒。归肺、胃经。

【功效与应用】

1. 养阴清肺，化痰，益气

肺热燥咳，阴虚劳嗽，咳痰质黏——配伍麦冬、知母、川贝母等。

2. 益胃生津

①胃阴脾气俱虚证——益胃汤。

②气阴不足，烦热口干——配伍人参、北沙参、麦冬等。

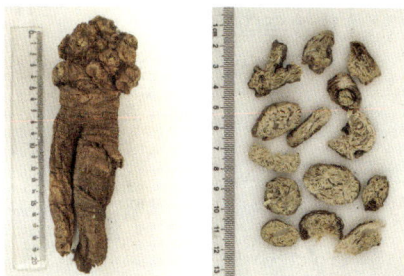

药材　　　　　饮片

麦冬

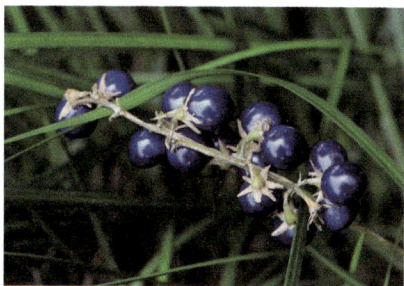

植物

【基源】

麦冬是百合科植物麦冬的干燥块根，主产于浙江、四川。

【药性】

甘、微苦，微寒。归心、肺、胃经。

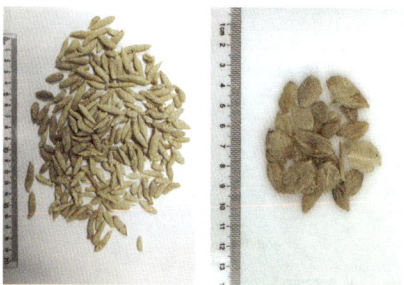

药材　　　　　饮片

【功效与应用】

1. 养阴润肺

①阴虚肺燥有热，鼻燥咽干，干咳痰少，咯血，咽痛音哑——清燥救肺汤。

②肺肾阴虚，劳嗽咯血——二冬膏。

③喉痹咽痛——玄麦甘桔含片。

2. 益胃生津

①热伤胃阴，口干舌燥——益胃汤。

②胃阴不足，气逆呕吐，纳少，口渴咽干——麦门冬汤。

③内热消渴——配伍山药、天花粉、太子参等。

④热邪伤津，肠燥便秘——增液汤。

3. 清心除烦

①心阴虚有热，心烦，失眠多梦——天王补心丹。

②热伤心营，神烦少寐——清营汤。

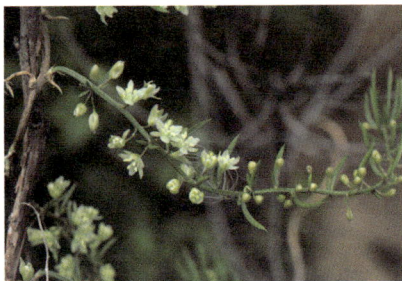

天冬

植物

【基源】

天冬是百合科植物天冬的干燥块根，主产于贵州、四川、云南、广西。

【药性】

甘、苦，寒。归肺、肾经。

【功效与应用】

1. **养阴润燥**

①燥热咳嗽——天门冬膏。

②劳嗽咯血，干咳痰黏，痰中带血——二冬膏。

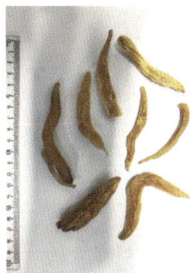
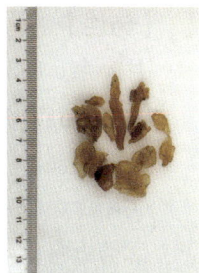

药材　　　　　　　饮片

③肾阴亏虚，眩晕耳鸣，腰膝酸痛——配伍熟地黄、枸杞子、牛膝等。

④阴虚火旺，骨蒸潮热——配伍麦冬、知母、黄柏等。

⑤肺肾阴虚，咳嗽咯血——配伍生地黄、阿胶、川贝母等。

2. **清肺生津**

①内热消渴，热病伤津口渴——三才汤。

②津亏肠燥便秘——配伍生地黄、当归、何首乌等。

百合

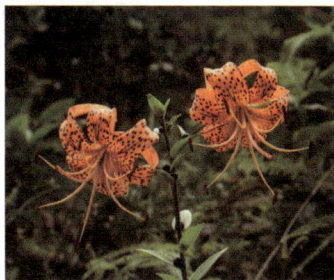
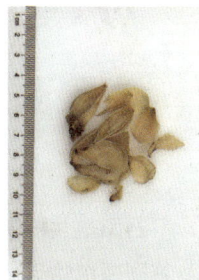

植物　　　　　　　药材（饮片）

【基源】

百合是百合科植物卷丹、百合或细叶百合的干燥肉质鳞叶，主产于湖南、湖北、江苏、浙江、安徽。

【药性】

甘，寒。归心、肺经。

【功效与应用】

1. 养阴润肺

①阴虚燥咳——百花膏。

②劳嗽咯血——百合固金汤。

2. 清心安神

①虚热上扰，失眠心悸——配伍麦冬、酸枣仁、丹参等。

②心肺阴虚内热——百合知母汤、百合地黄汤。

石斛

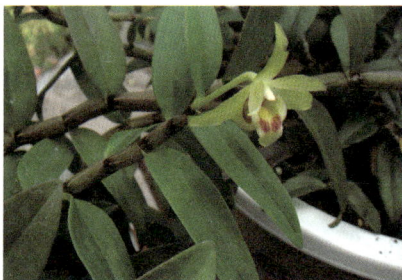

植物

【基源】

石斛是兰科植物金钗石斛、霍山石斛、鼓槌石斛或流苏石斛的栽培品及其同属植物近似种的新鲜或干燥茎，主产于广西、贵州、云南、湖北。

【药性】

甘、微寒。归胃、肾经。

【功效与应用】

1. 益胃生津

①热病伤津，烦渴，舌干苔黑——配伍天花粉、鲜地黄、麦冬等。

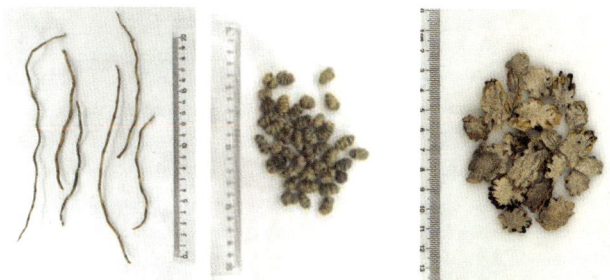

药材　　　　　　　　　饮片

②胃脘隐痛、灼痛，食少干呕——配伍麦冬、竹茹、白芍等。

③阴虚津亏，虚热不退——石斛汤。

2. 滋阴清热

①肾阴亏虚，目暗不明——石斛夜光丸。

②肾阴亏虚，筋骨痿软——配伍熟地黄、杜仲、牛膝等。

③阴虚火旺，骨蒸劳热——配伍枸杞子、黄柏、胡黄连等。

玉竹

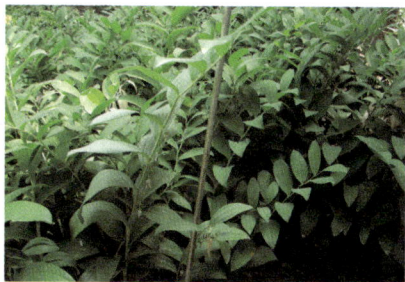

植物

【基源】

玉竹是百合科植物玉竹的干燥根茎，主产于湖南、湖北、江苏、浙江。

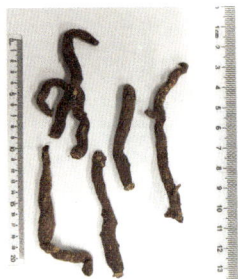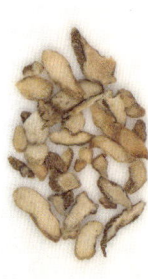

药材　　　　　　　饮片

【药性】

甘，微寒。归肺、胃经。

【功效与应用】

1. 养阴润燥

①阴虚肺燥有热，干咳少痰，咯血，声音嘶哑——沙参麦冬汤。

②虚火上炎，咯血咽干，失音——配伍麦冬、生地黄、川贝母等。

2. 生津止渴

①胃阴不足，咽干口渴，食欲减退——配伍麦冬、北沙参等。

②胃热津伤之消渴——配伍石膏、知母、天花粉等。

黄精

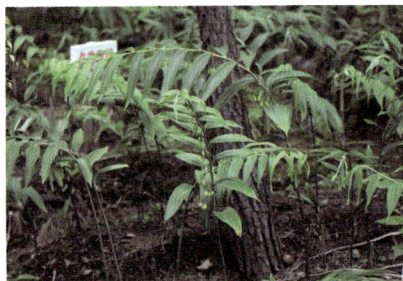

植物

【基源】

黄精是百合科植物滇黄精、黄精或多花黄精的干燥根茎，主产于贵州、湖南、湖北、四川、安徽。

【药性】

甘，平。归脾、肺、肾经。

【功效与应用】

1. 补气养阴，健脾

①脾胃气虚，体倦乏力，食欲减退，脉象虚软——配伍党参、白术等。

②脾胃阴虚，口干食少，舌红无苔——配伍石斛、麦冬、山药等。

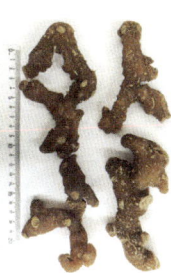 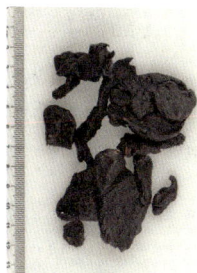

药材　　　　　　　饮片

2. 润肺

①肺之气阴两伤，干咳少痰——配伍北沙参、川贝母、知母等。

②肺肾阴虚，劳嗽久咳——配伍熟地黄、天冬、百部等。

3. 益肾

①肝肾亏虚，精血不足，头晕，腰膝酸软，须发早白——配伍枸杞子、墨旱莲、女贞子等。

②内热消渴——配伍生地黄、麦冬、天花粉等。

枸杞子

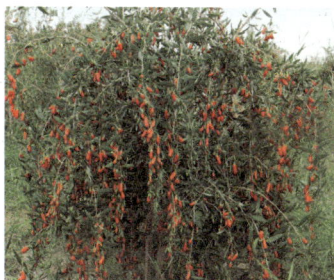 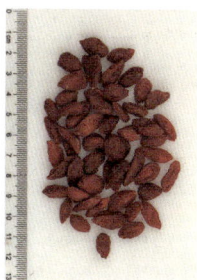

植物　　　　　　　药材（饮片）

【基源】

枸杞子是茄科植物宁夏枸杞的干燥成熟果实，主产于宁夏。

【药性】

甘，平。归肝、肾经。

【功效与应用】

滋补肝肾，益精明目

①肝肾阴虚，目昏不明——枸杞膏。

②须发早白——七宝美髯丹。

③两目干涩，内障目昏——杞菊地黄丸。

墨旱莲

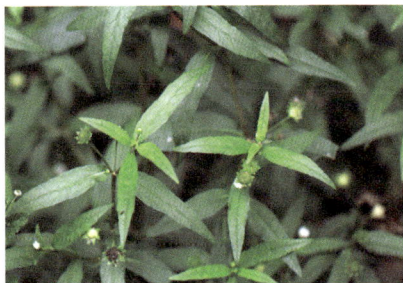
植物

【基源】

墨旱莲是菊科植物鳢肠的干燥地上部分，主产于江苏、浙江、江西、湖北、广东。

【药性】

甘、酸，寒。归肾、肝经。

【功效与应用】

1.滋补肝肾

肝肾阴虚，牙齿松动，须发早白，眩晕耳鸣，腰膝酸软——旱莲膏、二至丸、首乌延寿丹。

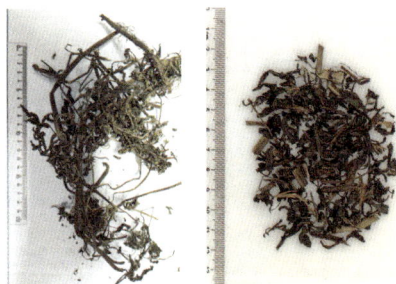
药材　　　　饮片

2. 凉血止血

阴虚血热之吐血、衄血、尿血、血痢、崩漏下血、外伤出血——配伍生地黄、阿胶等。

女贞子

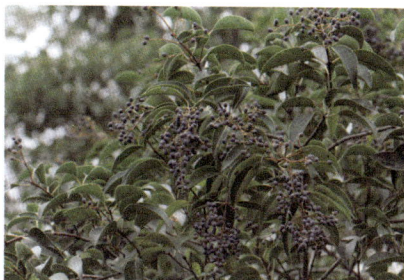

植物

【基源】

女贞子是木犀科植物女贞的干燥成熟果实，主产于浙江、江苏、湖北、湖南、江西。

【药性】

甘、苦，凉。归肝、肾经。

【功效与应用】

滋补肝肾，明目乌发

①肝肾阴虚证——二至丸。

②阴虚有热，眼珠作痛——配伍生地黄、石决明、谷精草等。

③肾阴亏虚，消渴——配伍生地黄、天冬、山药等。

④阴虚内热，潮热心烦——配伍生地黄、知母、地骨皮等。

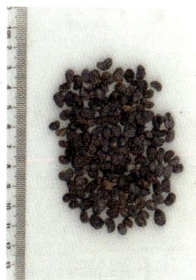

药材（饮片）

桑椹

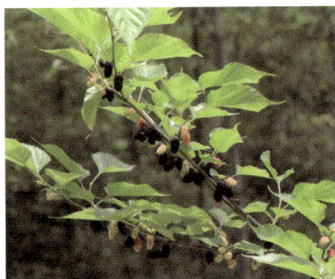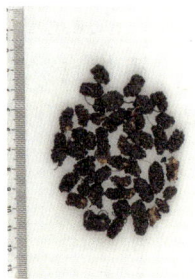

植物　　　　　　　药材（饮片）

【基源】

桑椹是桑科植物桑的干燥果穗，主产于江苏、浙江、湖南、四川。

【药性】

甘、酸，寒。归心、肝、肾经。

【功效与应用】

1. 滋阴补血

肝肾阴虚，眩晕耳鸣，心悸失眠，须发早白——首乌延寿丹。

2. 生津润燥

津伤口渴，内热消渴，肠燥便秘——鲜品食用，或配伍生地黄、知母等。

龟甲

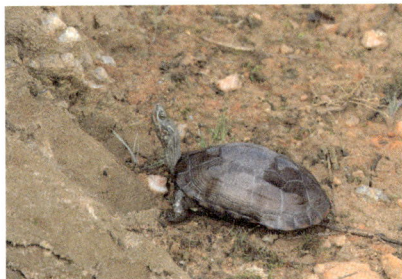

动物

【基源】

龟甲是龟科动物乌龟的背甲及腹甲，主产于湖北、湖南、江苏、浙江、安徽。

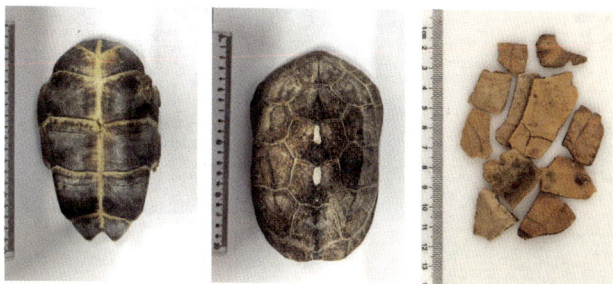

药材（腹甲，称 "龟板"）　　药材（背甲）　　饮片

【药性】

咸、甘，微寒。归肝、肾、心经。

【功效与应用】

1. 滋阴潜阳

①阴虚内热，骨蒸潮热，盗汗遗精——大补阴丸。

②头晕目眩——镇肝息风汤。

③阴虚风动，手足瘛疭，舌干红绛——大定风珠。

2. 益肾强骨

肾虚筋骨不健，腰膝酸软，小儿囟门不合、行迟、齿迟——使用虎潜丸，或配伍紫河车、鹿茸、当归等。

3. 养血补心

阴血亏虚，心虚健忘——孔圣枕中丹。

4. 固经止崩

①崩漏，月经过多——配伍生地黄、黄芩、地榆等。

②阴血亏虚，惊悸失眠，健忘——孔圣枕中丹。

鳖甲

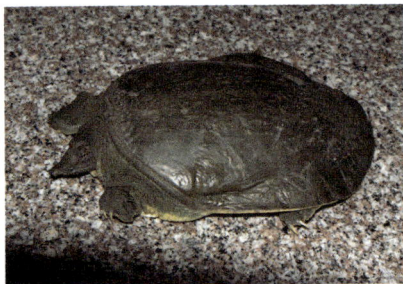

动物

【基源】

鳖甲是鳖科动物鳖的背甲，主产于湖北、湖南、安徽、江苏、浙江。

【药性】

咸，微寒。归肝、肾经。

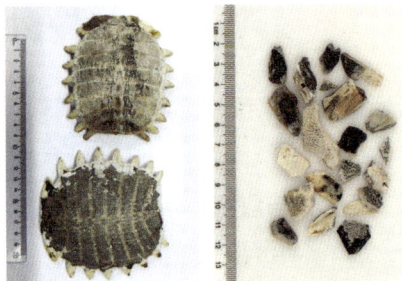

药材   饮片

【功效与应用】

1. 滋阴潜阳，退热除蒸

①温病后期，阴液耗伤，邪伏阴分，夜热早凉，热退无汗——青蒿鳖甲汤。

②阴血亏虚，骨蒸潮热——配伍秦艽、地骨皮等。

③阴虚阳亢，头晕目眩——配伍生地黄、牡蛎、菊花等。

④阴虚风动，手足瘛疭——大定风珠。

2. 软坚散结

①癥瘕积聚——鳖甲煎丸。

②经闭，癥瘕积聚，久疟疟母——鳖甲煎丸。

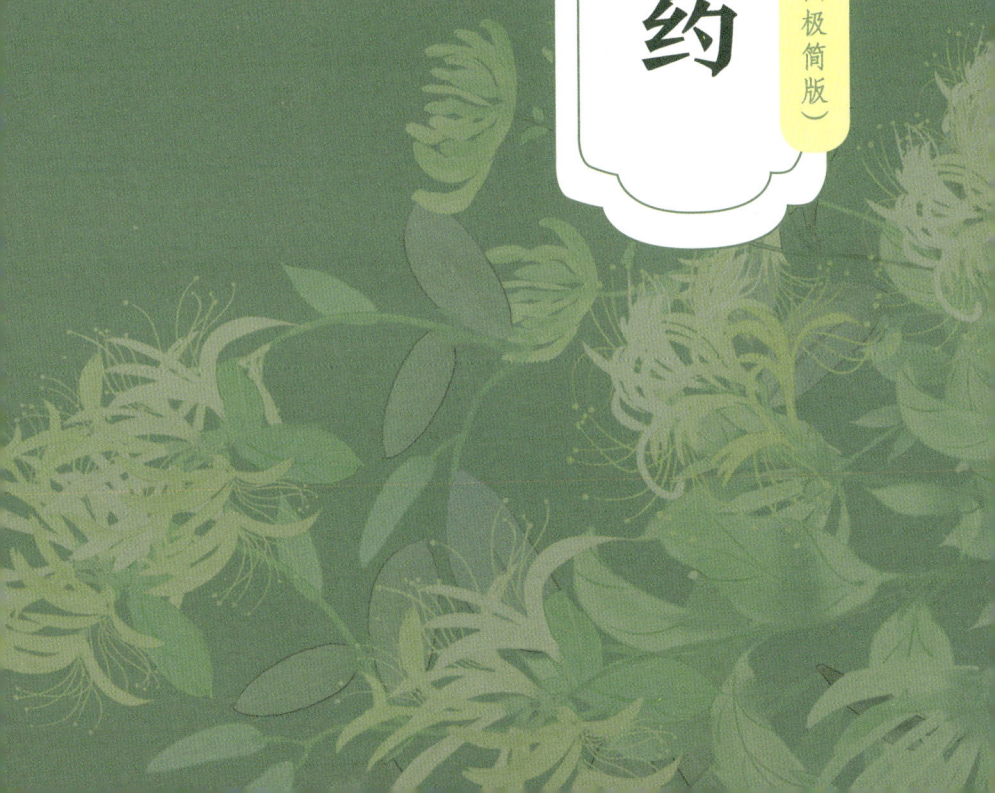

收涩药

图解『临床中药学』（彩图极简版）

浮小麦

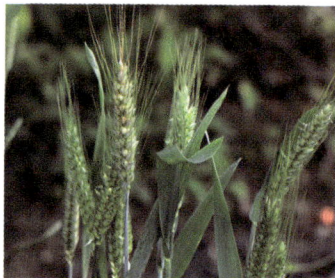
植物

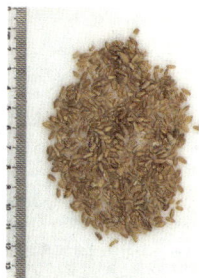
药材（饮片）

【基源】

浮小麦是禾本科植物小麦干燥轻浮瘪瘦的果实，全国大部分地区均产。

【药性】

甘，凉。归心经。

【功效与应用】

1. 固表止汗

①气虚自汗——牡蛎散。

②阴虚盗汗——配伍五味子、麦冬、地骨皮等。

2. 益气除热

骨蒸劳热——配伍玄参、麦冬、生地黄等。

麻黄根

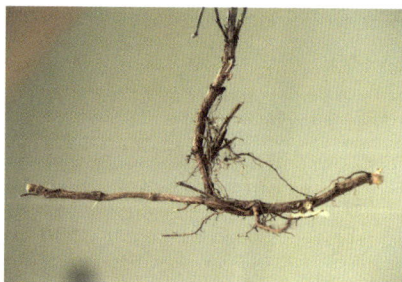
植物

【基源】

麻黄根是麻黄科植物草麻黄或中麻黄的干燥根和根茎，主产于山西、河北、甘肃、内蒙古、新疆。

【药性】

甘、涩，平。归心、肺经。

【功效与应用】

固表止汗

气虚自汗——牡蛎散。

阴虚盗汗——当归六黄汤。

产后虚汗不止——麻黄根散。

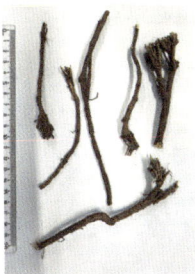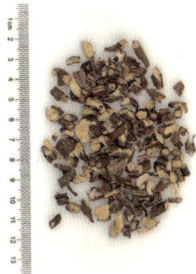

药材　　　　　　饮片

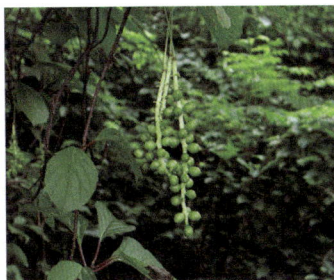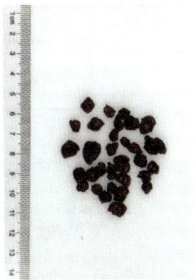

植物　　　　　　药材（饮片）

【基源】

五味子是木兰科植物五味子的干燥成熟果实，习称"北五味子"，主产于辽宁、吉林（南五味子是华中五味子的干燥成熟果实，主产于西南及长江流域以南各省）。

【药性】

酸、甘，温。归肺、心、肾经。

【功效与应用】

1.收敛固涩

①肺虚久咳——五味子丸。

②肺肾两虚喘咳——都气丸。

③寒饮咳喘证——小青龙汤。

④自汗,盗汗——配伍麻黄根、牡蛎等。

⑤久泻不止——五味子散、四神丸。

⑥滑精——桑螵蛸丸。

⑦梦遗——麦味地黄丸。

2. 益气生津

①热伤气阴,汗多口渴——生脉散。

②消渴证——玉液汤。

3. 补肾宁心

心悸,失眠,多梦——天王补心丹。

乌梅

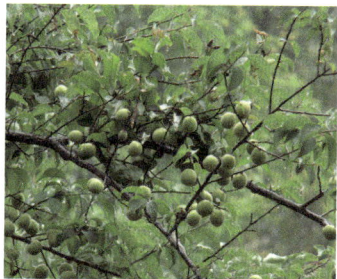 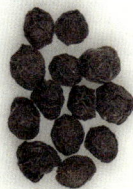

植物　　　　　　　　药材(饮片)

【基源】

乌梅是蔷薇科植物梅的干燥近成熟果实,主产于四川、浙江、福建。

【药性】

酸、涩,平。归肝、脾、肺、大肠经。

【功效与应用】

1. 敛肺

肺虚久咳——一服散。

2. **涩肠**

①久泻，久痢——固肠丸。

②湿热泻痢，便脓血——乌梅丸。

3. **安蛔**

蛔厥腹痛，呕吐——乌梅丸。

4. **生津**

虚热消渴——玉泉散。

五倍子

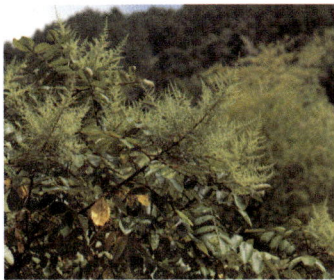 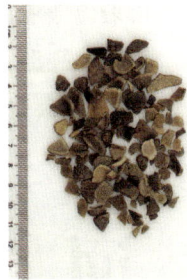

植物　　　　　　　　　药材（饮片）

【基源】

五倍子是漆树科植物盐肤木、青麸杨或红麸杨叶上的虫瘿，主要由五倍子蚜寄生而形成，主产于四川、贵州、陕西、河南、湖北。

【药性】

酸、涩，寒。归肺、大肠、肾经。

【功效与应用】

1. **敛肺降火**

①肺虚久咳——配伍五味子、罂粟壳等。

②肺热痰嗽——配伍瓜蒌、黄芩、浙贝母等。

③热灼肺络，咳嗽咯血——配伍藕节、白及等。

2. 止汗

自汗，盗汗——单用研末。

3. 涩肠止泻

久泻久痢——配伍诃子、五味子等。

4. 涩精止遗

遗精，滑精——秘传玉锁丹。

5. 止血

①崩漏——配伍棕榈炭、血余炭等。

②便血，痔血——配伍槐花、地榆等。

6. 收湿敛疮

湿疮，肿毒——单用，或配伍白矾研末外敷或煎汤熏洗。

诃 子

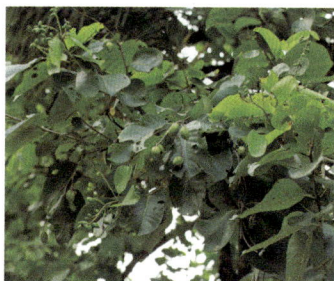

植物

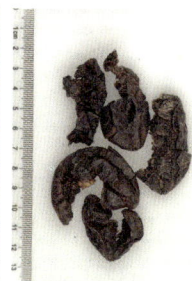

药材（饮片）

【基源】

诃子是使君子科植物诃子或绒毛诃子的干燥成熟果实，主产于云南。

【药性】

苦、酸、涩，平。归肺、大肠经。

【功效与应用】

1. **涩肠止泻**

①久泻，久痢——诃黎勒散、诃子皮饮。

②泻痢日久，中气下陷之脱肛——配伍人参、黄芪、升麻等。

③肠风证——治肠风下血丸。

2. **敛肺止咳**

肺虚久咳，失音——配伍人参、五味子等。

3. **降火利咽**

①痰热郁肺，久咳失音——诃子汤。

②久咳失音，咽喉肿痛——清音丸。

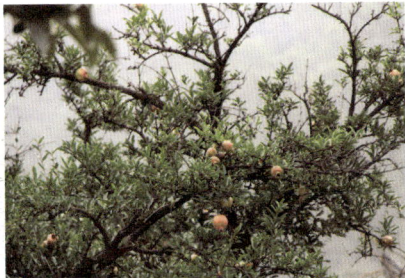

石榴皮

植物

【基源】

石榴皮是石榴科植物石榴的干燥果皮，主产于陕西、四川、湖南。

【药性】

酸、涩，温。归大肠经。

【功效与应用】

1. **涩肠止泻**

久泻，久痢——配伍肉豆蔻、诃子等。

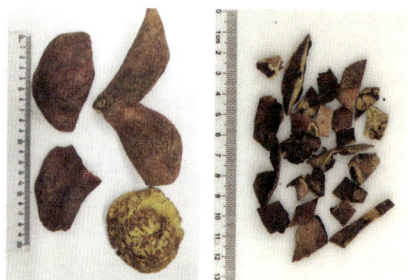

药材　　　　　　　饮片

2. 止血

①崩漏及妊娠下血不止——石榴皮汤。

②便血——配伍地榆、槐花等。

3. 驱虫

虫积腹痛——石榴皮散。

肉豆蔻

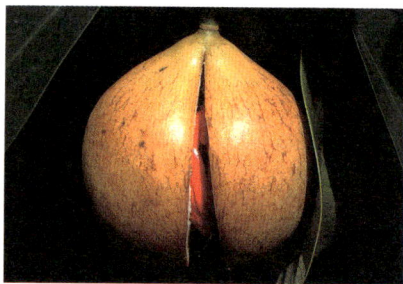

植物

【基源】

肉豆蔻是肉豆蔻科植物肉豆蔻的干燥种仁，主产于马来西亚、印度尼西亚，我国广东、广西、云南亦有栽培。

【药性】

辛，温。归脾、胃、大肠经。

【功效与应用】

1. **涩肠止泻**

①虚泻，冷痢——配伍肉桂、干姜、党参、白术、诃子等。

②脾肾阳虚，五更泻——四神丸。

2. **温中行气**

胃寒胀痛，食少呕吐——配伍木香、干姜、半夏等。

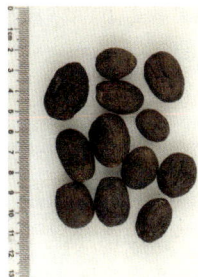

药材（饮片）

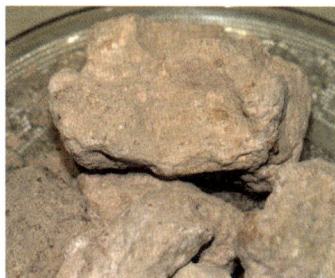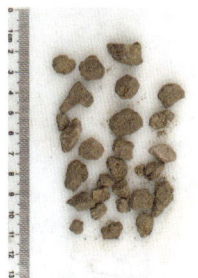

矿物　　　　　　　药材（饮片）

【基源】

赤石脂是硅酸盐类矿物多水高岭石族多水高岭石，主含四水硅酸铝 $[Al_4(Si_4O_{10})(OH)_8 \cdot 4H_2O]$，主产于山西、河南、江苏、陕西。

【药性】

甘、酸、涩，温。归大肠、胃经。

【功效与应用】

1. **涩肠**

①久泻久痢——赤石脂禹余粮汤。

②下痢脓血——桃花汤。

2. 止血

①崩漏——滋血汤。

②便血——配伍禹余粮、龙骨、地榆等。

3. 生肌敛疮

疮疡久溃——配伍龙骨、乳香、没药、血竭等。

禹余粮

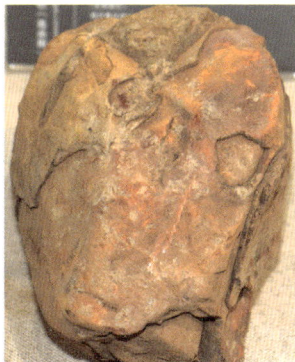

矿物

【基源】

禹余粮是氢氧化物类矿物褐铁矿，主含碱式氧化铁 [FeO（OH）]，主产于河南、江苏。

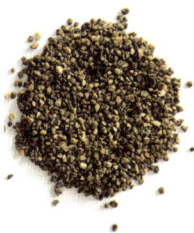

药材（饮片）

【药性】

甘、涩，微寒。归胃、大肠经。

【功效与应用】

1. 涩肠止泻

久泻久痢——赤石脂禹余粮汤。

2. 收敛止血

①崩漏——配伍海螵蛸、赤石脂、龙骨等。

②便血——配伍人参、白术、棕榈炭等。

3. 止带

带下——配伍海螵蛸、煅牡蛎、白果等。

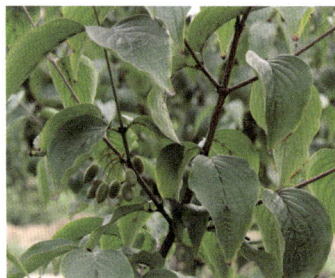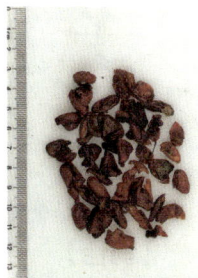

山茱萸

植物　　　　　　　　　药材（饮片）

【基源】

山茱萸是山茱萸科植物山茱萸的干燥成熟果肉，主产于河南、浙江。

【药性】

酸、涩，微温。归肝、肾经。

【功效与应用】

1. 补益肝肾

①头晕耳鸣——六味地黄丸。

②腰膝酸软——肾气丸。

③阳虚阳痿——配伍鹿茸、补骨脂、巴戟天、淫羊藿等。

④遗精滑精——六味地黄丸、肾气丸。

⑤遗尿尿频——配伍覆盆子、金樱子、沙苑子、桑螵蛸等。

⑥崩漏，月经过多——加味四物汤。

⑦漏下不止——固冲汤。

2. 收敛固涩

大汗欲脱或久病虚脱——来复汤。

覆盆子

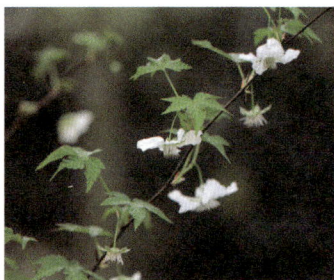
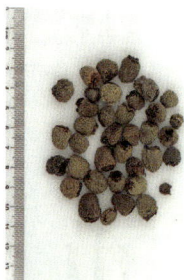

植物　　　　　　　　　药材（饮片）

【基源】

覆盆子是蔷薇科植物华东覆盆子的干燥果实，主产于浙江、福建、湖北。

【药性】

甘、酸，温。入肝、肾、膀胱经。

【功效与应用】

1. 益肾固精缩尿

①遗精滑精——五子衍宗丸。

②遗尿尿频——配伍桑螵蛸、益智、补骨脂等。

2. 养肝明目

肝肾不足，目暗不明——配伍枸杞子、桑椹、菟丝子等。

桑螵蛸

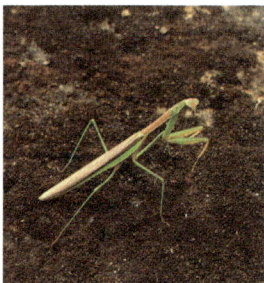
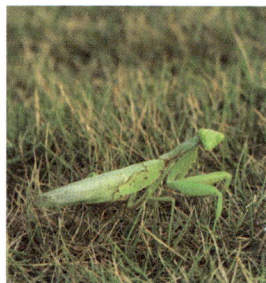

动物

【基源】

桑螵蛸是螳螂科昆虫大刀螂、小刀螂或巨斧螳螂的干燥卵鞘，全国大部分地区均有产出。

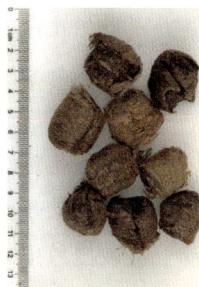

药材（饮片）

【药性】

甘、咸，平。归肝、肾经。

【功效与应用】

1. 固精缩尿

①遗精滑精——桑螵蛸丸。

②遗尿尿频，白浊——桑螵蛸散。

2. 补肾助阳

肾虚阳痿——配伍鹿茸、肉苁蓉、菟丝子等。

海螵蛸

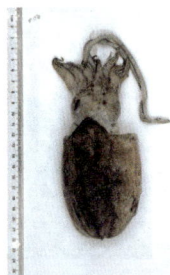

动物

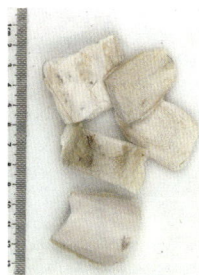

药材（饮片）

【基源】

海螵蛸是乌贼科动物无针乌贼或金乌贼的干燥内壳，主产于浙江、江苏、广东、福建。

【药性】

咸、涩，温。归脾、肾经。

【功效与应用】

1. 涩精止带

①遗精滑精——配伍山茱萸、菟丝子、沙苑子等。

②带下清稀——白芷散。

2. 收敛止血

①崩漏——固冲汤。

②吐血便血——配伍白及等。

3. 制酸止痛

胃痛吐酸——配伍延胡索、白及、浙贝母、瓦楞子等。

4. 收湿敛疮

①湿疮湿疹——配伍黄柏、青黛、煅石膏等。

②溃疡不敛——配伍煅石膏、白矾、冰片等。

金樱子

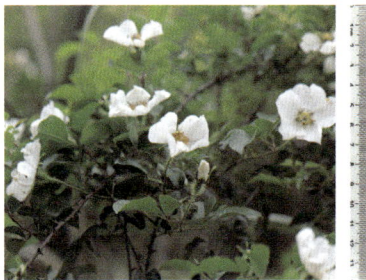
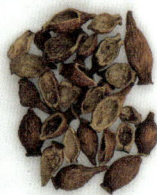

植物　　　　　　　　　药材(饮片)

【基源】

金樱子是蔷薇科植物金樱子的干燥成熟果实,主产于四川、湖南、广东、山西。

【药性】

酸、甘、涩,平。归肾、膀胱、大肠经。

【功效与应用】

1. 固精缩尿

遗精滑精,遗尿尿频——金樱子膏、水陆二仙丹。

2. **固崩止带**

带下——配伍菟丝子、补骨脂、海螵蛸等。

3. **涩肠止泻**

久泻久痢——秘元煎。

莲子

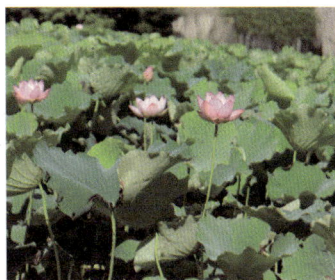

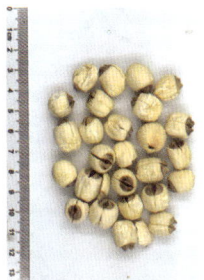

植物　　　　　　　　　　药材（饮片）

【基源】

莲子是睡莲科植物莲的干燥成熟种子，主产于湖南、福建、江苏、浙江。

【药性】

甘、涩，平。归脾、肾、心经。

【功效与应用】

1. **益肾涩精**

遗精滑精——金锁固精丸。

2. **止带**

脾虚带下——配伍茯苓、白术等。

脾肾两虚，带下清稀，腰膝酸软——配伍山茱萸、山药、芡实等。

3. **补脾止泻**

脾虚泄泻——参苓白术散。

4. 养心安神

心悸失眠——配伍酸枣仁、茯神、远志等。

芡实

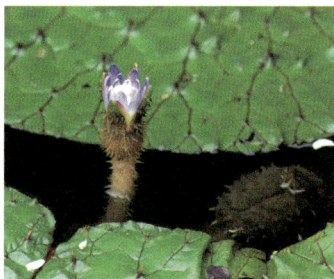 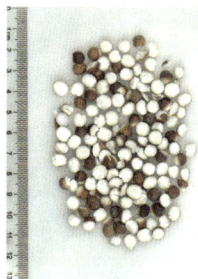

植物　　　　　　　　　　药材（饮片）

【基源】

芡实是睡莲科植物芡的干燥成熟种仁，主产于江苏、山东、湖南、湖北、四川。

【药性】

甘、涩，平。归脾、肾经。

【功效与应用】

1. 益肾固精

遗精滑精——水陆二仙丹、金锁固精丸。

2. 补脾止泻

脾虚久泻——配伍白术、茯苓、扁豆等。

3. 除湿止带

①带下清稀——配伍党参、白术、山药等。

②湿热带下——易黄汤。

椿皮

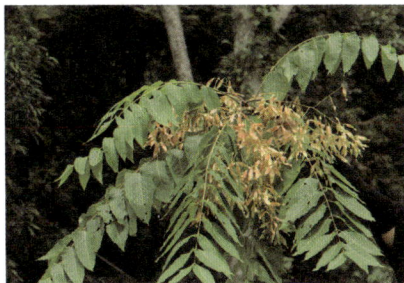

植物

【基源】

椿皮是苦木科植物臭椿的干燥根皮或干皮，主产于浙江、江苏、湖北、河北。

【药性】

苦、涩，寒。归大肠、胃、肝经。

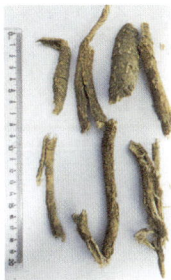

药材

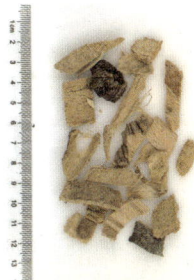

饮片

【功效与应用】

1. **清热燥湿，收涩止带**

赤白带下——樗树根丸。

2. **止泻**

①久泻久痢——诃黎勒丸。

②湿热泻痢——椿根散。

3. **止血**

①崩漏经多——固经丸。

②便血痔血——椿皮丸。

涌吐药

图解「临床中药学」（彩图极简版）

常山

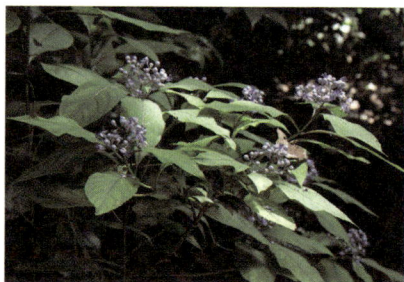

植物

【基源】

常山是虎耳草科植物常山的干燥根，主产于四川、贵州。

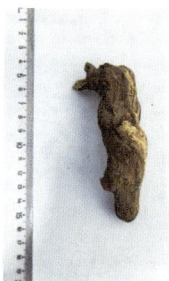

药材

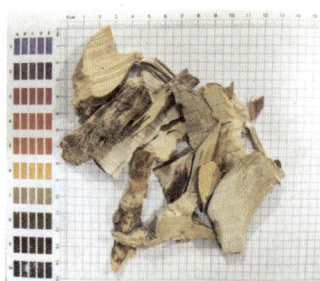

饮片

【药性】

苦、辛，寒；有毒。归肺、肝、心经。

【功效与应用】

1. 涌吐痰涎

痰饮停聚，胸膈壅塞，不欲饮食，欲吐而不能吐——配伍甘草等。

2. 截疟

①疟疾寒热往来，或两三日一发——常山饮。

②虚人久疟不止——配伍黄芪、人参、何首乌等。

③疟久不愈，而成疟母——截疟常山饮。

甜瓜蒂

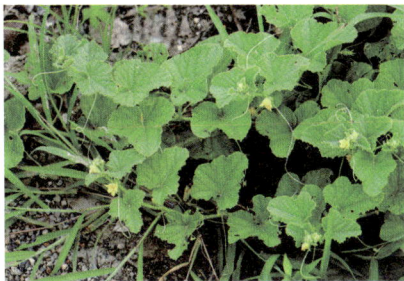
植物

【基源】

甜瓜蒂是葫芦科植物甜瓜的干燥果蒂，全国大部分地区均产。

【药性】

苦，寒；有毒。归心、胃、胆经。

【功效与应用】

1. 涌吐痰食

①宿食停滞胃脘，胸脘痞硬，气逆上冲，或误食毒物不久，尚停留于胃——单用或使用瓜蒂散。

②风痰内扰，上蒙清窍，发为癫痫，发狂欲走，或痰涎涌喉，喉痹喘息——单用为末取吐。

2. 祛湿退黄

湿热黄疸——单用本品研末吹鼻，令鼻中黄水出。

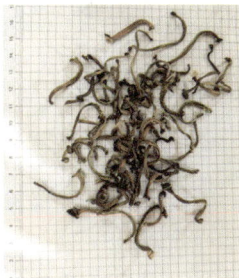
药材（饮片）

藜芦

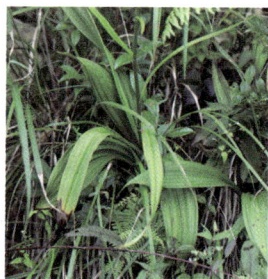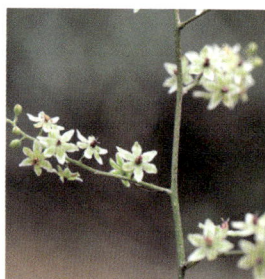

植物

【基源】

藜芦是百合科植物藜芦、牯岭藜芦、毛穗藜芦、兴安藜芦及毛叶藜芦的根及根茎。藜芦主产于山西、河南、山东、辽宁；牯岭藜芦主产于江苏、浙江、安徽、江西；毛穗藜芦主产于辽宁、吉林、黑龙江；兴安藜芦主产于东北各省；毛叶藜芦主产于浙江、江西、湖北、湖南、台湾。

【药性】

苦、辛，寒；有毒。归肺、肝、胃经。

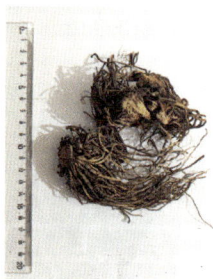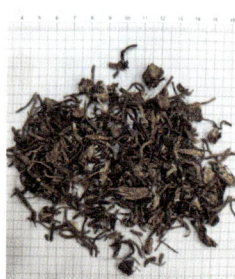

药材　　　　　饮片

【功效与应用】

1. 涌吐风痰

①中风、癫痫、喉痹、误食毒物——三圣散。

②诸风痰饮——配伍郁金等。

③中风不语，喉中如曳锯，口中涎沫——配伍天南星等。

2. 杀虫止痒

疥癣、白秃、头虱——藜芦散。

附 录

附录1

常用中药的特殊煎服法

煎法		举例
先煎	介壳类药物	龟甲、鳖甲、石决明、牡蛎、珍珠母、蛤壳、紫贝齿等
	矿石类药物	赭石、生龙骨、磁石、生石膏、寒水石、铁落、紫石英等
	有毒药物	川乌、草乌、附子等
后下	气味芳香（含有挥发油）的药物	薄荷、木香、砂仁、豆蔻、沉香、青蒿、肉桂、香薷、草豆蔻等
	有效成分易被破坏的药物	大黄、番泻叶、决明子、钩藤等
包煎	花粉	蒲黄、海金沙（孢子）等
	细小种子	车前子、葶苈子等
	研细末的矿物类药物或植物粉	滑石、赤石脂、灶心土、青黛等
	有毛，对消化道有刺激性的药物	辛夷、旋覆花等
另炖另煎	贵重药	人参、西洋参、冬虫夏草、紫河车、蛤蚧、鹿茸等
烊化（溶化）	胶质类药物	阿胶、鹿角胶、龟甲胶、鳖甲胶、鸡血藤膏、益母草膏等
冲服	贵重药	麝香、牛黄、珍珠、猴枣、马宝、西洋参、鹿茸、人参、蛤蚧、熊胆粉、水牛角浓缩粉等
	有效成分难溶于水的药物	甘遂、琥珀、雷丸、鹤草芽等
	液体药物	竹沥汁、姜汁、藕汁、荸荠汁、鲜地黄汁等
	冲服有助于提高疗效的药物	三七、花蕊石、白及、紫珠草、血余炭、蜈蚣、全蝎、芒硝等
泡服	泡服有助于保留有效成分的药物	西红花、番泻叶、胖大海等
煎汤代水	质轻吸水的药物	玉米须、丝瓜络、金钱草等

附录2

常见有毒中药的用量用法 [1]

分类	药名	用法	用量 [2]
小毒	细辛	开盖煎服	1～3g
		散剂	每次 0.5～1g
	苍耳子	煎服	3～9g
	贯众	煎服	4.5～9g
	重楼	煎服	3～9g
	鸦胆子	龙眼肉包或装胶囊	0.5～2g
	吴茱萸	煎服	1.5～4.5g
	雷丸	入丸散	每天 15～21g，每次 5～7g
	鹤虱	煎服	3～10g
	桃仁	煎服	5～10g
	土鳖虫	煎服	3～10g
		研末	1～1.5g
	水蛭	煎服	1.5～3g
		研末	0.3～0.5g
	虻虫	煎服	1～1.5g
		研末	0.3g
	皂荚	煎服	1.5～5g
		研末	1～1.5g
	苦杏仁	煎服	3～10g
有毒	山豆根	煎服	3～6g
	甘遂	入丸散	0.5～1g
	京大戟	煎服	1.5～3g
		入丸散	1g

---

[1] 有毒中药的用法用量仅作参考，必须遵医嘱服用，不可擅自服用。
[2] 除特殊说明外，系指成人一日常用剂量。

续表

分类	药名	用法	用量
有毒	芫花	煎服	1.5～3g
		入丸散	0.6g
	商陆	煎服	5～10g
	千金子	入丸散,去壳、去油	1～2g
	蕲蛇	煎服	3～9g
		入丸散	每次1～1.5g,每日2～3次
	香加皮	煎服	3～6g
	附子	炮制,久煎(至少半小时,视用量延长煎煮时间)	3～15g
	苦楝皮	煎服	4.5～9g(不宜久服)
		鲜品	15～30g
	半夏	炮制,煎服	3～10g
	天南星	炮制,煎服	3～10g
	白附子	炮制,煎服	3～5g
		研末	0.5～1g
	芥子	煎服	3～6g
	黄药子	煎服	5～15g
		研末	1～2g
	白果	煎服	5～10g(小儿慎用)
	朱砂	入丸散	0.1～0.5g
	全蝎	煎服	3～6g
		研粉	0.6～1g
	蜈蚣	煎服	3～5g
		研粉	0.6～1g
	仙茅	煎服	5～15g
	罂粟壳	煎服	3～6g
	常山	煎服	4.5～9g
	瓜蒂	煎服	2.5～5g
		入丸散	0.3～1g
	胆矾	温水化服	0.3～0.6g
	雄黄	入丸散	0.05～0.1g
	硫黄	炮制,入丸散	1.5～3g
	蛇床子	煎服	3～9g

续表

分类	药名	用法	用量
有毒	蟾酥	入丸散	0.015 ～ 0.03g
	轻粉	入丸散	0.1 ～ 0.2g
有大毒	巴豆	去油取霜，入丸散	0.1 ～ 0.3g
	制川乌、制草乌	煎服，先煎、久煎（至少半小时，视用量延长煎煮时间）	1.5 ～ 3g
	雷公藤	煎服，久煎	10 ～ 25g（带根皮者减量）
		研粉	1.5 ～ 4.5g
	马钱子	炮制入丸散	0.3 ～ 0.6g
	斑蝥	入丸散	0.03 ～ 0.06g
	砒石	入丸散	0.002 ～ 0.004g
	铅丹	入丸散	0.3 ～ 0.6g

附录3

常用中药的特殊用法用量

序号	药名	特殊用法用量
1	麻黄	生麻黄发汗力较强，宜用于外有风寒之证；蜜炙麻黄长于平喘，尤宜用于喘咳而不宜发汗之证
2	紫苏叶	煎服，5 ～ 10g，不宜久煎
3	香薷	煎服，3 ～ 10g。用于发表时用量不宜过大，且不宜久煎；用于利水消肿时用量宜稍大，且须浓煎
4	荆芥	不宜久煎。发表透疹消疮宜生用；止血宜炒用。荆芥穗更长于祛风
5	辛夷	本品有毛，易刺激咽喉，入汤剂时宜用纱布包煎
6	薄荷	宜后下。薄荷叶长于发汗解表，薄荷梗偏于行气和中
7	牛蒡子	炒用可使其苦寒及滑肠之性略减
8	蝉蜕	治疗一般病证时用量宜小；用于止痉时用量宜大

序号	药名	特殊用法用量
9	桑叶	外用煎汤洗眼。蜜炙能增强桑叶润肺止咳的作用，故治疗肺燥咳嗽时多用蜜炙桑叶
10	菊花	疏散风热宜用黄菊花，平肝、清肝明目宜用白菊花
11	柴胡	解表退热宜生用，且用量宜稍重；疏肝解郁宜醋炙，升阳可生用或酒炙，用量均宜稍轻
12	升麻	发表透疹、清热解毒宜生用，升阳举陷宜炙用
13	葛根	解肌退热、透疹、生津宜生用，升阳止泻宜煨用
14	石膏	煎服，15～60g，宜打碎先煎。内服宜生用；外用多火煅研末
15	芦根	煎服，15～30g；鲜品30～60g，或捣烂取汁服
16	栀子	除果实全部入药外，还有果皮、种子分开用者。栀子皮（果皮）偏于达表而祛肌肤之热；栀子仁（种子）偏于走里而清内热。生栀子走气分而泻火，焦栀子入血分而止血
17	决明子	用于润肠通便，不宜久煎
18	黄芩	清热多生用，安胎多炒用，清上焦热可酒炙用，止血可炒炭用
19	苦豆子	全草煎汤服，1.5～3g。种子炒用，研末服，每次5粒
20	金银花	疏散风热、清泄里热以生品为佳，治疗热毒血痢宜炒炭用，治疗暑热烦渴宜用露剂
21	连翘	连翘有青翘、老翘及连翘心之分。青翘的清热解毒之力较强；老翘长于透散达表，可疏散风热；连翘心长于清心泻火，常用于治疗邪入心包引起的高热烦躁、神昏谵语等症
22	青黛	内服1.5～3g，本品难溶于水，一般作散剂冲服，或入丸剂服用。外用适量
23	贯众	杀虫及清热解毒宜生用，止血宜炒炭用。外用适量
24	金荞麦	煎服，15～45g。亦可用水或黄酒隔水密闭炖服
25	马勃	煎服，1.5～6g，布包煎；或入丸散。外用适量，研末撒，或调敷患处，或作吹药
26	鸦胆子	除用干龙眼肉包裹或装入胶囊包裹吞服外，亦可压去油制成丸剂、片剂服，不宜入煎剂。外用适量
27	熊胆	内服，0.25～0.5g，入丸散，有腥苦味，口服易引起呕吐，故宜用胶囊剂。外用适量，调涂患处
28	牡丹皮	清热凉血宜生用，活血祛瘀宜酒炙用

续表

序号	药名	特殊用法用量
29	紫草	外用适量，熬膏或用植物油浸泡外搽
30	水牛角	镑片或研成粗粉煎服，15～30g，先煎3小时以上。浓缩粉冲服，每次1.5～3g，每日2次
31	青蒿	不宜久煎；或鲜用绞汁服
32	大黄	煎服，5～15g；入汤剂应后下，或用开水泡服。外用适量
33	芒硝	冲入药汁内或用开水溶化后服。外用适量
34	番泻叶	温开水泡服，1.5～3g；煎服，2～6g，宜后下
35	芦荟	入丸散服，每次1～2g。外用适量
36	火麻仁、松子仁	打碎入煎剂
37	京大戟	外用适量，生用。内服宜醋制用，以减低毒性
38	甘遂	外用适量，生用。内服宜醋制用，以减低毒性
39	芫花	外用适量。内服宜醋制用，以减低毒性
40	商陆	醋制可减低毒性。外用适量
41	牵牛子	炒用可使药性减缓
42	巴豆	大多制成巴豆霜用，以减低毒性。外用适量
43	千金子	外用适量，捣烂敷患处。
44	川乌	煎服，1.5～3g；宜先煎、久煎。外用适量。
45	蕲蛇	可酒浸、熬膏、入丸散服
46	乌梢蛇	煎服，9～12g；研末，每次2～3g；或入丸剂、酒浸服。外用适量
47	蚕沙	煎服，5～15g；宜布包入煎。外用适量
48	昆明山海棠	煎服，根6～15g，茎枝20～30g，宜先煎。或酒浸服。外用适量
49	雪上一枝蒿	研末服，0.02～0.04g。外用适量
50	豨莶草	煎服，9～12g。治风湿痹痛、半身不遂宜制用，治风疹湿疮、疮痈宜生用
51	臭梧桐	煎服，5～15g；研末服，每次3g。外用适量。用于治疗高血压时不宜久煎
52	海桐皮	煎服，5～15g；或酒浸服。外用适量

续表

序号	药名	特殊用法用量
53	雷公藤	入汤剂时文火煎 1～2 小时；研粉，每日 1.5～4.5g
54	老鹳草	煎服，9～15g；或熬膏、酒浸服
55	豆蔻	入汤剂宜后下
56	草豆蔻	入散剂较佳。入汤剂宜后下
57	薏苡仁	清利湿热宜生用，健脾止泻宜炒用
58	葫芦	煎服，15～30g。鲜者加倍
59	车前子	煎服，9～15g。宜包煎
60	滑石	煎服，10～20g。宜包煎。外用适量
61	海金沙	煎服，6～15g。宜包煎
62	金钱草	煎服，15～60g。鲜品用量加倍。外用适量
63	垂盆草	煎服，15～30g。鲜品 250g
64	珍珠草	煎服，15～30g。鲜品 30～60g。外用适量
65	附子	本品有毒，宜先煎 0.5～1 小时，以口尝无麻辣感为度
66	肉桂	煎服，1～4.5g，宜后下或焗服；研末冲服，每次 1～2g
67	胡椒	煎服，2～4g；研末服，每次 0.6～1.5g。外用适量
68	高良姜	煎服，3～6g；研末服，每次 3g
69	丁香	煎服，1～3g。外用适量
70	青皮	醋炙可增强疏肝止痛之力
71	枳实	煎服，3～9g，大剂量可用至 30g。炒后药性较平和
72	木香	煎服，1.5～6g。生用行气力强，煨用行气力缓而实肠止泻，用于泄泻腹痛
73	沉香	煎服，1.5～4.5g，宜后下；或磨汁冲服，或入丸散剂，每次 0.5～1g
74	檀香	煎服，2～5g，宜后下；入丸散，1～3g
75	香附	醋炙可增强止痛之力
76	山楂	煎服，10～15g，大剂量可用至 30g。生山楂、炒山楂多用于消食散瘀，焦山楂、山楂炭多用于止泻痢
77	神曲	煎服，6～15g。消食宜炒焦用
78	麦芽	煎服，10～15g，大剂量可用 30～120g。生麦芽功偏消食健胃，炒麦芽多用于回乳消胀
79	稻芽	煎服，9～15g。生用长于和中，炒用偏于消食

序号	药名	特殊用法用量
80	莱菔子	生用可吐风痰，炒用可消食下气化痰
81	鸡内金	研末服，每次 1.5 ~ 3g。研末服的效果比入煎剂的效果好
82	鸡矢藤	煎服，15 ~ 60g。外用适量，捣敷或煎水洗
83	隔山消	煎服，9 ~ 15g；研末服，1 ~ 3g。研末吞服比煎服效果好。过量服用易引起中毒
84	阿魏	内服，1 ~ 1.5g，多入丸散，不宜入煎剂；外用适量，多入膏药
85	使君子	煎服，9 ~ 12g，捣碎；取仁炒香嚼服，6 ~ 9g。小儿每岁每日 1 ~ 1.5 粒，每日总量不超过 20 粒。空腹服用，每日 1 次，连用 3 日
86	槟榔	煎服，3 ~ 10g。驱绦虫、姜片虫时用 30 ~ 60g。生用力佳，炒用力缓；鲜者优于陈久者
87	南瓜子	研粉，60 ~ 120g。冷开水调服
88	鹤草芽	研粉吞服，每日 30 ~ 45g，小儿 0.7 ~ 0.8g/kg，每日 1 次，早起空腹服
89	雷丸	饭后用温开水调服，每日 3 次，连服 3 日
90	榧子	煎服，10 ~ 15g。炒熟嚼服，一次用 15g。入煎剂宜生用。大便溏薄、肺热咳嗽者不宜用。服用榧子时，不宜食用绿豆，以免影响疗效
91	地榆	外用适量。止血多炒炭用，解毒敛疮多生用。对于大面积烧伤患者，不宜使用地榆制剂外涂，以防其所含的鞣质被大量吸收而引起中毒性肝炎
92	槐花	止血多炒炭用，清热泻火宜生用
93	三七	多研末吞服，1 ~ 1.5g；煎服，3 ~ 10g
94	茜草	止血多炒炭用，活血通经宜生用或酒炒用
95	蒲黄	止血多炒用，化瘀、利尿多生用
96	降香	煎服，3 ~ 6g，宜后下；研末吞服，每次 1 ~ 2g
97	侧柏叶	止血多炒炭用，化痰止咳宜生用
98	艾叶	温经止血宜炒炭用，余生用
99	灶心土	煎服，15 ~ 30g，布包先煎；或 60 ~ 120g，煎汤代水。亦可入丸散。外用适量
100	乳香	宜炒去油用。外用适量，生用或炒用，研末外敷
101	五灵脂	宜包煎

序号	药名	特殊用法用量
102	丹参	活血化瘀宜酒炙用
103	桃仁	捣碎用。桃仁霜入汤剂宜包煎
104	牛膝	活血通经、利水通淋、引火（血）下行宜生用；补肝肾、强筋骨宜酒炙用
105	月季花	煎服，2～5g，不宜久煎。亦可泡服，或研末服。外用适量
106	马钱子	外用适量，研末调涂
107	血竭	内服，多入丸散，研末服，每次1～2g。外用适量，研末外敷
108	儿茶	内服，1～3g，多入丸散；入煎剂可适当加量，宜布包煎。外用适量，研末撒或调敷
109	三棱、莪术	醋制后可加强祛瘀止痛的作用。外用适量
110	水蛭	以入丸散或研末服为宜，或将鲜活者放置于瘀肿局部吸血消瘀
111	斑蝥	外用适量，研末敷贴，或酒、醋浸涂，或作发泡用。内服需与糯米同炒，或配伍青黛、丹参以缓其毒
112	半夏	一般宜制用。常用的炮制品有姜半夏、法半夏等，其中姜半夏长于降逆止呕，法半夏长于燥湿且温性较弱，半夏曲则有化痰消食之功，竹沥半夏能清化热痰，主治热痰、风痰之证。外用适量
113	旋覆花	宜包煎
114	瓜蒌	全瓜蒌10～20g；瓜蒌皮6～12g；瓜蒌仁10～15g，打碎入煎
115	竹茹	生用可清化痰热，姜汁炙用可止呕
116	竹沥	内服，30～50g，冲服。本品不能久藏，但可熬膏瓶贮，称竹沥膏，近年来多使用安瓿瓶密封，可以久藏
117	瓦楞子	生用可消痰散结，煅用可制酸止痛
118	百部	久咳虚嗽宜蜜炙用
119	紫菀、款冬花	外感暴咳宜生用，肺虚久咳宜蜜炙用
120	马兜铃	一般生用，肺虚久咳宜炙用
121	枇杷叶	止咳宜炙用，止呕宜生用
122	桑白皮	泻肺利水、平肝清火宜生用；肺虚咳嗽宜蜜炙用
123	洋金花	内服，0.2～0.6g，宜入丸散剂；作卷烟吸，一日不超过1.5g。外用适量，煎汤洗或研末外敷

续表

序号	药名	特殊用法用量
124	朱砂	只宜入丸散服，不宜入煎剂。外用适量
125	磁石	煎服，15～30g；宜打碎先煎。入丸散，每次1～3g
126	龙骨	煎服，15～30g；宜先煎。外用适量。镇静安神、平肝潜阳多生用，收敛固涩宜煅用
127	琥珀	研末冲服，或入丸散，每次1.5～3g。外用适量。不入煎剂。忌火煅
128	酸枣仁	煎服，9～15g。研末吞服，每次1.5～2g。本品炒后质脆易碎，更易煎出有效成分，可增强疗效
129	柏子仁	煎服，10～20g。对于大便溏者宜用柏子仁霜代替柏子仁
130	远志	化痰止咳宜炙用
131	石决明	应打碎先煎。平肝、清肝宜生用，点眼宜煅用、水飞
132	牡蛎	煎服，9～30g；宜打碎先煎。外用适量。收敛固涩宜煅用，其他宜生用
133	赭石	降逆、平肝宜生用，止血宜煅用
134	罗布麻叶	煎服或开水泡服，3～15g。治疗肝阳上亢引起的眩晕宜用叶片，治疗水肿多用根
135	羚羊角	煎服，1～3g，宜单煎2小时以上。磨汁或研粉服，每次0.3～0.6g
136	珍珠	内服入丸散用，0.1～0.3g
137	钩藤	入煎剂宜后下
138	僵蚕	散风热宜生用，其他多制用
139	麝香	入丸散，每次0.03～0.1g。外用适量。不宜入煎剂
140	冰片	入丸散，每次0.15～0.3g。外用适量，研粉点敷患处。不宜入煎剂
141	苏合香	入丸散，0.3～1g，外用适量，不入煎剂
142	人参	煎服，3～19g；挽救虚脱时可用15～30g。宜文火另煎，分次兑服。野山参研末吞服，每次2g，每日2次
143	黄芪	蜜炙可增强补中益气的作用
144	白术	炒制可增强补气健脾止泻的作用
145	山药	麸炒可增强补脾止泻的作用
146	白扁豆	炒后可使健脾止泻的作用增强，故用于健脾止泻及入散剂时宜选炒白扁豆

序号	药名	特殊用法用量
147	甘草	生甘草性微寒，可清热解毒；蜜炙甘草性微温，补益心脾之气和润肺止咳的作用更强
148	大枣	劈破煎服，6～15g
149	饴糖	入汤剂须烊化冲服，每次15～20g
150	蜂蜜	煎服或冲服，15～30g，大剂量30～60g；外用适量，本品可作栓剂肛内给药，通便效果较口服更佳
151	续断	崩漏下血宜炒用。
152	海狗肾	研末服，每次1～3g，每日2～3次。入丸散或泡酒服
153	百合	蜜炙可增强润肺作用
154	女贞子	因主要成分齐墩果酸不易溶于水，故以入丸剂为佳。以黄酒拌后蒸制本品，可增强滋补肝肾的作用，并使苦寒之性减弱，避免滑肠
155	龟甲、鳖甲	煎服，9～24g。宜先煎。砂炒醋淬后，有效成分更容易被煎出，并有助于去腥气，便于制剂
156	乌梅	煎服，3～10g，大剂量可用至30g；外用适量，捣烂或炒炭研末外敷。止泻、止血宜炒炭用
157	罂粟壳	止咳宜蜜炙，止血、止痛宜醋炒
158	诃子	涩肠止泻宜煨用，敛肺清热、利咽开音宜生用
159	石榴皮	入汤剂生用，入丸散剂多炒用，止血多炒炭用
160	肉豆蔻	内服须煨熟去油
161	莲子	煎服，10～15g，去心打碎用
162	常山	涌吐可生用，截疟宜酒制。治疟宜在该病发作前半天或2小时服用，并配伍陈皮、半夏等，以减轻不良反应
163	瓜蒂	外用适量，研末吹鼻，待鼻中流出黄水即可停药
164	胆矾	外用适量，研末撒或调敷，或以水溶化后外洗
165	雄黄	外用适量，研末敷，香油调搽或烟熏
166	硫黄	外用适量，研末敷或加油调敷患处
167	白矾	外用适量，研末撒布、调敷或化水洗患处。内服0.6～1.5g，入丸散服
168	蛇床子	外用适量，多煎汤熏洗或研末调敷
169	蟾酥	外用适量

续表

序号	药名	特殊用法用量
170	樟脑	外用适量，研末撒布或调敷。内服 0.1～0.2g，入散剂或用酒溶化服
171	木鳖子	外用适量，研末，用油或醋调涂患处。内服 0.6～1.2g，多入丸散用
172	土荆皮	外用适量，酒浸或醋浸后涂擦，或研末调涂患处。只供外用，不可内服
173	蜂房	外用适量，研末用油调敷或煎水漱口，或熏洗患处。内服 3～5g
174	大蒜	外用适量，捣敷，切片擦或隔蒜灸。内服 5～10g，或生食，或制成糖浆服
175	升药	外用适量。本品只供外用，不能内服，且不用纯品，多配伍煅石膏外用。用时研极细粉末，干掺或调敷，或以药捻蘸药粉
176	轻粉	外用适量，研末调涂或干掺，制膏外贴
177	砒石	外用适量，研末撒敷，宜作复方散剂或入膏药、药捻用
178	铅丹	外用适量，研末撒布或熬膏敷贴
179	炉甘石	外用适量，研末撒布或调敷。水飞点眼、吹喉。一般不内服

附录4

常见中药"要药"等的临床应用特点汇总

类别	中药	临床应用特点
解表药	麻黄	发汗解表要药，治肺气壅遏所致喘咳、胸闷之要药
	生姜	呕家圣药
	细辛	治鼻衄、鼻渊之良药
	苍耳子	治鼻衄、鼻渊之良药
	辛夷	治鼻衄、鼻渊、鼻塞流涕之要药
	薄荷	疏散风热常用之品
	柴胡	治少阳证之要药
	升麻	清热解毒之良药

续表

类别	中药	临床应用特点
清热药	石膏	清泄肺胃二经气分实热之要药
	黄芩	治肺热咳嗽之要药
	黄连	治泻痢之要药，善清心火、善疗疔毒
	金银花	治热毒疮痈之要药
	连翘	疮家圣药
	蒲公英	治乳痈之要药
	土茯苓	治梅毒之要药
	鱼腥草	治肺痈之要药
	大血藤	治肠痈之要药
	败酱草	治肠痈腹痛之要药
	射干	治热毒痰火郁结所致咽喉肿痛之要药
	山豆根	治火毒蕴结所致乳蛾喉痹、咽喉红肿疼痛之要药
	白头翁	治下痢之良药
	牡丹皮	治无汗骨蒸之要药
	青蒿	清虚热之要药；治疟疾寒热之要药
泻下药	大黄	治积滞便秘之要药
祛风湿药	独活	治风湿痹痛之主药
	威灵仙	治风湿痹痛之要药
	制川乌	治寒湿痹痛之佳品
	蕲蛇	截风要药
	木瓜	治湿痹筋脉拘急之要药
	秦艽	治虚热证之要药
	防己	治风湿痹证湿热偏盛，见肢体酸痛、关节红肿疼痛及湿热身痛者，尤为要药
	雷公藤	治风湿顽痹之要药
化湿药	广藿香	芳香化湿浊之要药；治湿浊中阻之呕吐最为捷要
	厚朴	消除胀满之要药
	砂仁	醒脾调胃之要药
	豆蔻	治胃寒湿阻滞之呕吐最为适宜

续表

类别	中药	临床应用特点
利水渗湿药	茯苓	利水消肿之要药
	海金沙	治诸淋涩痛之要药
	草薢	治膏淋之要药
	茵陈	治黄疸之要药
温里药	附子	"回阳救逆第一品要药";通十二经纯阳之要药;《本草汇言》称其"乃命门主药""通关节之猛药也"
	干姜	温暖中焦之主药
	肉桂	治命门火衰之要药
	吴茱萸	治肝寒气滞诸痛之主药
	丁香	治胃寒呕吐呃逆之要药
理气药	陈皮	治湿痰、寒痰之要药;治呕吐、呃逆之佳品;治脾胃气滞湿阻之脘腹胀满、食少吐泻之佳品
	木香	治泻痢后重之要药;行气调中止痛之佳品
	川楝子	治肝郁气滞疼痛之良药
	香附	疏肝解郁之要药;妇科调经之要药
	薤白	治胸痹之要药
	柿蒂	善降胃气,为止呃逆之要药
消食药	山楂	治油腻肉食积滞之要药
	神曲	尤宜用于食滞兼外感表证
	麦芽	善于促进淀粉性食物的消化
驱虫药	使君子	驱蛔要药
止血药	地榆	治烧烫伤之要药
	侧柏叶	治各种出血证之要药,尤以血热者为宜
	苎麻根	安胎之要药
	三七	治瘀血诸证之佳品,尤为伤科要药
	茜草	妇科调经之要药
	蒲黄	止血行瘀之良药,妇科常用
	白及	治体内外诸出血证,为收敛止血之要药;外疡消肿生肌的常用药
	艾叶	温经止血之要药,适用于虚寒性出血病证,尤宜于治疗崩漏;治妇科下焦虚寒或寒客胞宫之要药;妇科安胎之要药
	炮姜	治虚寒性腹痛、腹泻之佳品
	灶心土	温经止血之要药

续表

类别	中药	临床应用特点
活血化瘀药	川芎	为"血中气药",治气滞血瘀诸痛证之要药,妇科活血调经要药;治头痛之要药
	延胡索	活血行气止痛之要药
	乳香	伤科要药
	五灵脂	治瘀滞疼痛之要药
	丹参	治血行不畅、瘀血阻滞之经产病的要药;治血瘀证之要药
	红花	妇科瘀血阻滞之经产病的常用药;治跌打损伤、瘀滞肿痛之要药
	桃仁	治瘀血阻滞病证之要药
	益母草	治妇科经产病之要药
	鸡血藤	妇科调经要药
	王不留行	治产后乳汁不下常用之品
	土鳖虫	伤科疗伤常用药
	自然铜	长于促进骨折愈合,为伤科要药
	骨碎补	伤科要药,以善补骨碎而得名
	血竭	治伤科疾病及其他瘀滞痛证之要药
	刘寄奴	"金疮要药"
化痰止咳平喘药	半夏	燥湿化痰、温化寒痰之要药
	白附子	治疗风痰证之常用药
	白前	肺家要药
	竹茹	治胃热呕逆之要药
	天竺黄	清心定惊之良药
	桔梗	治肺经气分病之要药
	黄药子	治痰火互结所致瘿瘤之要药
	浮海石	清化热痰、化老痰胶结是其所长
	苦杏仁	治咳喘之要药
安神药	朱砂	清心、镇惊安神之要药
	酸枣仁	养心安神之要药
	合欢皮	悦心安神之要药
	远志	交通心肾、安定神志、益智强识之佳品

续表

类别	中药	临床应用特点
平肝息风药	石决明	平肝凉肝之要药；治目疾常用药
	赭石	重镇潜阳常用之品；重镇降逆之要药
	蒺藜	祛风明目之要药
	天麻	止眩晕之良药
	全蝎	治痉挛抽搐之要药
开窍药	麝香	醒神回苏之要药；治心腹暴痛之佳品；伤科要药
	苏合香	治面青、身凉、苔白、脉迟之寒闭神昏的要药
补虚药	人参	拯危救脱之要药，能大补元气，复脉固脱；补脾气之要药
	黄芪	补益脾气之要药；补脾益气治本，利尿消肿治标，为治气虚水肿之要药
	白术	补气健脾第一要药
	蛤蚧	长于补肺气，助肾阳，定喘咳，为治多种虚证喘咳之佳品；补益力强，偏补肺气，尤善纳气定喘，为治肺肾虚喘之要药
	冬虫夏草	补肾益肺，止血化痰，止咳平喘，为平补肺肾之佳品；长于治疗久咳虚喘，劳嗽咯血，干咳痰黏，为诸劳虚损调补之要药
	当归	长于补血，为补血之圣药；长于活血行滞止痛，为妇科补血活血、调经止痛之要药；活血行瘀之良药
	熟地黄	补阴益精以生血，为治疗血虚证之要药；入肝肾，善于滋补阴血，为治肝肾阴虚证之要药
	阿胶	补血要药；止血作用好，为止血要药
	枸杞子	为治肝肾真阴不足、劳乏内热之要药
	鳖甲	治阴虚发热之要药
收涩药	麻黄根	敛肺固表止汗之要药
	浮小麦	养心敛液、固表止汗之佳品
	五味子	治久咳虚喘之要药
	罂粟壳	涩肠止泻之圣药
	诃子	治失音之要药
	肉豆蔻	治虚寒性泻痢之要药
	山茱萸	平补阴阳之要药；固精止遗之要药；防止元气虚脱之要药
涌吐药	常山	治疟疾之要药
攻毒杀虫止痒药	硫黄	治疥疮之要药

附录5

160 组对药汇总

一、常见对药（74 对）

1. 麻黄配桂枝：解表发汗，适用于风寒表实证。

2. 荆芥配防风：祛风解表，适用于感冒表证。温服后宜盖被避风半小时。

3. 菊花配桑叶：疏散风热，适用于风热表证。

4. 大黄配芒硝：适用于阳明燥热实证，为祛邪之重剂，只宜暂用，中病即止。

5. 石膏配知母：清解胃热，不仅能增强清热之力，还能救阴，适用于阳明经证及胃热证。

6. 虎杖配大血藤：清热解毒、活血祛瘀，适用于热盛瘀阻的外科病证。

7. 黄连配黄芩：清热燥湿、泻火解毒，适用于疮毒热证、血证。专治肺胃热盛。

8. 黄连配栀子：清心肝之火，适用于心肝火旺所致的血证、不寐。专治心肝火旺。

9. 黄柏配知母：治疗下焦湿热盛、肾阴亏之证。

10. 赤芍配牡丹皮：清热凉血、活血散瘀，适用于血瘀血热之轻证。

11. 生姜配枳实：消痞除痰，适用于痰气郁结之胸痹。

12. 茯苓配猪苓：利水渗湿，适用于水湿停留证。

13. 附子配肉桂：温阳祛寒，适用于命门火衰证。

14. 附子配干姜：温阳祛寒、温补脾肾，适用于阳气衰微、阴寒内盛之里虚寒证。也适用于脾肾阳虚证。

15. 桂枝配附子：温阳固表、温阳化气，适用于风湿表虚证、肾阳不足之腰痛。

16. 龙骨配牡蛎：镇惊、收敛，适用于肝阳上亢之惊厥、痫证，以及滑泄不止。重镇心肝时生用，固摄收涩时煅用。

17. 全蝎配蜈蚣：息风止痉，适用于各种痉证。研磨吞服，病重者用量加倍。

18. 地龙配僵蚕：抗癫痫、止痛，适用于肝阳夹痰之癫痫、头痛。小儿根据年龄适当减少用量。

19. 僵蚕配蝉蜕：祛风除疹，适用于风热瘾疹。

20. 陈皮配青皮：理气健脾，适用于肝胃气郁之脘痞。疗效较缓。

21. 枳实配厚朴：除胀消痞，适用于气滞湿阻之痞满。疗效峻猛。

22. 莪术配三棱：行气散血，适用于血瘀气滞之癥瘕。

23. 三七配血竭：祛瘀止痛，适用于血瘀证。

24. 柴胡配郁金：行气活血，适用于气血瘀滞之胁痛、闭经，长于疏泄。

25. 桃仁配红花：濡润行散、活血化瘀，适用于血瘀证。

26. 款冬花配紫菀：适用于凉燥咳嗽。

27. 牡蛎配玄参：软坚散结、消瘿瘤，适用于阴虚夹痰热之瘿病。

28. 党参配黄芪：益气、补脾肺，适用于脾肺气虚证。

29. 桂枝配黄芪：补益卫阳之虚，改善中气不足，适用于血痹、中虚夹寒之脘痛。

30. 桂枝配人参：通阳补气、宣阳化阴，适用于营卫不和之虚寒证。

31. 生姜配大枣：在表可以调和营卫、扶正祛邪，在里可以温补脾胃，适用于风寒、风湿表虚证及中虚脘痛。

32. 熟地黄配当归：养血填精，适用于精血不足证。

33. 熟地黄配白芍：补血填精，适用于精血虚弱证。该药对主静守纯养，于阳气未衰、脾运尚健时使用更为合适。

34. 当归配丹参：补血、活血、通经，适用于闭经、月经过少。

35. 附子配人参：大温大补、回阳救脱，适用于阳气欲脱之病证。

36. 甘草配桔梗：利咽喉、排痰，适用于咽喉痛、肺痈成痈期。

37. 麦冬配天冬：滋养肺胃肾之阴，适用于阴虚之消渴、干咳。胃家素寒者应慎用。

38. 藿香配佩兰：化湿解暑，适用于湿困脾胃、暑湿中阻之病证。

39. 乳香配没药：活血止痛，适用于血瘀痛证，特别是跌打损伤痛证。该药对味苦气浊，易致恶心呕吐，有胃病史者慎用。

40. 麦芽配谷芽：消食健脾，适用于食积不化。该药对含酶量较高，若炒焦则会降低酶的活力，影响其疗效，故以微炒为好。

41. 蜈蚣配当归：扶正养血、祛风通络，适用于虚痹。该药对与蜈蚣、白花蛇药对均有通络治病的效用，前者扶正祛邪之效较佳，后者通络搜邪之力较强。

42. 玉竹配生地黄：滋阴养津，适用于肺阴亏损之干咳、阴虚津涸之消渴、阴亏失养之痹痛。该药对为纯阴药对，胃阳尚健时可用之，否则需与他药配合使用。

43. 酸枣仁配柏子仁：养心安神，适用于血虚失眠。

44. 磁石配珍珠母：定惊安神，适用于心悸、少寐。先煎。

45. 辛夷配苍耳子：散风寒、通鼻窍，适用于鼻渊。

46. 槟榔配茯苓皮：行水退肿，适用于气滞水停之水肿。

47. 香附配川楝子：理气止痛，适用于肝郁气滞之脘胁痛、痛经。可治气分郁滞之证。

48. 鹿角配巴戟天：益肾助阳、温通督脉、填精补血，适用于肾督阳虚病证。须防伤阴之弊。

49. 蜈蚣配白花蛇：祛风、通络、除痹，适用于久痹。应用金钱白花蛇（银环蛇的幼蛇干燥体）效果更佳。该药对与蜈蚣、当归药对均有通络治病的效用，前者通络搜邪之力较强，后者扶正祛邪之效较佳。

50. 泽兰配益母草：活血调经、利尿退肿，适用于血瘀夹湿之臌胀、闭经。该药对药性平和，有久服不伤正之特点。

51. 蛤蚧配紫河车：补益肺肾，适用于久哮、久喘、劳嗽。哮喘久嗽以本虚标实为多，故使用时应加祛邪药。

52. 赭石配石膏：清热降逆，适用于胃热所致的呕吐、吐血。先煎。

53. 金银花配连翘：清热解毒，适用于外感风热、温病初期或热疮痈证。

54. 制半夏配干姜：散寒化饮、降逆止呕，适用于寒饮呕吐、胃痛。

55. 路路通配地龙：清热利水、通利脉络，适用于湿热丹毒。

56. 鸡内金配白术：补脾健胃，适用于脾胃虚弱证。

57. 威灵仙配葛根：通络祛风、解痉止痛，适用于颈椎病之颈项强痛。

58. 赭石配牛膝：滋补肝肾、降逆下行，适用于肝阳上亢之眩晕、耳鸣。

59. 石菖蒲配远志：宁心、化痰，适用于心虚夹痰之心悸、少寐。

60. 鸡内金配三棱：消癥瘕、通月经，适用于血瘀型闭经、癥瘕。患者服用时要注意节房欲、忌冷物、勿劳乏，坚持数月方能奏效。

61. 五灵脂配蒲黄：利湿祛瘀，适用于瘀湿相兼证。祛瘀之力大于利湿之力。

62. 山茱萸配山药：益肾涩精，适用于男子肾虚遗精、女子肾虚带下。

63. 制半夏配茯苓：化饮降逆、渗湿利水，适用于痰饮上逆所致的眩悸、咳喘。该药对与制半夏、威灵仙药对均能祛痰燥湿，前者长于利，用于痰饮上逆，后者长于消，用于痰饮内聚。

64. 鲜石斛配鲜生地黄：清热养阴，适用于温病中后期。煎后代茶饮。

65. 石菖蒲配制南星：醒脑开窍、解郁化痰，适用于痰浊内闭之神昏、痰湿内阻之闭经。

66. 海桐皮配豨莶草：祛风湿，适用于风湿痹证。

67. 旋覆花配赭石：降逆涤饮，适用于痰饮呕吐、咳嗽气喘。

68. 延胡索配川楝子：理气、活血、止痛，可治气滞血瘀，长于止痛，适用于气滞血瘀之脘腹痛。

69. 川楝子配路路通：疏肝通络，适用于肝郁之疝气。

70. 制何首乌配淫羊藿：平补肾中阴阳、生精强身，可用于精子异常之不孕。

71. 益智配补骨脂：收涩、温脾肾，适用于脾肾阳虚之泄泻、劳淋。

72. 菟丝子配枸杞子：平补肾中阴阳，适用于肾精不足证。

73. 威灵仙配制半夏：祛痰涤饮，适用于痰饮或湿痰壅滞之咳胀、肺胀。该药对与制半夏、茯苓药对均能祛痰燥湿，前者长于消，用于痰饮内聚，后者长于利，用于痰饮上逆。

74. 肉苁蓉配巴戟天：补肾助阳，有温而不燥、补而不峻之优，适用于肾虚证。该药对和淫羊藿、仙茅药对均有补肾助阳之用，前者温补之力柔润，后者温补之力燥烈。

二、相须对药（7 对）

1. 柴胡配升麻：升举阳气，适用于气陷证。

2. 黄芩配白术：安胎，适用于脾虚胎热之胎动不安。用量要视脾虚、胎热程度而定。

3. 槟榔配常山：截疟，并能缓和胃肠、顺胃气、引药下行，适用于湿疟（避免单用常山截疟以防有呕吐之弊），发作前 2 小时服用效果较好。

4. 槟榔配南瓜子：杀虫，适用于蛔虫病、绦虫病、姜片虫病、线虫病等肠道寄生虫病，以临卧服 1 次、次日早起再服 1 次为宜。

5. 葛花配枳椇子：醒脾解酒毒，适用于酒毒引起的病证。病情重者，尚需辨证配伍适合的方药使用。

6. 威灵仙配金钱草：利胆排石，适用于胆结石、胆囊炎，用于肾结石亦有较好的疗效。

7. 赤石脂配禹余粮：涩肠、固崩漏、止带下，适用于久泄、崩漏、带下，仅供收涩之用。若脾肾两虚，还应加培补脾肾之药。

三、作用相反类对药（62 对）

（一）扶正祛邪相反对药（30 对）

1. 阿胶配石膏：养阴润肺、清热润燥，适用于温燥客肺之病证。

2. 黄芪配防风：补气固表、祛风解表。有固表不恋邪、解表不伤正之妙。适用于体虚感冒。

3. 附子配麻黄：温阳解表、内温真阳、外散风寒，补中有发、发中有补。

4. 薄荷配玉竹：育阴清热解表，适用于阴虚体质者的风热表证。

5. 白术配泽泻：健脾涤饮，适用于饮邪导致的眩晕。

6. 生地黄配黄柏：清热泻火、滋补肾阴，有滋肾不恋邪之优，适用于肾虚夹湿热之痿痹病。

7. 当归配制大黄：补血活血，适用于血虚血瘀证。

8. 黄芪配防己：益气利水消肿，适用于脾虚水湿壅滞之肿胀。

9. 白术配枳实：消痞除胀利湿，有祛邪不伤正、健脾不碍正之优。

10. 白芍配赤芍：养血祛瘀、柔肝泻肝，适用于阴亏夹瘀之胁痛。

11. 人参配石膏：益气清热，有补虚不恋邪、清热不伤正之妙，适用于热盛津伤或温病余热未清损及津气的病证。

12. 山药配牡蛎：清热而无苦寒伤脾之害，养阴却无滋腻泥膈之虑，止泄又无兜涩恋邪之虞，有扶正不滋邪、祛邪不伤正之优，适用于脾肾阴亏、开阖失职之泄泻。用时煎汤代茶，频频服之。

13. 白术配槟榔：通利大便，有补脾胃不碍气运、助气机不伤脾胃的双向调节作用。

14. 生黄芪配槟榔：黄芪生用可益气退肿，有行水退肿不伤正、益气固表不留邪之优。初服时可能有腹痛、耕动不舒之感，此乃正邪相搏之征，无须更药，继续服之即可见效。

15. 白术配莪术：既理气又补气，既破血又利湿，适用于气虚血瘀及血瘀湿阻之臌胀、闭经等病证。

16. 赭石配丹参：纠正异常心律，既能补肾养血以填不足之阴，又能活血通络以疏络脉之瘀，有标本兼治、扶正祛邪之功，适用于老年心律不齐。

17. 阿胶配黄连：育阴清热，可使水火既济，有使心火下降、肾水上济之功，适用于水亏火炽所致的不寐。

18. 桂枝配白术：补气固表、祛风解表、发汗止汗，有固表不恋邪、解表不伤正之妙，适用于体虚感冒。

19. 桂枝配白芍：功擅调和阴阳、和中止痛，适用于太阳病误下之腹痛、血虚夹寒之脘腹痛。白芍用量倍于桂枝时适用于风寒表虚之汗证。

20. 黄芪配葶苈子：益气泻肺，有补泻兼行、寒温并调、升降同施之妙，适用于肺虚痰盛之肺胀、心悸。

21. 党参配石菖蒲：强心益气、化湿开窍，有补不恋邪、通不伤正之妙，适用于气虚夹痰湿之胸痹。心气虚甚者，以人参易党参。

22. 人参配莱菔子：益气消积化痰，有补不碍邪、消不伤正之妙，适用于脾虚食积气滞、肺虚痰气阻塞之喘咳。

23. 生地黄配地骨皮：补肾滋阴、凉血调经，有滋其不足、清其有余之功，适用于阴虚血热型月经先期或月经过少。

24. 鳖甲配穿山甲①：鳖甲先煎。该药对可消癥、除积聚，适用于癥瘕积聚。

25. 山茱萸配石韦：摄精泄浊、消除蛋白尿，有使开阖既济之妙，有摄精不恋邪、泄浊不伤肾之优，适用于虚实夹杂型慢性肾小球肾炎。

26. 益智配萆薢：泄浊摄精，有分利不伤肾、固摄不恋邪之优，适用于虚实夹杂之白浊、遗尿、遗精等病证。

27. 桑寄生配丝瓜络：补肝肾、通脉络，有补而不滞、通不伤正之优，适用于肾虚络脉不和之腰腿痛。

28. 五味子配制大黄：滋肝阳、清湿热、降转氨酶，有益肝不恋湿热、祛邪不伤正之妙，适用于虚实夹杂型单项转氨酶增高。

29. 太子参配合欢皮：调畅心脉、益气和阴，有益气养阴不窒气机、解郁和血不伤气阴之妙，适用于气机郁结、气阴两亏之胸痹。

30. 鸡血藤配海风藤：除痹通络，既祛风湿，又补血行血，扶正兼祛邪，适用于虚实相兼之痹证。

（二）寒热相反对药（10对）

1. 石膏配麻黄：宣肺止咳、清热定喘，宣肺止喘而无蕴热之弊，清肺泄热而无冰伏之忧，适用于肺热咳喘。

2. 石膏配桂枝：在表能祛风清热，无温通助邪、寒凉抑遏之弊；在里既能清热降逆，又能温化水饮。适用于风湿热病、胃热夹寒饮之病证。

3. 羚羊角配桂枝：清郁闭之热结、散外来之寒邪，适用于寒热夹杂之痹证。

4. 生大黄配附子：温通大便、利尿泄浊，有温阳不助邪、通便不伤正之妙，适用于寒实便秘，或肾阳不足、湿浊上泛之关格。生大黄后下。

5. 黄连配吴茱萸：清泄肝火，适用于肝火郁结之胁痛。黄连配吴茱萸，能直达肝经，以防格拒；吴茱萸伍黄连，能发挥止痛、引热下行之特长，又避药物之热性。

6. 龟甲配鹿角：阴阳两补，可生精血、强筋骨，适用于阴阳两亏之痿证。脾胃运化能力弱者慎服。

7. 瓜蒌配薤白：宣畅气机、消除痰浊，适用于痰浊阻滞、阳气不通之胸痹。

---

① 穿山甲当前已禁止入药。

8. 黄连配干姜：辛开苦降、清热燥湿，有清热不恋湿、祛湿不助热之妙，适用于湿热互结之呕吐。加黄芩、吴茱萸效果更佳。

9. 黄芩配制半夏：辛开苦降、清热降逆止痢，适用于湿热所致的呕吐、下痢。常加用黄连、厚朴以增其辛开苦降之功。

10. 黄连配制半夏：消痞止痛，适用于湿热互结之胸痹。常加用黄芩、干姜之类，疗效更佳。

（三）升降相反对药（10 对）

1. 桔梗配槟榔：利水祛湿，有升降既济之妙，适用于湿脚气、风水病。

2. 葛根配槟榔：理顺升降，适用于升降失调之脘腹胀、泄泻。

3. 荆芥配大黄：使气化能下及、腑气能通畅，适用于大小便不通。

4. 麻黄配地龙：宣肺平喘，有升降既济、开阖适度之妙，适用于痰浊阻塞气道之哮喘。

5. 佩兰配钩藤：降肝阳、升清阳，有升清不助阳上越、降肝不恋浊之妙，适用于肝阳夹湿浊之头痛。

6. 肉桂配黄连：辛开苦降、交通心肾、引火归原，有"阴得阳升而泉源不竭"之妙，适用于心肾失交之不寐。这类患者应忌烟酒、辛辣之物。

7. 柴胡配黄芩：和解少阳，有升清又降浊之妙，适用于少阳经寒热或少阳经发热。临床常用于胆囊炎、胆囊结石引起的发热，效果尚佳。

8. 柴胡配制半夏：一在外感病中能解表清里；二在内伤杂病中能升清降浊。

9. 夏枯草配牡蛎：敛阴不致郁结、升散不耗阴液，有升降既济、祛邪匡正之妙，适用于肝阴亏损、风阳上扰之头痛。

10. 蒺藜配骨碎补：沉降补肾不碍疏肝、升散肝热不碍滋肾，适用于肾虚肝热之牙痛。

（四）润燥相反对药（4 对）

1. 玄参配苍术：适用于夜盲，有寒温润燥相济之妙。

2. 生地黄配苍术：滋阴燥湿，有滋阴不碍湿、燥湿不伤阴之优，适用于阴虚夹湿之痿病。

3. 麦冬配制半夏：养胃阴、降呕逆，适用于胃阴亏损之呕吐。

4. 苦杏仁配制半夏：润肺止咳、燥湿化痰，润燥相济，有润肺不恋湿、燥湿不伤阴之优，适用于肺燥脾湿之咳嗽。

（五）散敛相反对药（2 对）

1. 细辛配五味子：温肺化饮、止咳平喘，一散一敛，有散不伤正、收不留邪之优，适用于寒饮伏肺之哮喘。

2. 干姜配五味子：温肺祛饮、止咳平喘，散敛既济，有宣肺不伤肺气、温肺不耗肺津之妙，适用于寒饮咳喘。

（六）其他作用相反对药（6 对）

1. 槟榔配丹参：行气活血通络，适用于气滞血瘀证。
2. 桂枝配当归：温经散寒、养血通脉，适用于血虚夹寒证。
3. 黄连配木香：适用于痢疾。
4. 桂枝配炙甘草：温通心阳，适用于心气虚寒证。
5. 白芍配炙甘草：酸甘化阴，适用于拘急性疼痛。
6. 威灵仙配地龙：既清外侵风湿热之邪，又除内蕴瘀血之患，适用于中风后遗症之半身不遂。

四、相使对药（14 对）

1. 茯苓配桂枝：只治里不治表。茯苓得桂枝之使，功擅温阳涤饮，适用于痰饮病。
2. 饴糖配桂枝：饴糖得桂枝之使，功擅甘温建中、缓急止痛，适用于中虚脘痛。
3. 栀子配豆豉：栀子得豆豉之使，清热除烦之功尤胜，适用于胸中郁热证。若夹有痰涎，服后可能出现呕吐。
4. 酒大黄配桃仁：酒大黄得桃仁之使，功擅祛瘀攻积，适用于血瘀实证。
5. 石膏配升麻：石膏得升麻之使，功擅升清胃火，适用于胃经郁火导致的牙痛。
6. 附子配磁石：附子得磁石之使，功擅温肾潜阳，有温下之力，而无热上之弊，适用于阳虚浮火上越之证。
7. 石膏配牛膝：石膏得牛膝之使，功擅引胃火下行，适用于胃热牙痛。若患者虽无脘腹拒按，但大便数日未解，此为腑气不通所致，加用槟榔、大黄，有助于使胃热下泄。
8. 吴茱萸配槟榔：理气止痛，祛寒利湿，适用于气滞夹寒之脘腹痛、寒湿脚气。有些患者服后大便增多，呈灰黑或淡黄色，症状改善快，这是有形寒湿之物排出的缘故。
9. 黄芪配茯苓皮：黄芪得茯苓皮之使，功擅益气健脾利水，适用于脾虚水肿证。
10. 石菖蒲配郁金：石菖蒲得郁金之使，开窍之力益宏，适用于湿温病痰浊蒙蔽心包导致的惊痫、失眠等神志失常病证。
11. 鸡内金配槟榔：鸡内金得槟榔之使，功擅消食排食，适用于食滞脘腹、胆囊结石或尿路结石。

12.鸡内金配柴胡：鸡内金得柴胡之使，功擅消肝经癥瘕，适用于肝积肥气。左胁肋癥块在临床上有病史长、病机复杂的特点，用该药对时需加入相应方药，如此则效果更佳。

13.赭石配党参：浓汁频频灌服。赭石得党参之使，药力直趋于下，功擅利产达生，适用于气虚难产。该药对有助于预防难产、缩短产程，于预产期连服一周，需严格遵医嘱服用。

14.石菖蒲配川贝母：石菖蒲得川贝母之使，开窍之力尤宏，适用于急性热病之神昏。

五、"十八反""十九畏"对药①（3 对）

1. 海藻配甘草：消瘿瘤、瘰疬，适用于甲状腺囊肿、颈淋巴结结核。加昆布、黄药子同用，效果更佳。

2. 甘遂配甘草：逐饮泄水，适用于痰饮留于胃肠导致的病证。该药对用后易出现腹泻，应中病即止。

3. 人参配五灵脂：益气祛瘀，适用于血瘀痼疾。

---

① 十八反、十九畏对药必须严格遵医嘱使用，不可擅服。